模块四　病原生物与免疫学部分彩插

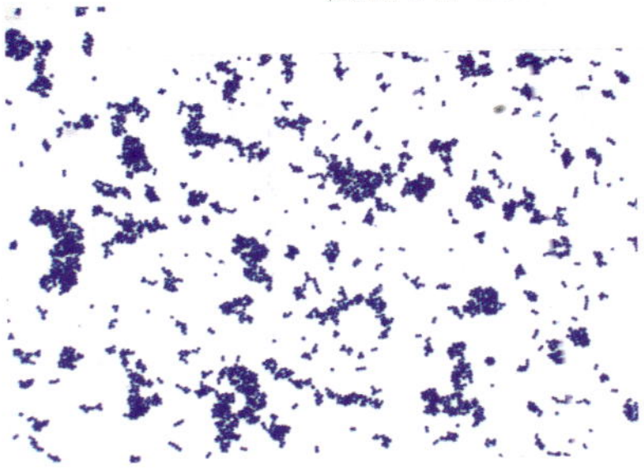

图 1　葡萄球菌（100×10 倍）

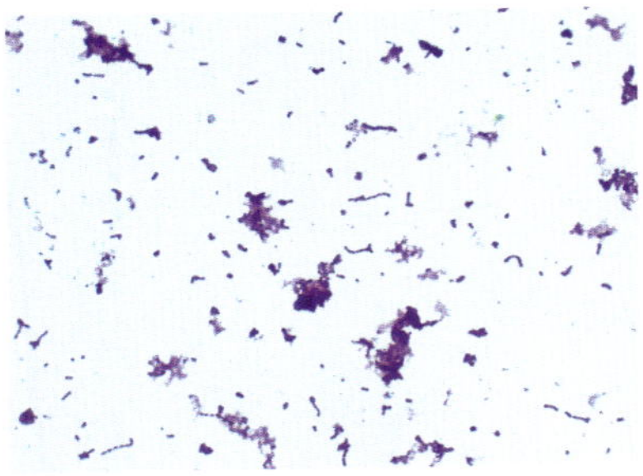

图 2　链球菌（100×10 倍）

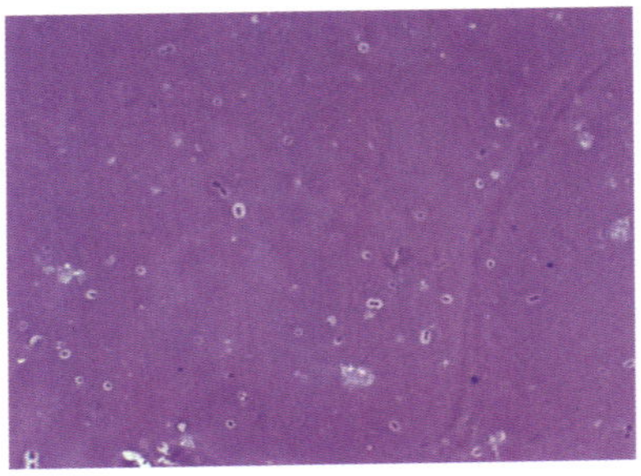

图3　肺炎双球菌（荚膜，100×10倍）

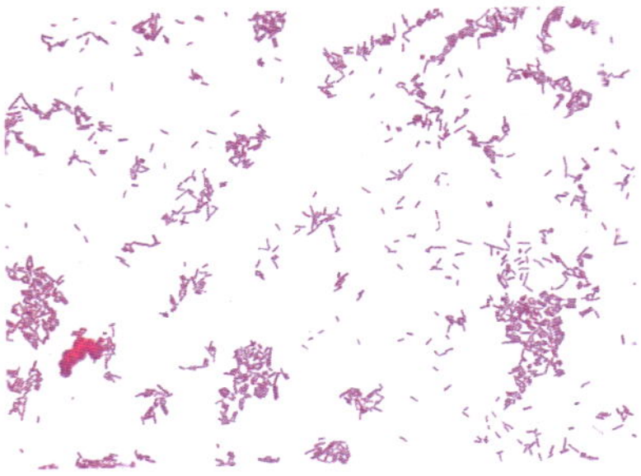

图 4　大肠杆菌（100×10 倍）

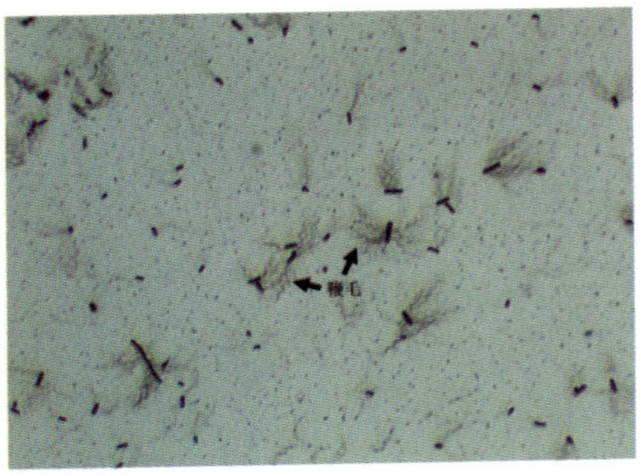

图 5　变形杆菌(鞭毛，100×10 倍)

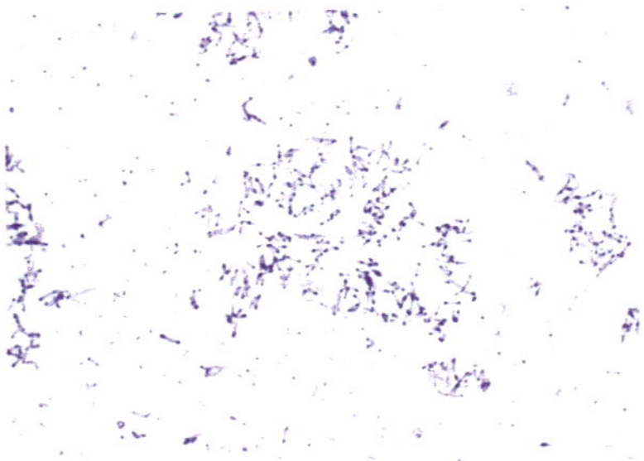

图6　白喉杆菌(异染颗粒，100×10倍)

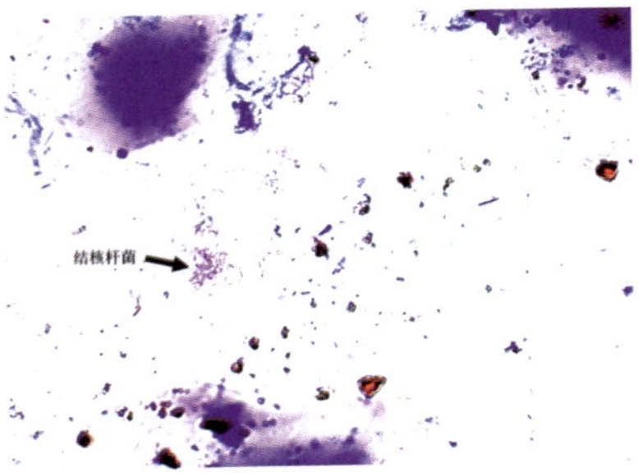

图7　结核杆菌(抗酸染色，100×10倍)

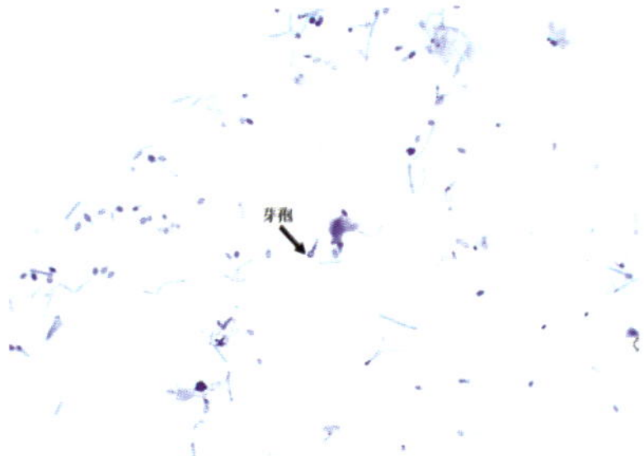

图8　破伤风杆菌(芽胞，100×10倍)

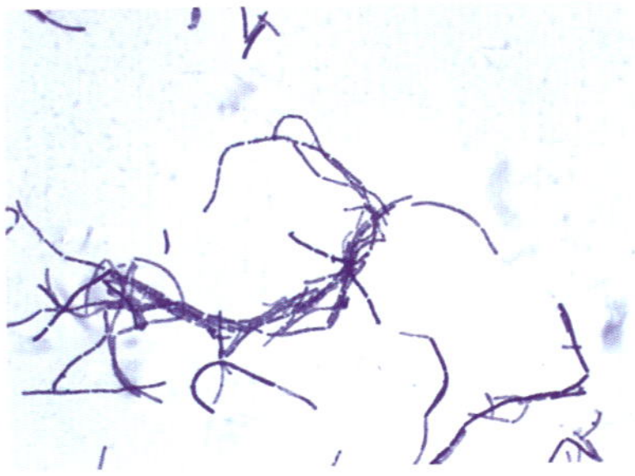

图 9　炭疽杆菌（100×10 倍）

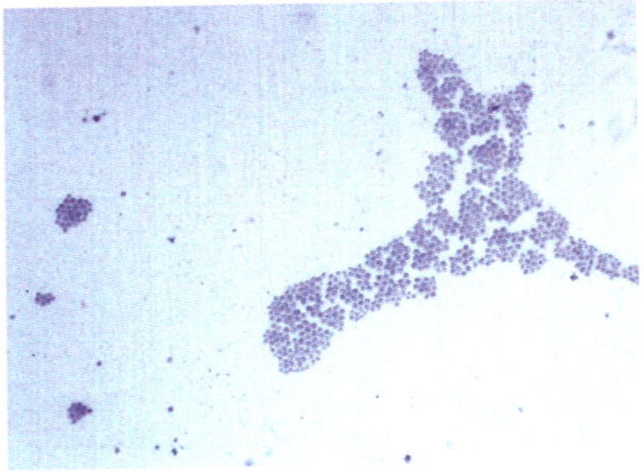

图 10　白色念珠菌（100×10 倍）

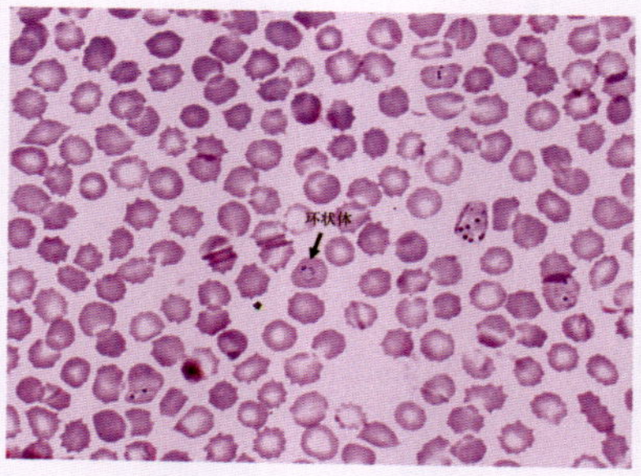

图11　间日疟原虫(环状体，100×10倍)

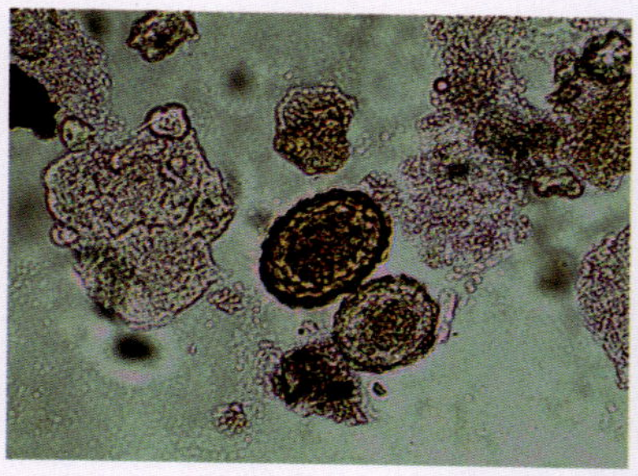

图 12　蛔虫卵（10×10 倍）

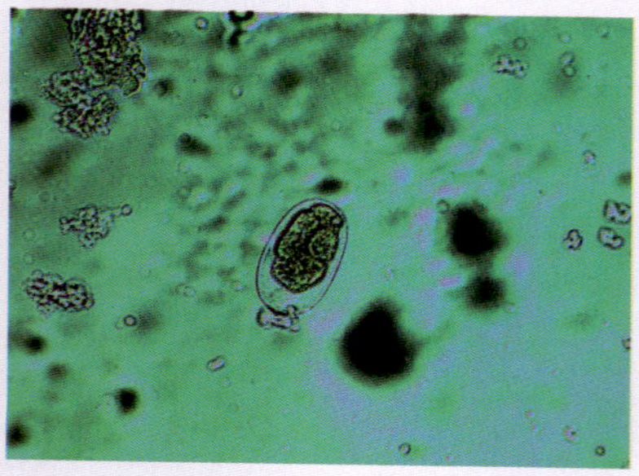

图 13　钩虫卵（10×10 倍）

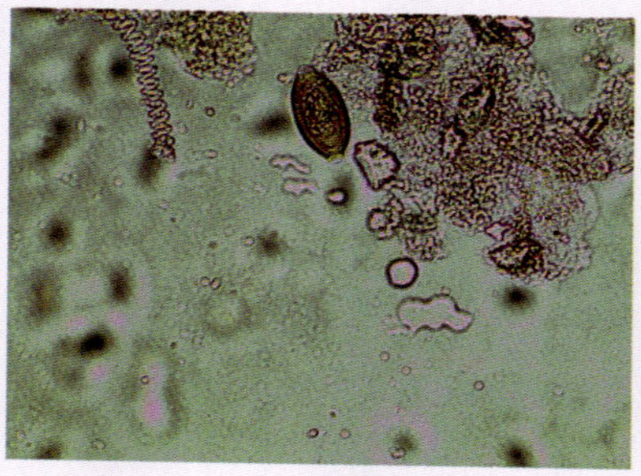

图 14　鞭虫卵（10×10 倍）

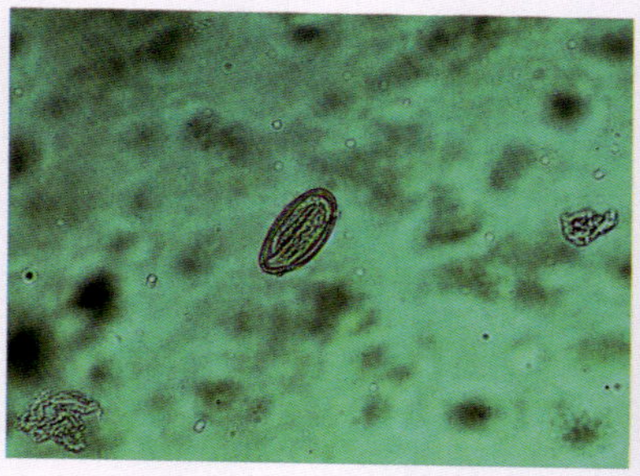

图 15　蛲虫卵（10×10 倍）

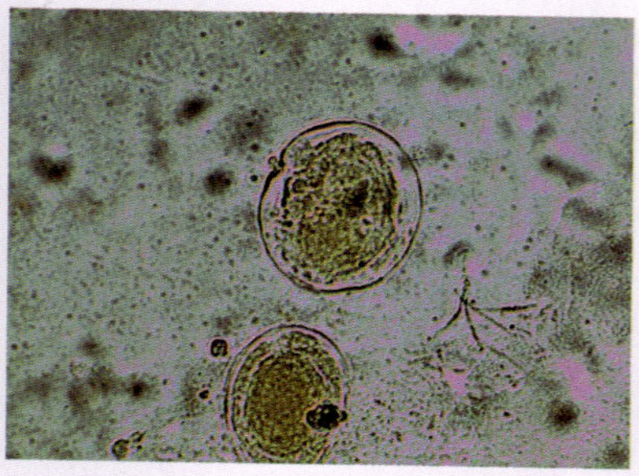

图 16　血吸虫卵（10×10 倍）

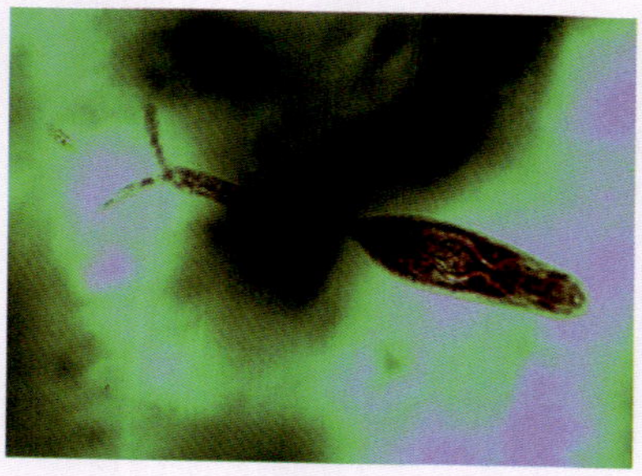

图 17　血吸虫尾蚴（10×10 倍）

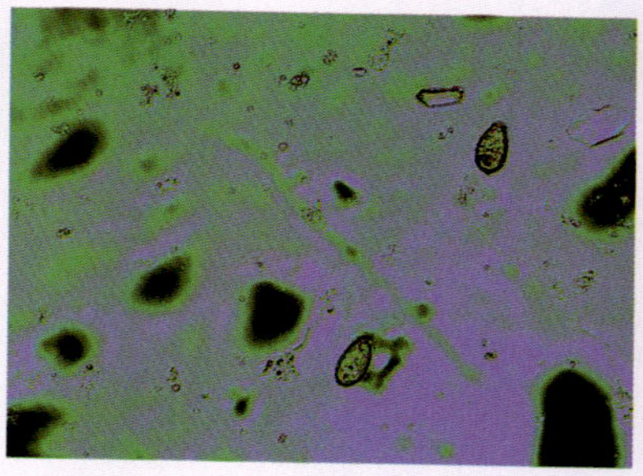

图 18　肝吸虫卵（10×10 倍）

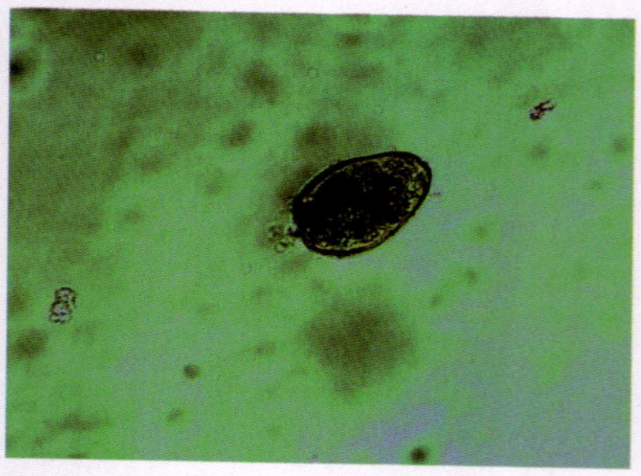

图 19　肺吸虫卵（10×10 倍）

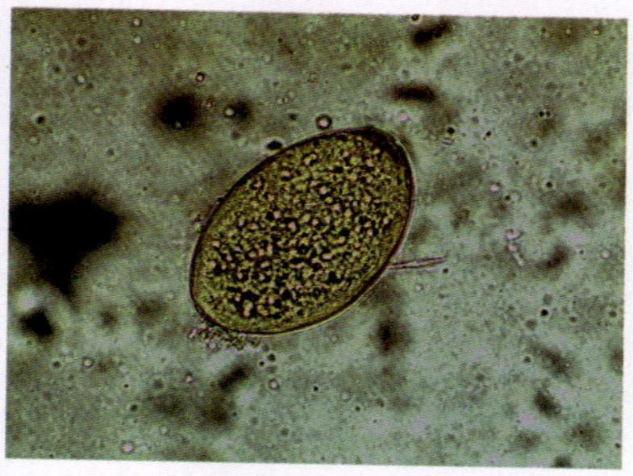

图 20　姜片吸虫卵（10×10 倍）

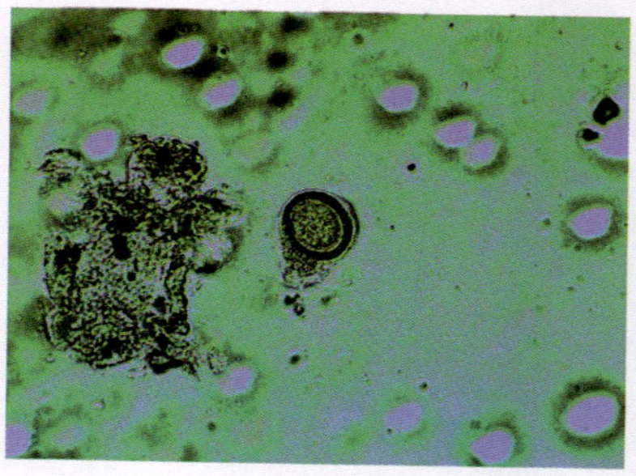

图 21　绦虫卵（40×10 倍）

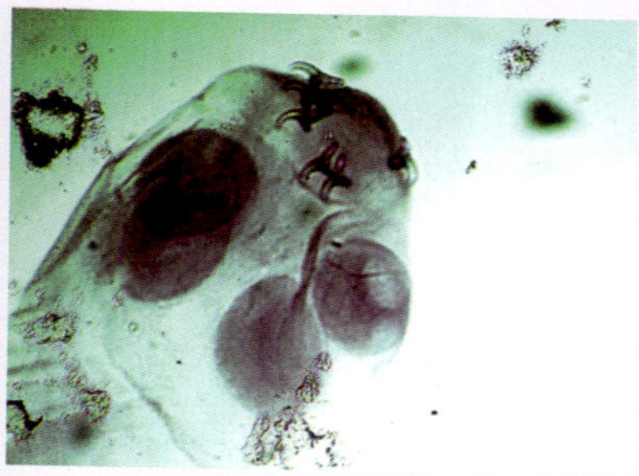

图 22　猪带绦虫头节（10×10 倍）

模块五　病理学部分彩插

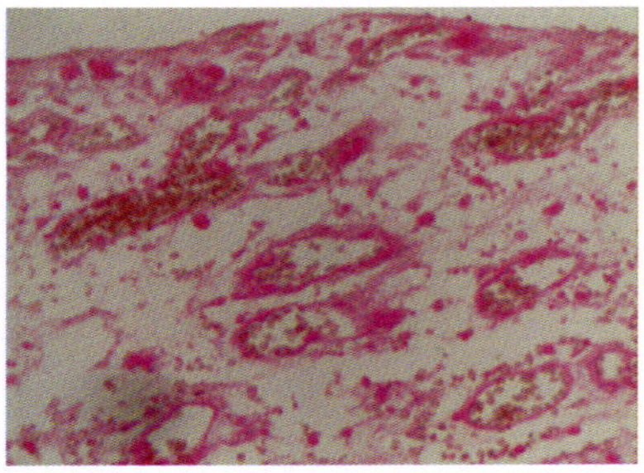

图 1　肉芽组织（40×10 倍）

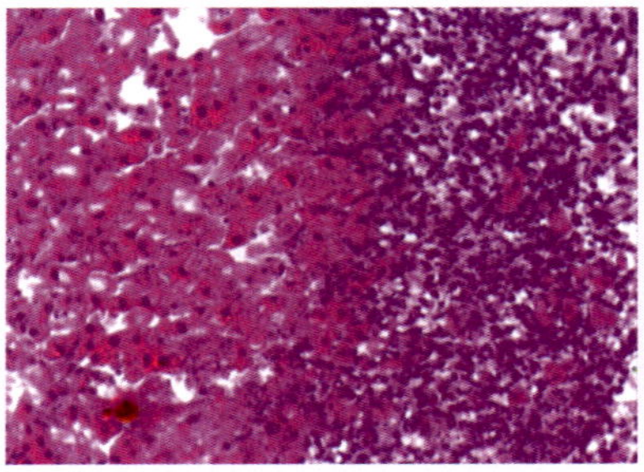

图 2　肝脓肿（40×10 倍）

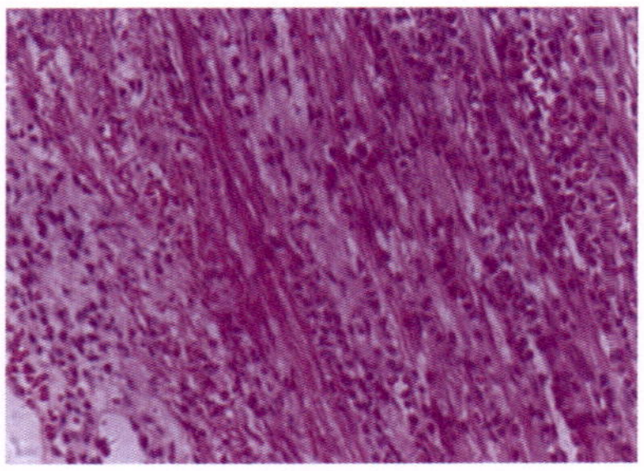

图 3　急性阑尾炎（40×10 倍）

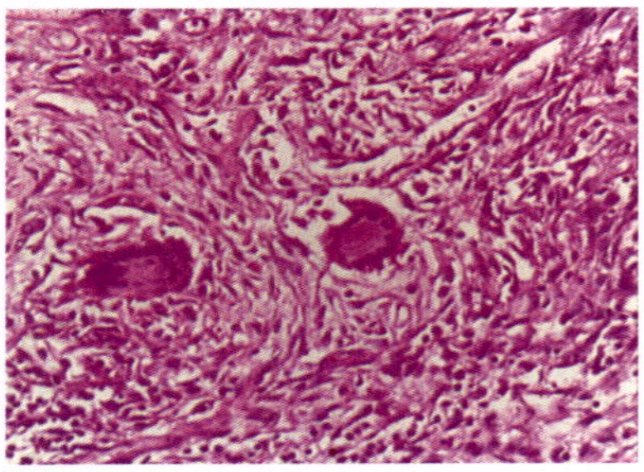

图 4　结核结节（40×10 倍）

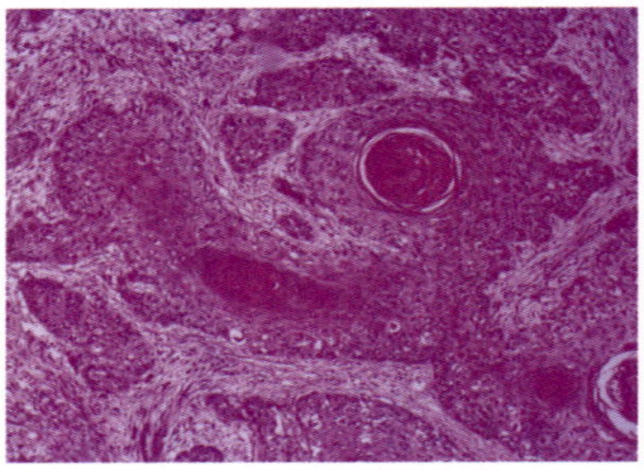

图 5　鳞状上皮癌（10×10 倍）

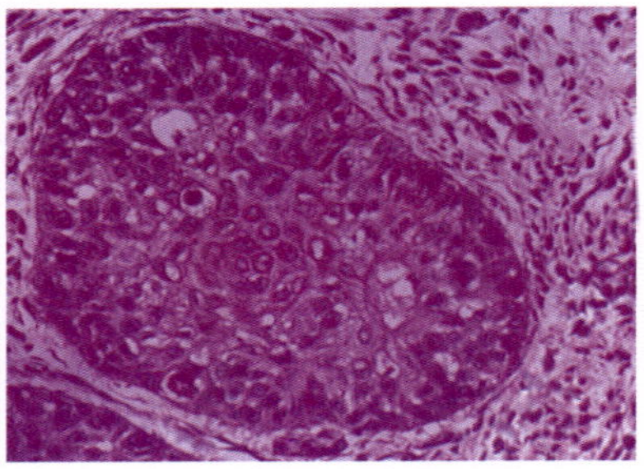

图 6　鳞状上皮癌（40×10 倍）

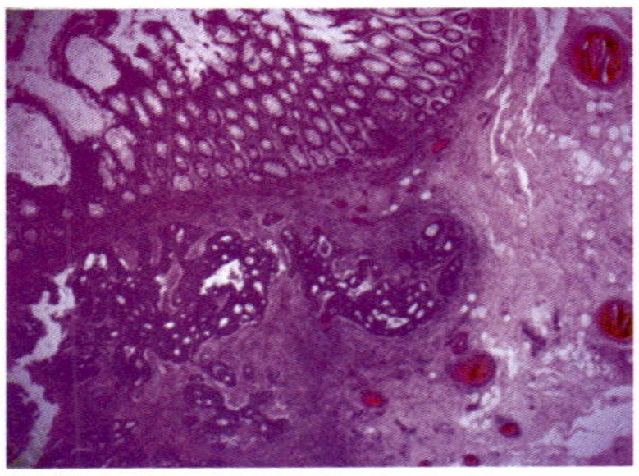

图 7　肠腺癌（4×10 倍）

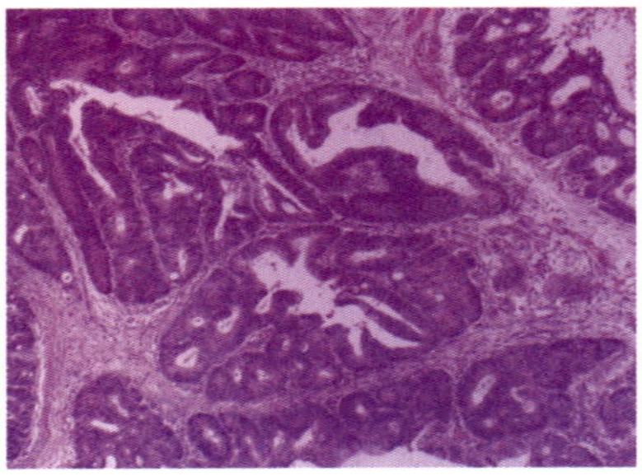

图 8　肠腺癌（10×10 倍）

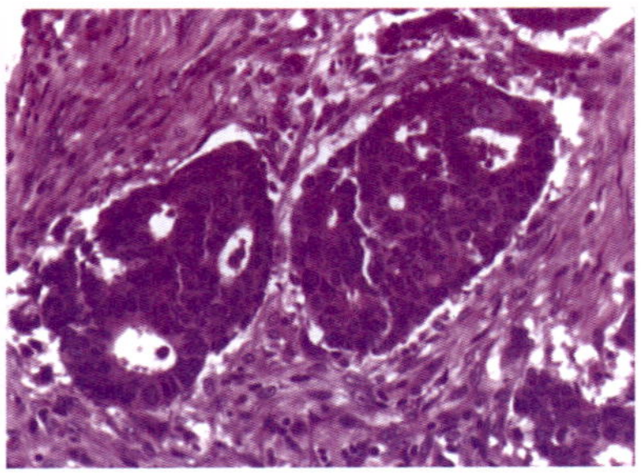

图 9　肠腺癌（40×10 倍）

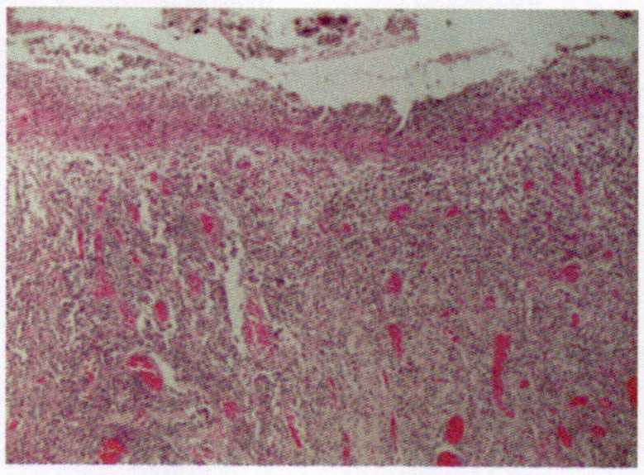

图 10　胃溃疡（10×10 倍）

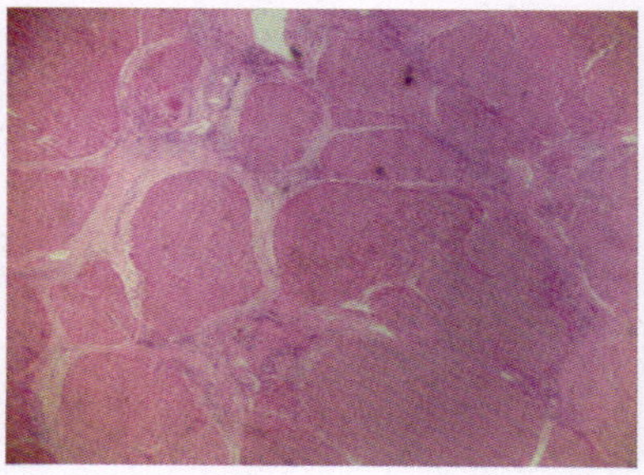

图 11　假小叶（4×10 倍）

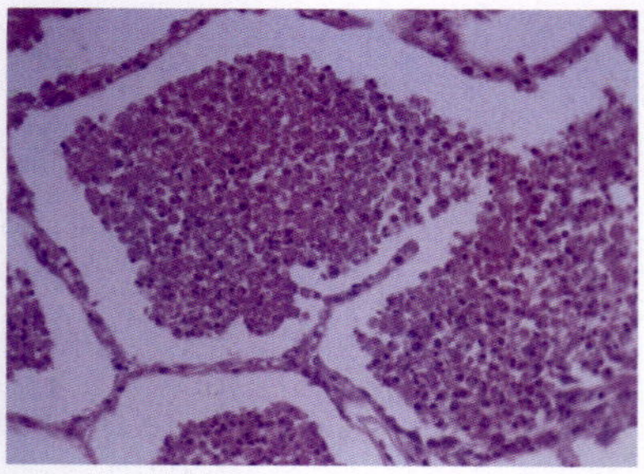

图 12　大叶性肺炎（40×10 倍）

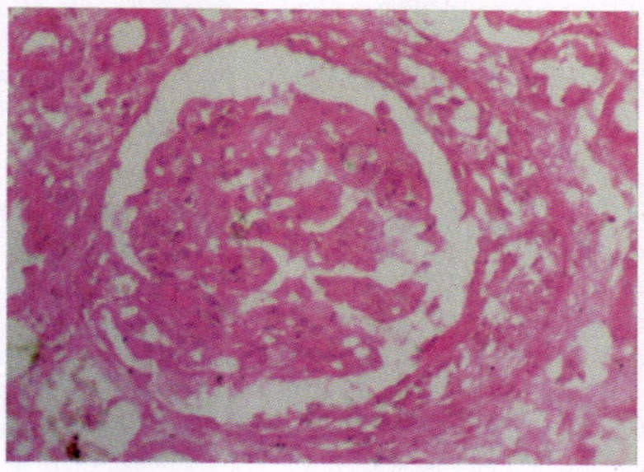

图 13　新月体肾炎（40×10 倍）

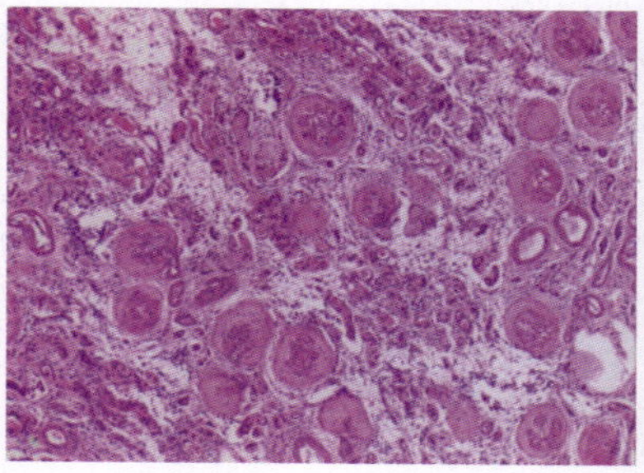

图 14　慢性肾炎（10×10 倍）

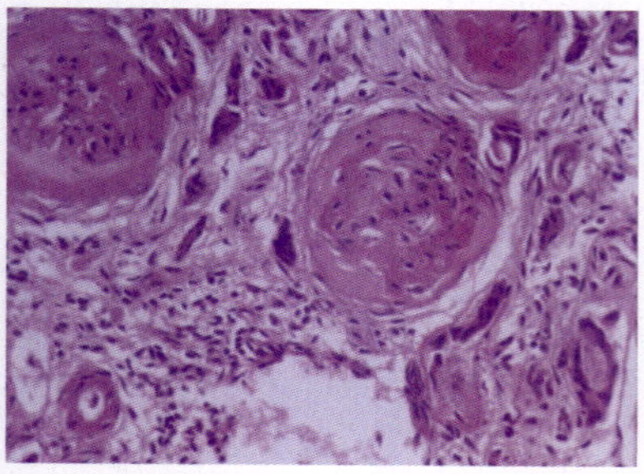

图 15　慢性肾炎（40×10 倍）

高等职业教育医学卫生类专业系列教材

供护理、助产、临床、口腔等专业用

新形态活页式教材

基础医学实验实训教程

主　审　许　杰
主　编　闵　静　李文敏　梅盛平
副主编　程小萍　胡剑峰　文　雪

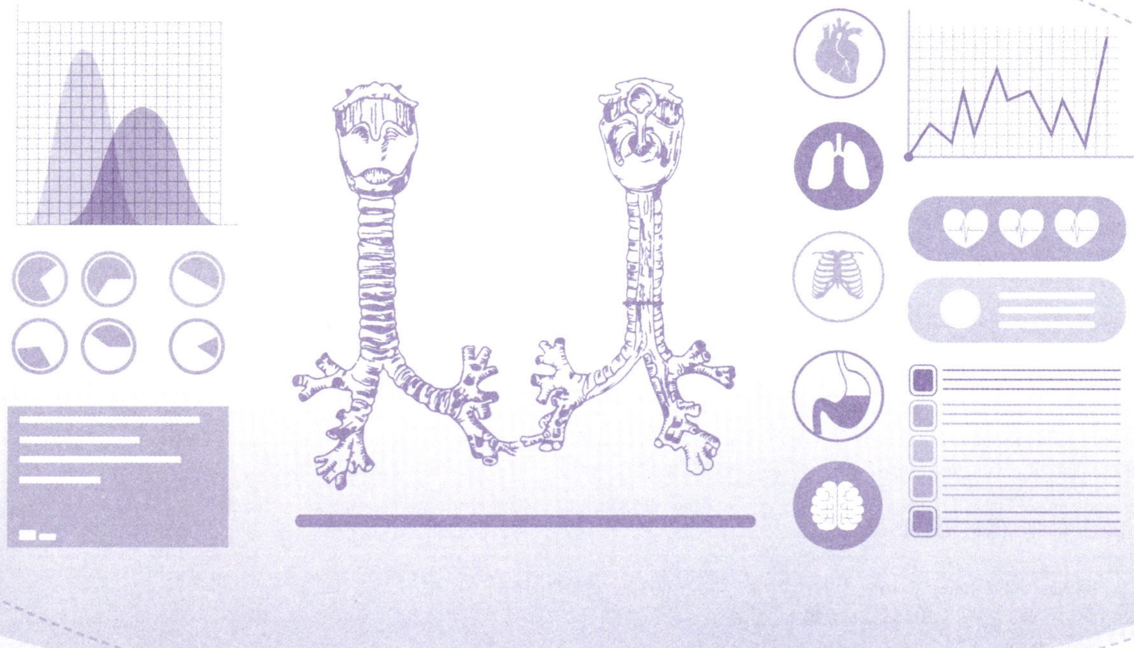

重庆大学出版社　国家一级出版社　全国百佳图书出版单位

内容提要

《基础医学实验实训教程》分为六个模块：人体解剖学与组织胚胎学实验实训模块、生理学实验实训模块、生物化学实验实训模块、病原生物与免疫学实验实训模块、病理学实验实训模块、药理学实验实训模块。

本书图文并茂，线下与线上并举；以任务导学引入实验实训内容，加强实践联系理论知识要点，注重实践操作过程及结果分析，以及案例分析与讨论；融合思政教育，强化医学生的使命感，培养严谨求实、团结协作、勇于创新的科学态度，培养尊重患者、关爱生命的人文精神；配有完整的实验实训报告单，方便学生书写及教师批阅，明确考核与评价标准，对学生的知识目标、能力目标、素质目标进行全面考核。

本书配套有新形态一体化教学资源，包括教学课件、图片、微课、实验实训报告等，可扫描书中二维码在线学习，在提升实践能力的同时，为学习者提供更多自主学习空间。

本书可供高职高专院校护理、助产、临床、口腔等专业师生使用，也可供相关从业者参考。

图书在版编目（CIP）数据

基础医学实验实训教程 / 闵静，李文敏，梅盛平主编. -- 重庆：重庆大学出版社，2024.7
高等职业教育医学卫生类专业系列教材
ISBN 978-7-5689-4467-0

Ⅰ.①基… Ⅱ.①闵… ②李… ③梅… Ⅲ.①基础医学—实验—高等职业教育—教材 Ⅳ.①R3-33

中国国家版本馆 CIP 数据核字（2024）第092394号

基础医学实验实训教程
JICHU YIXUE SHIYAN SHIXUN JIAOCHENG
主　编　闵　静　李文敏　梅盛平
策划编辑：袁文华
责任编辑：袁文华　　版式设计：袁文华
责任校对：谢　芳　　责任印制：赵　晟
*
重庆大学出版社出版发行
出版人：陈晓阳
社址：重庆市沙坪坝区大学城西路 21 号
邮编：401331
电话：（023）88617190　88617185（中小学）
传真：（023）88617186　88617166
网址：http://www.cqup.com.cn
邮箱：fxk@cqup.com.cn（营销中心）
全国新华书店经销
重庆紫石东南印务有限公司印刷
*
开本：889mm × 1194mm　1/16　印张：19.75　字数：607 千　插页：16 开 2 页
2024 年 7 月第 1 版　　2024 年 7 月第 1 次印刷
印数：1—3 000
ISBN 978-7-5689-4467-0　　定价：69.00 元

BIANWEIHUI

编委会

主　审　许　杰

主　编　闵　静　李文敏　梅盛平

副主编　程小萍　胡剑峰　文　雪

编　委　（排名不分先后）

景玉萍　文　雪　董熙铭　黄　卓　罗　玲
闵　静　程小萍　李文敏　梅盛平　胡剑峰
沈红元　严菊华　哈建利　田齐凯　王　兰
张明军　李宇婷　范红波　朱　健　唐　鹏
张剑德　胡逸晨　黄颖浩　陈　震　胡　浩
李双庆　包丽雯　周　靖　涂宁芳　王嘉曦
陈新祥　李　霞　郑清平

前 言

为适应当前高职高专医学类专业教育改革的需要，本书编者以高职高专医学类专业人才培养目标为依据，结合职业岗位能力需要及国家相关执业资格考试要求，编写了这本《基础医学实验实训教程》。

本书囊括了医学基础课程的核心课程，分为六大模块：人体解剖学与组织胚胎学实验实训模块、生理学实验实训模块、生物化学实验实训模块、病原生物与免疫学实验实训模块、病理学实验实训模块、药理学实验实训模块。

本书注重培养学生完成实验实训工作任务的能力，以任务导学引入实验实训内容，加强实践联系理论知识要点，注重实践操作过程及结果分析；充分体现“按职业发展需要，实践与应用并举”理念；结构完整、层次清晰、逻辑性强，每个模块配有教学课件、图片、微课、实验实训报告等；增加的案例讨论，开阔学生视野；结合学科特色，引导学生进行思政讨论，运用丰富的形式强化医学生的使命感，培养严谨求实、团结协作、勇于创新的科学态度；培养尊重患者、关爱生命的人文精神。本书文字简练，多以图、表等直观形式反映人体形态结构、功能代谢及各种变化，增强内容的直观性；配有完整的实验实训报告单，方便学生书写及教师批阅，明确考核与评价标准，对学生的知识目标、能力目标、素质目标进行全面考核。

本书可供高职高专院校护理、助产、临床、口腔等专业师生使用，也可供相关从业者参考。

本书由湖北职业技术学院闵静、李文敏、梅盛平、程小萍、胡剑峰、文雪、景玉萍、黄卓、罗玲、沈红元、严菊华、董熙铭、田齐凯、王兰、张明军、李宇婷、范红波、朱健、唐鹏、张剑德、胡逸晨、黄颖浩、陈震、胡浩、哈建利、陈新祥、李霞、郑清平、周靖、李双庆、包丽雯，孝感市第一人民医院涂宁芳，上海交通大学医学院王嘉曦共同完成编写；由湖北职业技术学院许杰主审。

本书的顺利出版，与各位编者的高度责任感、团结协作精神和精益求精的工作态度密不可分，同时也得到了编者所在院校和同仁及孝感市第一人民医院、重庆大学出版社的大力支持，在此表示诚挚的感谢。

由于编者水平有限，书中难免有不足之处，敬请广大师生批评指正，提出宝贵意见和建议，以便再版时修正。

闵　静

2024 年 3 月

MULU 目 录

教学课件

模块一

人体解剖学与组织胚胎学实验实训

序号	主要内容
1	任务 1.1　显微镜的使用、观察上皮组织
2	任务 1.2　观察结缔组织、肌组织、神经组织
3	任务 1.3　运动系统：骨学与关节总论
4	任务 1.4　运动系统：躯干骨及其连结
5	任务 1.5　运动系统：颅骨及其连结
6	任务 1.6　运动系统：上肢骨及其连结
7	任务 1.7　运动系统：下肢骨及其连结
8	任务 1.8　运动系统：肌学
9	任务 1.9　消化系统：消化管
10	任务 1.10　消化系统：消化腺
11	任务 1.11　观察消化系统组织
12	任务 1.12　腹膜
13	任务 1.13　呼吸系统
14	任务 1.14　泌尿系统
15	任务 1.15　男性生殖系统
16	任务 1.16　女性生殖系统
17	任务 1.17　观察呼吸系统、泌尿系统、生殖系统组织
18	任务 1.18　脉管系统：心脏
19	任务 1.19　脉管系统：动脉
20	任务 1.20　脉管系统：静脉
21	任务 1.21　脉管系统：淋巴系统
22	任务 1.22　观察脉管系统组织

续表

序号	主要内容
23	任务 1.23　感官
24	任务 1.24　内分泌系统
25	任务 1.25　中枢神经系统
26	任务 1.26　周围神经系统
27	任务 1.27　脑和脊髓的传导通路
28	任务 1.28　人体胚胎发育

人体解剖学与组织胚胎学实验实训目标及注意事项

一、实验实训目标

通过实验实训过程的操作和观察，验证理论教学内容，加深和扩充对所学知识的了解。

观察各种组织切片、模型、电镜照片和实物标本，能正确辨认正常人体的组织和主要器官，学会辨认方法，尤其在人体、标本或模型上，能准确指出常用的骨性、肌性标志。熟悉人体发生的基本过程、主要器官系统的发生概况和一些常见的先天性畸形。

通过各种实际操作，学会操作方法，培养分析问题和解决问题的能力。通过本学科的基本技能训练，例如显微镜的使用，学会用文字或绘图准确、系统地描述观察的对象。

通过实验实训，培养严谨求实的科学态度和耐心细致的科学素质。

二、实验实训注意事项

实验实训前对照教学进度表，做好每次实验实训课前的预习，以了解本次实验实训的目的和具体内容，并针对实验实训内容复习相关的理论课内容。实验实训课应带教科书、实验实训教程、作业本、绘图铅笔（普通 HB 铅笔和红蓝铅笔）、橡皮擦和直尺等。实验实训时要集中注意力，认真听取教师的课前交代，对照实验实训教程进行观察和思考。及时参考教科书中的有关插图。

人体解剖学与组织胚胎学实验实训要求

1. 实验实训室是进行实践教学活动的重要场所，学生应积极参加教学计划规定的各项实验实训，服从教师的指导，严格遵守各项制度和操作规程，保持室内肃静、整洁，不准高声谈话和乱丢纸屑杂物。

2. 学生进入实验实训室应按规定穿戴工作衣帽，着装整洁、大方。

3. 实验实训前应对实验实训内容进行认真预习，明确目的、要求、方法及步骤等。

4. 应按要求规范操作，仔细观察实验实训现象，详细记录实验实训结果。

5. 不得随意动用与实验实训无关的其他仪器、设备、器皿、工具、文件与材料；不得使用其他组的仪器、设备及材料；不得随意做规定以外的其他实验。观察示教片时不得随意移动示教片，以免影响其他同学的观察。

6. 要认真分析实验实训结果及内容，按时按要求完成实验实训报告，交教师批阅，不得无故不写或不交实验实训报告。

7. 自觉爱护仪器、设备、爱惜实验实训材料，不得将室内物品乱拿、乱用、乱拆、乱装、私自带到室外。

8. 要注意安全，遇到事故时立即切断电源、火源，向教师报告并采取紧急处理措施。

9. 实验实训完毕后，须经教师检查仪器、工具及实验实训记录，并整理好实验实训用品，搞好环境卫生，关闭电源、水源后，方可离开实验实训室。

人体解剖学与组织胚胎学实验实训考核与评价标准

评分内容			分值
测评（100分）	绘图	构图清新完整	30分
		组织细胞大小比例正确	
		组织细胞形态正确	
		HE染色下，颜色涂抹正确	
		指示标注正确	
	填图	典型部位标注正确	20分
		描述准确，条理清楚，要点全面，重点突出	
		准时提交	
	思考与拓展	理论联系实践	30分
		善于思考	
		归纳和总结，学以致用	
	职业素养	学习认真，积极主动	20分
		团队协作	
		克服困难	

（梅盛平、景玉萍、张明军、李宇婷、范红波、朱健、唐鹏）

任务 1.1　显微镜的使用、观察上皮组织

实验实训目标

【知识目标】 掌握光学显微镜的使用；掌握单层扁平上皮、单层立方上皮、单层柱状上皮的结构；了解假复层纤毛柱状上皮、复层扁平上皮的结构。

【能力目标】 能够对单层立方上皮、单层柱状上皮的镜下结构特点进行描述，并绘图。

【素质目标】 培养严谨、求实的工作态度。

实验实训内容

一、仪器与材料

1. 光学显微镜

2. 切片

（1）单层扁平上皮切片［肠系膜铺片（银染色）］。

（2）单层立方上皮切片［甲状腺（HE 染色）］。

（3）单层柱状上皮切片［小肠（HE 染色）］。

（4）假复层纤毛柱状上皮切片［气管（HE 染色）］。

（5）复层扁平上皮切片［食管（HE 染色）］。

二、步骤

（一）了解显微镜的构造

1. 机械装置部分

（1）镜座：位于最下部，起支持作用。

（2）镜臂：呈弓形，作支持和握取之用。

（3）镜筒：位于镜臂上方，上端装有目镜，下端装有物镜转换器。

（4）物镜转换器：位于镜筒下方，呈盘状，下嵌接不同放大倍数的物镜，可以旋转以更换物镜。

（5）载物台：位于镜臂后方，用于放置切片，中央有一通光孔，两侧有用于固定切片的压片夹，台下一侧有载物台移动和切片推进器的旋钮，可以前后左右移动切片。

（6）粗调节器与细调节器：位于镜臂下方两侧，粗调节器可以使载物台作较大距离和较快速度的升降，适合低倍镜焦距的调节；细调节器可以使载物台缓慢下降，作较精细的调节，适合高倍镜和油镜焦距的调节。

2. 光学系统部分

（1）目镜：位于镜筒上方，刻有“10×”符号，表示其放大倍数。目镜镜筒内有一指针，用以指明视野中观察物像的部位。

（2）物镜：装在物镜转换器上，可分放大镜（4×）、低倍镜（10×）、高倍镜（40×）、油镜（100×）。（显微镜放大倍数 = 目镜放大倍数 × 物镜放大倍数）。

（3）聚光器：位于载物台通光孔下方，可通过一侧手柄使其上下移动。内装虹彩光圈，可拨动其调节杆使光圈放大和缩小。

本实验室显微镜为双目镜，电光源照明，镜座右侧有电源开关和亮度调节钮。

（二）显微镜的使用方法

使用时用右手握镜臂，左手托镜座，轻轻地放在实验台的左前方。

1. 对光　打开电源开关，旋转亮度调节钮，灯泡发亮；转动粗调节螺旋，使载物台略升高；旋转物镜转换器，使低倍镜正对通光孔（可听见轻微的咔嚓声），再打开光圈，上升聚光器，双眼对准目镜观察，再旋转亮度调节钮，直到视野内亮度适宜。

2. 装上切片　肉眼观察切片标本后，将切片放在载物台上（有盖玻片的一面朝上），并用推片器固定好，调节移动载物台和推片器的旋钮，使切片内的标本置于通光孔的中央。

3. 低倍镜观察　转动粗调节螺旋，使低倍镜与载物台的距离略大于 1 cm。来回调节粗调节螺旋，当看到物像时，再调节细调节螺旋，直到物像最清晰为止。仔细观察镜下结构，并绘图。

4. 高倍镜观察　首先在低倍镜下找到物像，将需放大观察的组织移至视野正中，并调节清晰；侧视物镜，然后直接转动旋转盘，使高倍镜正对通光孔；目镜观察，再缓慢来回调节细调节螺旋，至物像清晰为止。仔细观察镜下结构，并绘图。

（三）使用显微镜的注意事项及保护

（1）搬动显微镜要慎拿轻放，使用显微镜要严格遵守规程。

（2）显微镜必须经常保持清洁。机械装置部分可用纱布或绸布擦净；光学系统部分只能用擦镜纸轻轻擦拭，严禁用手或其他物品擦拭，以防污损。

（3）先肉眼观察，再低倍镜观察，最后高倍镜观察，不要使用油镜。

（4）显微镜部件不得拆卸或互相调换，若有故障，应立即报告教师进行处理，不得自行修理。

（5）显微镜用毕，应将物镜转离载物台中央的圆孔，并上升载物台；将亮度调节钮调到最低，然后关闭显微镜电源，待冷却后，罩好显微镜防尘罩。

（四）观察上皮组织切片

1. 单层扁平上皮（示教）：肠系膜铺片（银染色）

低倍镜观察：细胞呈不规则形或多边形，细胞边缘呈锯齿状与相邻细胞互相嵌合，核椭圆形，位于细胞中央。

2. 单层立方上皮：甲状腺（HE 染色）

肉眼观察：切片形状不规则，染色较好。

低倍镜观察：可见大小不等、内含红色均质胶体的滤泡，滤泡壁上周围一层紫蓝色的圆形细胞核，即单层立方上皮。

高倍镜观察；滤泡壁的上皮为单层立方上皮，细胞排列成一层，成立方形，核圆形，位于细胞中央。

3. 单层柱状上皮：小肠（HE 染色）

肉眼观察：切片可见数个较高的突起，是小肠的环形皱襞，其上有丰富的小肠绒毛。呈长条形，染成紫蓝色的部分是胆囊内面的上皮。

低倍镜观察：找到小肠绒毛，其表面覆盖有一层单层柱状上皮，多数为柱状细胞，其中夹有杯状细胞。

高倍镜观察：上皮柱状细胞排列紧密，核染成紫蓝色，椭圆形，靠近细胞的基底部，胞质染成淡红色。

4. 假复层纤毛柱状上皮：气管（HE 染色）（示教）

低倍镜观察：上皮中有柱状细胞、梭形细胞和锥体形细胞，它们的界线不清晰，因细胞核的位置高低不齐，细胞也高低不等，易被误认为是复层上皮。细胞质染成粉红色，基膜较厚染成粉红色，较高的柱状细胞游离面有密集的纤毛，柱状细胞之间夹杂有少许色浅的杯状细胞（有时呈空泡状）。

5. 复层扁平上皮：食管（HE 染色）

肉眼观察：切片呈环形，靠近管腔面染成紫蓝色的部分是食管的上皮。

低倍镜观察：食管管腔不规则，找到紧靠腔面的上皮，可见上皮较厚，游离面较平整，基底面呈波纹状。

高倍镜观察：上皮由多层细胞组成，表层细胞呈扁平形，中层细胞呈多边形，核圆形，位于中央，基底层细胞呈低柱状，核椭圆形，染色深，位于基底部。

任务 1.2　观察结缔组织、肌组织、神经组织

实验实训目标

【知识目标】掌握疏松结缔组织的结构；掌握血细胞的组成和结构；掌握三种肌纤维在不同切面的光镜结构特点；掌握多极神经元的结构。

【能力目标】能够在光镜下辨认胶原纤维、弹性纤维、巨噬细胞、成纤维细胞、肥大细胞；能够对疏松结缔组织、血细胞、三种肌纤维、多极神经元的镜下结构特点进行描述，并绘图。

【素质目标】培养严谨、求实的工作态度。

实验实训内容

一、仪器与材料

1. 光学显微镜

2. 切片

（1）疏松结缔组织铺片［家兔皮下组织（HE 染色）］。

（2）人血涂片（瑞氏染色）。

（3）平滑肌切片［小肠横切片（HE 染色）］。

（4）骨骼肌切片（HE 染色）。

（5）心肌切片（HE 染色）。

（6）多极神经元切片［脊髓横切片（HE 染色）］。

二、步骤

1. 疏松结缔组织铺片：家兔皮下组织（活体时注射台盼蓝，HE 染色）

肉眼观察：标本染成淡紫红色。

低倍镜观察：视野内的纤维交织成网状，细胞分散在纤维之间。胶原纤维呈淡红色，粗细不等，有的弯曲呈波纹状；弹性纤维细长且直。

高倍镜观察：成纤维细胞呈梭形或多角形，数量较多，细胞质较丰富，呈嗜碱性；细胞核较大，清晰，椭圆形，染成紫蓝色。巨噬细胞形态不规则，突起较短钝，细胞核较小，染成深紫蓝色，细胞质内可见被吞噬的蓝色颗粒。

2. 人血涂片（瑞氏染色）

肉眼观察：血涂片呈红色均匀的薄膜状。

低倍镜观察：染成淡红色小圆珠状的细胞即红细胞，有紫蓝色细胞核的是白细胞。

高倍镜观察：①红细胞：无细胞核，呈圆形，染成浅红色，中央部位染色浅，边缘部位染色较深。②中性粒细胞：胞质中含有细小、分布均匀的浅红色颗粒，核紫蓝色，分 2～5 叶，叶之间有细丝相连。③嗜酸性粒细胞：胞质中含许多染成红色粗大的、分布均匀的橘红色颗粒，核紫蓝色，常分 2 叶。④嗜碱性粒细胞：数量很少，不易找到，核不规则，染色浅，胞质中含有大小不等、分布不均的染成紫蓝色的颗粒。⑤淋巴细胞：核球形，相对较大，占据细胞的绝大部分，染成深蓝色。胞质很少，染成天蓝色。⑥单核细胞：体积最大，数量较少。胞质较多，染成浅灰蓝色。核呈肾形或马蹄形，染色较浅。⑦血小板：呈不规则的紫蓝色小体，成群地聚集在细胞之间。

3. 平滑肌切片：小肠横切片（HE 染色）

肉眼观察：凹凸不平面为小肠腔面，外面深红色部分即平滑肌形成的肌层。

低倍镜观察：在肠管的外周部位找到纵切（内）和横切（外）的平滑肌。

高倍镜观察：横切的肌纤维可见呈大小不等的红色圆点，直径最大的切面中央可见细胞核。纵切的肌纤维为长梭形，中间较粗，两端较细。核为长椭圆形，染成紫蓝色，位于肌纤维中央。

4. 骨骼肌切片（HE 染色）

肉眼观察：染成红色的长方形结构为骨骼肌纵切，染成红色多边形或不规则圆形的为骨骼肌横切。

低倍镜观察：肌纤维横切可见呈多边形或不规则圆形。肌纤维纵切可见肌纤维呈细长的圆柱状，有不甚明显的明暗相间的横纹，核数量多，呈扁椭圆形，位于肌膜的深面。

高倍镜观察：肌纤维横切呈多边形或不规则圆形，边缘为肌膜，核呈椭圆形，位于细胞周缘，肌浆内肌原纤维为小红点的断面。肌纤维纵切可见明暗相间的横纹。

5. 心肌切片（HE 染色）

肉眼观察：心肌纤维纵切为短柱状，横切为不规则形。

低倍镜观察：心肌纤维纵切呈短柱状，有分支，核卵圆形。横切呈不规则形，核卵圆形，位于细胞中央。

高倍镜观察：肌纤维中可见着色较深的横形或梯形的闰盘。横纹不及骨骼肌明显，核呈卵圆形，位于细胞中央。横切面可见肌纤维形态不规则。

6. 多极神经元切片：脊髓横切片（HE 染色）

肉眼观察：切面中央染成深紫红色“H”形区域即脊髓灰质，较宽的一端为脊髓灰质前角。

低倍镜观察：找到脊髓灰质前角内大且呈多角形的神经细胞即为多极神经元。

高倍镜观察：多极神经元胞体呈不规则的多角形，突起多已被切断，不易辨别树突和轴突（胞质染成浅红色），核大，圆形，染色浅，核仁明显。胞质染成浅红色，内有呈不规则形的紫色小体即尼氏体。

任务 1.3 运动系统：骨学与关节总论

实验实训目标

【知识目标】掌握骨的形态、分类、构造；熟悉骨的化学成分及物理特性；掌握关节的基本结构；熟悉骨连结的分类、关节的辅助结构及运动形式。

【能力目标】能够辨认长骨、短骨、扁骨、不规则骨；能够在骨标本上指出骨的构造；能够在关节标本上指出关节的基本构造；能够用所学结构学知识解释不同年龄人群骨折特点。

【素质目标】以辩证唯物主义的观点学习人体结构；认真观察标本，加深理解记忆，爱护标本和模型。

实验实训内容

一、仪器与材料

人体骨架标本，各类骨标本，胫骨、跟骨和顶骨剖面标本，儿童长骨纵切解剖标本（示骨膜、骨髓和骺软骨），关节模式图，肩关节、膝关节、颞下颌关节标本。

二、步骤

1. 骨的分类

在人体骨架上辨认长骨、短骨和不规则骨，观察形态特征，归纳分布部位。

2. 骨的形态、构造

观察长骨和胫骨纵切标本，长骨两端膨大，有光滑关节面。中部较细称骨干。表面有1～2个滋养孔，内为空腔称髓腔。长骨的骨密质在骨干中部为最厚，两端较薄。骨松质布于骨密质内面，呈海绵状，在骨的两端发达，在骨干内面则只有很薄的一层。借一铜丝插入较大滋养孔，可通入髓腔。

在儿童长骨纵切解剖标本上，观察表面的骨膜、中央的骨髓和两端的骺软骨。

观察跟骨、顶骨剖面标本，短骨的骨密质很薄，内部完全是骨松质。扁骨由两层骨密质夹一层骨松质构成。骨松质由骨小梁构成，观察长骨、短骨切面标本上骨小梁排列的方向与压力和张力的关系。

3. 骨连结分类

（1）直接连结：在骨架上观察颅顶各骨缝、髋骨的融合界线，在椎间连接标本上观察椎间盘。

（2）间接连结：最为重要，是骨连结发展的高级形式。观察膝关节标本。

4. 关节的基本构造

取切开关节囊的肩关节标本观察。

（1）关节囊：分两层，外层为纤维层，紧密相贴；内层为滑膜层，围成密闭成腔隙。

（2）关节面：一凸一凹，覆有关节软骨。

（3）关节腔。

5. 关节的辅助结构

（1）韧带：观察膝关节标本的韧带。

（2）半月板：取切开关节囊的膝关节标本观察半月板。

（3）关节盘：取冠状位切面的颞下颌关节标本观察关节盘。

任务 1.4　运动系统：躯干骨及其连结

实验实训目标

【知识目标】 掌握躯干骨的形态结构特征及其功能特点；掌握胸骨和肋的一般形态结构；掌握椎间盘的结构；掌握脊柱、胸廓的组成、形态与结构。

【能力目标】 能够辨认颈椎、胸椎和腰椎；能够在活体上指出胸骨角，并确定第 2 肋；能够用所学结构学知识解释腰椎间盘突出症患者的临床症状。

【素质目标】 认真观察标本，加深理解记忆，爱护标本和模型。

实验实训内容

一、仪器与材料

人体骨骼标本。寰椎、枢椎、隆椎、胸椎、腰椎、骶骨、中位肋骨、胸骨等标本。椎间连接标本。背柱连结及椎肋关节。

二、步骤

在骨架上指认躯干骨的种类和数目。

（一）椎骨　取椎骨观察

1. 椎骨的一般形态　椎体，椎弓，椎孔，椎弓根，椎上、下切迹。7 个突起，即 1 个棘突、2 个横突、上下方各 1 对上关节突和下关节突。

2. 各部椎骨主要特征

（1）颈椎：横突有孔，棘突短而分叉，第 7 颈椎棘突很长，末端不分叉而形成结节。在活体上摸第 7 颈椎的棘突，低头时尤明显。第 1 颈椎又叫寰椎，前弓较短，后弓较长，侧块 2 个。第 2 颈椎又叫枢椎，椎体上方有齿突。

（2）胸椎：有上、下肋凹及横突肋凹，棘突斜向后下。

（3）腰椎：椎体高大，棘突板状向后。

（4）骶骨：三角形，底向上，尖向下。底中部前缘向前突出称岬，前面有 4 对骶前孔。后面有骶正中嵴，两侧各有 4 个骶后孔。两侧面各有耳状面。中部有骶管，骶管下口称骶管裂孔。

（5）尾骨：由 4 块已退化的尾椎构成。

（二）肋

肋包括肋骨和肋软骨。观察一较长肋骨（肋头、肋结节、肋体、肋沟）。前端接肋软骨。第 1 肋骨短而宽扁，其内缘前部有前斜角肌结节。

（三）胸骨

胸骨包括胸骨体、胸骨柄（上缘，3 个切迹；中部，颈静脉切迹；两侧，锁切迹）、胸骨角、剑突。外侧缘有与肋相连的切迹。查看人体骨骼标本，在活体上触摸：颈静脉切迹、胸骨角、第 2 ～ 12 肋、第 1 ～ 11 肋间隙、肋弓、剑突。（思考：为什么摸不清第 1 肋？）

（四）躯干骨的连结

1. 脊柱　在人体骨架标本和脊柱的解剖标本上观察脊柱的位置和组成。

（1）椎骨的连结

①椎间盘：盘状，连相邻两个椎体。纤维环：位于周围，由环层纤维软骨构成。髓核位于中央，为有弹性的胶状物质。观察椎间盘后外侧部与椎间孔的位置关系。

②韧带：分位于椎体和椎间盘前、后方的前纵韧带和后纵韧带。连于棘突末端，较细长的是棘上韧带，至顶部变成片状的项韧带。连相邻椎弓板的是黄韧带。连相邻棘突的是棘间韧带，观察其与黄韧带、棘上韧带的关系。

③关节：关节突关节；寰枢关节。

检查椎骨各骨连结的运动。

（2）脊柱整体观（在人体骨架标本上观察）

①前面观：椎体大小的变化及其原因。

②后面观：棘突排列方向及棘突间隙宽窄差别，讨论其临床意义。

③侧面观：4 个生理弯曲的部位、方向，其形成因素和功能意义。

2. 胸廓　在人体骨架标本上观察胸廓。

胸廓的构成；胸廓上、下口的构成；肋前、后端的连结；肋弓的形成。

任务 1.5　运动系统：颅骨及其连结

实验实训目标

【知识目标】掌握颅骨的名称、数目及主要孔道和结构；掌握颅囟的位置和名称；掌握鼻旁窦的名称、位置及开口；掌握颅骨主要骨性标志；熟悉颞下颌关节的组成、颅底内面观的主要孔道和结构。

【能力目标】能够在颅骨标本上指认颅骨，并在自己头上指出颅骨主要骨性标志。

【素质目标】培养严谨、求实的工作态度。

实验实训内容

一、仪器与材料

整体颅（平眉弓及枕外隆凸上方作水平切开）每组1个。分色颅骨标本或模型每组1个。分离颅骨。颅的矢状切面及冠状面（示鼻旁窦）。舌骨及婴儿颅（示教用）。下颌关节标本。

二、步骤

（一）颅的组成

在分离颅骨标本及模型上观察颅的分部、各颅骨位置及形态结构。

1. 脑颅　位于颅的后上部，由8块颅骨组成。

（1）额骨：1块。

（2）顶骨：2块。

（3）枕骨：1块。

（4）颞骨：2块，外耳门、颞鳞、岩部、乳突、乳突小房。

（5）蝶骨：1块，蝶骨体、蝶窦、小翼、大翼、翼突。

（6）筛骨：1块，筛板、垂直板、筛骨迷路、筛窦、上鼻甲、中鼻甲。

2. 面颅　位于颅的前下部，由15块颅骨组成面颅的骨性基础。

（1）上颌骨：2块。

（2）鼻骨：2块。

（3）颧骨：2块。

（4）泪骨：2块。

（5）下鼻甲：2块。

（6）腭骨：2块。

（7）犁骨：1块。

（8）下颌骨：1块，包括一体（牙槽弓，颏孔）、两支（冠突，髁突，下颏孔）、下颌角。

（9）舌骨：1块，包括舌骨体、舌骨大角、舌骨小角。

（二）整颅的观察

1. 颅盖　各骨借缝相连，冠状缝、矢状缝、人字缝、顶结节。内面：上矢状窦沟；脑膜中动脉沟；脑回压迹。颅盖分外板、板障、内板三层。

2. 颅底内面　有前、中、后三个窝：颅前窝、颅中窝、颅后窝。

（1）颅前窝：鸡冠，筛孔。

（2）颅中窝：垂体窝，鞍背，后床突，鞍结节，视神经管，前床突，眶上裂，圆孔，卵圆孔，棘孔，鼓室盖，破裂孔，三叉神经压迹。

（3）颅后窝：枕骨大孔，舌下神经管，横窦沟-乙状窦沟-颈静脉孔，内耳门，斜坡。

3. 颅底外面　分前、后两区。

（1）前区：骨腭，牙槽弓，牙槽。

（2）后区：枕外隆凸，枕髁，颈静脉孔，颈动脉管外口，茎突，茎突孔-面神经管，下颌窝，关节结节。

4. 颅侧面　颧弓，颞窝，翼点（额、顶、颞、蝶四骨的结合部），颞下窝。

5. 颅前面

（1）眶：略呈四棱锥形，眶尖处有视神经管，眶周围有眶上切迹（孔）、眶下孔、泪囊窝、鼻泪管以及眶上下裂。（检查并思考：视神经管、眶下孔、鼻泪管、眶上下裂各与何处相通？）

（2）骨性鼻腔：梨状孔，鼻后孔，上、中、下鼻甲，上、中、下鼻道。

查看：①骨性鼻腔上、下壁和外侧壁的毗邻；②骨性鼻中隔的构成；③鼻旁窦，包括额窦、蝶窦、筛窦、上颌窦。

观察：①各鼻旁窦位置、形态；②上颌窦上、下、内侧壁的毗邻。

（三）新生儿颅的主要特征

观察：①脑颅、面颅大小的比例；②前、后囟位置和形态；③额骨和下颌骨形态。

（四）颞下颌关节

观察：①颞下颌关节的组成；②关节囊在颞骨上的附着部位；③关节盘的形态及其与关节腔的关系。

任务 1.6　运动系统：上肢骨及其连结

实验实训目标

【知识目标】 掌握上肢骨的名称、数目、位置；掌握肩胛骨、肱骨、尺骨、桡骨的形态和主要结构；掌握肩关节、肘关节的组成；掌握上肢骨的重要骨性标志。

【能力目标】 能够描述肩胛骨、肱骨、尺骨、桡骨的主要结构，并在自己上肢上指出重要的骨性标志。

【素质目标】 培养严谨、求实的工作态度。

实验实训内容

一、仪器与材料

骨架。不同侧的上肢骨（穿好可移动的手骨）。肩关节、肩锁关节、胸锁关节、肘关节、骨间膜及手关节标本。

二、步骤

（一）上肢骨

在人体骨架上辨明各骨名称、位置，取上肢各骨观察。

1. 肩胛骨　呈三角形。

（1）两面：①前面：肩胛下窝；②后面：肩胛冈、冈上窝、肩峰、冈下窝。

（2）三缘：①上缘：近外侧角，喙突；②内侧缘：脊柱缘；③外侧缘：腋缘。

（3）三角：①外侧角：关节盂；②上角：与肋的对应关系；③下角：与肋的对应关系。

2. 锁骨　呈“S”形，内三分之一凸向前，外三分之二凸向后。

（1）粗大的一端：胸骨端。

（2）扁平的一端：肩峰端。

（3）上面：光滑。

（4）下面：粗糙。

3. 肱骨

（1）上端：大结节、小结节，肱骨头；外科颈。

（2）体：三角肌粗隆，桡神经沟。

（3）下端：内上髁，外上髁，肱骨小头。

4. 桡骨　桡骨头，桡骨粗隆，内侧缘，骨间缘，尺切迹，茎突。

5. 尺骨　鹰嘴，冠突，滑车切迹，桡切迹，骨间缘，外侧缘，尺骨头，茎突。

6. 腕骨　8 块。内→外：①近侧列：手舟骨、月骨、三角骨、豌豆骨（位于三角骨掌侧面）；②远侧列：大多角骨、小多角骨、头状骨和钩骨。

7. 掌骨　5 块。外→内：第 1、2、3、4、5 掌骨（底、体、头）。

8. 指骨　14 块。近→远：近节、中节、远节指骨，远节指骨远端掌面粗糙，称为远节指骨粗隆。在活体上摸辨骨性标志：锁骨，肩胛冈，肩峰，肩胛骨下角，肱骨内、外上髁，鹰嘴，桡骨头，桡骨茎突，尺骨头，手舟骨，豌豆骨。

（二）上肢骨的连结

取上肢各关节标本观察。

1. 胸锁关节　上肢与躯干相连的唯一关节。观察：胸锁关节的组成；关节腔内关节盘。

2. 肩锁关节。

3. 肩关节　观察：肩关节组成；二骨关节面形态和大小差别；关节束松弛，其前、上、后面有肌和肌腱增强；寻认关节束薄弱部；在关节囊内有肱二头肌长头腱通过；验证肩关节的运动。

（思考：①肩关节运动灵活的形态学因素有哪些？②肩关节运动脱位时易从下方脱出的原因是什么？）

4. 肘关节　观察：肘关节组成；关节囊在各骨的附着部位；两侧壁有韧带，前、后壁薄而松弛；指认桡骨环状韧带，验证其功能；验证肘关节功能。

5. 前臂骨的连结　观察：前臂骨间膜，桡尺远侧关节。

6. 手关节　观察：桡腕关节，腕骨间关节，腕掌关节，掌指关节，手指间关节。

任务 1.7　运动系统：下肢骨及其连结

实验实训目标

【知识目标】掌握下肢骨的名称、数目、位置；掌握髋骨、股骨、胫骨的形态和主要结构；掌握骨盆、髋关节、膝关节的组成；掌握下肢骨重要骨性标志。

【能力目标】能够描述髋骨、股骨、胫骨的主要结构，并在自己下肢上指出重要的骨性标志。

【素质目标】培养严谨、求实的工作态度。

实验实训内容

一、仪器与材料

骨架。不同侧的下肢骨。婴幼儿髋骨或髂、坐、耻骨涂色髋骨标本。髋关节、膝关节、小腿骨间膜、踝关节及足标本。

二、步骤

（一）下肢骨

在人体骨架上辨明下肢各骨名称和邻接关系。

1. 髋骨：髋臼、髋臼切迹。髂骨：上部。耻骨：前下部。坐骨：后下部（闭孔）。

（1）髂骨体：髂窝，弓状线；翼：髂嵴，髂前上棘，髂后上棘，髂结节，髂前下棘，耳状面。

（2）坐骨：坐骨体（坐骨结节，坐骨棘，坐骨大、小切迹）；坐骨支。

（3）耻骨体：髂耻隆起；耻骨上支：耻骨梳，耻骨联合面；耻骨下支。

2. 股骨　股骨头，股骨头凹，股骨颈，股骨体，大、小转子，转子间嵴，粗线，臀肌粗隆，内侧髁，外侧髁，髁间窝，内、外上髁。

3. 髌骨　略呈三角形，前面粗糙，后面光滑，尖向下。

4. 胫骨　内、外侧髁，髁间隆起，胫骨粗隆，内踝。

5. 腓骨　腓骨头，外踝。

6. 跗骨　7 块。距骨、跟骨、足舟骨，内侧、中间、外侧楔骨、骰骨。

7. 跖骨　5 块。内→外：第 1、2、3、4、5 跖骨，分底、体、头。第 5 跖骨粗隆。

8. 趾骨　14 块。拇趾 2 节，其他各趾 3 节。

在活体上摸辨骨性标志：髂嵴、髂前及髂后上棘、髂结节。坐骨及耻骨结节，股骨大转子，髌骨，股骨内、外侧髁，胫骨前嵴及胫骨粗隆，内踝，腓骨小头及外踝，舟骨及跟骨结节（粗隆）。

（二）下肢骨的连结

取下肢各关节标本、骨盆标本观察。

1. 髋骨的连结　观察：骨盆标本的骶髂关节、韧带（骶结节韧带、骶棘韧带）、耻骨联合。检查：骶髂关节、耻骨联合的运动功能。

2. 骨盆　观察：①骨盆的组成；②大、小骨盆的分界；③小骨盆上口的围成；④小骨盆下口的围成；⑤耻骨弓的构成。

在男、女性骨盆标本和模型上比较：①小骨盆上口的形状；②小骨盆下口的宽窄；③骨盆腔的形状；④耻骨下角的大小。

3. 髋关节　观察：①髋关节的组成；②二骨关节面的形态、大小差别；③关节囊厚，有韧带附着；④髂股韧带的位置；⑤股骨头韧带。

（思考并验证：髋关节的运动类型与肩关节相同，为何运动幅度不如肩关节？）

4. 膝关节　观察：①膝关节的组成；②关节囊宽阔，周围有韧带加强；③髌骨、髌韧带的位置；④向下翻开关节囊前壁，观察髌骨下方两侧的滑膜襞和上方的髌上囊；⑤前、后交叉韧带；⑥内、外半月板。

（思考并验证：膝关节运动。）

5. 小腿骨的连结　观察：①胫腓关节的组成；②小腿骨间膜的附着部位；③胫腓下端的纤维连结。检查：小腿骨连结的运动。

6. 距小腿关节　观察：①距小腿关节的组成；②关节囊薄；跗骨间关节、跗跖关节、跖趾关节和足趾间关节，韧带都比较发达，连结牢固。检查：各足关节运动。

任务 1.8　运动系统：肌学

实验实训目标

【知识目标】 掌握肌的构造、分类、起止点；熟悉斜方肌、背阔肌、竖脊肌的位置；掌握胸锁乳突肌、胸大肌、三角肌、肱二头肌的位置和作用；掌握膈的位置和构造特点；熟悉腹前外侧壁各肌位置、层次和结构特点；熟悉腹直肌鞘和腹股沟管的形态构成；掌握上肢重要肌性标志（三角肌、肱二头肌及肌腱、桡侧腕屈肌腱、尺侧腕屈肌腱、大小鱼际肌）；掌握臀大肌的位置、起止和作用；熟悉股四头肌、缝匠肌、小腿三头肌的位置和作用，以及股三角、腘窝的位置和境界；掌握下肢重要肌性标志（臀大肌、股四头肌、半腱肌、半膜肌腱、股二头肌腱、拇长伸肌腱、胫骨前肌肌腱、跟腱）。

【能力目标】 能够说出重要肌（如胸锁乳突肌、胸大肌、三角肌、肱二头肌、膈、臀大肌、缝匠肌等）的位置、起止点和作用。

【素质目标】 培养严谨、求实的工作态度。

实验实训内容

一、仪器与材料

肌起止的挂图及模型。肌肉标本。

二、步骤

（一）肌的形态、构造和起止点

观察长肌、短肌、扁肌和轮匝肌的形态。辨认肌腹、肌腱和腱膜。

（二）躯干肌

观察躯干肌标本。

1. 背肌　位于躯干背面。分为：浅群（上部为斜方肌，下部为背阔肌）；深群（竖脊肌）。观察它们的位置，理解它们的功能。

2. 颈肌　分为以下三群。

（1）颈浅肌群：胸锁乳突肌，掀起颈阔肌，位于颈部外侧面，在胸锁关节——乳突连线上，是颈部最大的肌肉。在活体上观察该肌。

（2）颈中肌群：略。

（3）颈深肌群：前、中、后斜角肌。斜角肌间隙——前、中斜角肌和第 1 肋围成。

3. 胸肌

（1）胸大肌：位于胸前壁浅层。起自锁骨内侧半、胸骨和上部肋软骨，止于肱骨大结节嵴。

（2）胸小肌：位于胸大肌深层，呈长三角形。

（3）前锯肌：位于胸外侧壁。

（4）肋间肌：位于肋间隙内。浅层——肋间外肌，深层——肋间内肌，注意肌束方向。

4. 膈　穹窿形扁肌，位于胸、腹之间。起自胸廓下口周缘，向内上移行为中心腱。三个孔：主动脉裂孔、食管裂孔、腔静脉孔。

5. 腹肌

（1）腹外斜肌：位于腹前外侧壁浅层，后部为肌腹，前部为腱膜。

（2）腹内斜肌：位于腹外斜肌深面。

（3）腹横肌：位于腹内斜肌深面。

（4）腹直肌：位于腹前壁正中线两侧，外包腹直肌鞘。

（三）头肌

1. 面肌　枕额肌、眼轮匝肌、口轮匝肌、颊肌。

2. 咀嚼肌　4 块。位于颞下颌关节周围，包括咬肌、颞肌、翼内肌、翼外肌。

（四）上肢肌

1. 上肢带肌　位于肩关节周围。

三角肌：起于锁骨外侧段、肩峰、肩胛冈，止于三角肌粗隆。包围肩关节。

2. 臂肌　位于肱骨周围。

（1）肱二头肌：①长头：自肩胛骨关节盂上方，穿关节囊，经大、小结节间下降。②短头：起自喙突，止于桡骨粗隆。

（2）肱肌：紧贴肱骨。

（3）肱三头肌：位于臂后部。

3. 前臂肌　位于桡、尺骨周围。

（1）前群：浅层、深层。

（2）后群：浅层、深层。

4. 手肌　外侧群——鱼际；内侧群——小鱼际；中间群。

（五）下肢肌

1. 髋肌　位于髋关节周围。

（1）臀大肌。

（2）臀中、小肌。

（3）梨状肌。

2. 大腿肌　位于股骨周围。

（1）前群：缝匠肌，股四头肌。

（2）内侧群：重要的有长收肌、大收肌。

查看股三角：由腹股沟韧带、长收肌内侧缘、缝匠肌内侧缘构成。

（3）后群：股二头肌。

3. 小腿肌

（1）前群：胫骨前肌。

（2）外侧群：腓骨长、短肌。

（3）后群：浅层→小腿三头肌→腓肠肌、比目鱼肌。

任务 1.9　消化系统：消化管

实验实训目标

【知识目标】掌握消化系统的组成；掌握腮腺、下颌下腺和舌下腺的位置以及腺管的开口部位；掌握咽峡的构成，咽的位置、分部和交通关系；掌握食管的位置、分部及狭窄部位；掌握胃的位置、形态和分部；掌握十二指肠的位置、形态、分部及其结构特点；掌握大肠的分部及结肠和盲肠的三种特征性结构；掌握阑尾的位置及其根部的体表投影；掌握结肠分部，直肠和肛管的位置、形态、腔面结构。

【能力目标】能够在标本或模型上指出消化管各段的名称、分部和主要结构特点。

【素质目标】培养严谨、求实的工作态度。

实验实训内容

一、仪器与材料

腹腔解剖标本，人体半身模型，头颈部正中矢状切标本，唾液腺标本，咽腔标本（咽后壁切开），颈部和纵隔解剖标本，盆腔正中矢状切标本，消化管各段离体切开标本，胃标本，打开腹腔的整体标本及模型。

二、步骤

（一）口腔

以活体观察为主，辅以标本。上壁（称腭）：硬腭，软腭，腭垂，腭舌弓，腭咽弓。前壁：唇。侧壁：颊。下壁：口腔底，被舌占据。

观察咽峡：

（1）舌：略。

（2）牙：略。

（3）口腔腺：大唾液腺→腮腺、下颌下腺、舌下腺。

观察唾液腺标本：

（1）腮腺的位置、形态，腮腺导管走行及开口位置。

（2）下颌下腺、舌下腺的位置及开口部位。

（二）咽

观察头颈部正中矢状切标本、咽腔标本，咽位于颈椎前方扁漏斗状肌性管道。上起颅底，下端在平第6颈椎下缘处移行于食管。前壁不完整，分别借鼻后孔通鼻腔；借咽峡通口腔；借喉口通喉腔。

辨认软腭和会厌上缘，咽以此标志分鼻咽、口咽和喉咽。

（1）鼻咽：观察咽鼓管咽口、咽隐窝。

（2）口咽：观察腭扁桃体。

（3）喉咽：略。

（三）食管

观察食管的位置、走行。以颈静脉切迹和食管裂孔为标志，分颈部、胸部、腹部。观察各段毗邻；检查三个狭窄的位置。

（四）胃

胃是消化管的膨大部。

观察胃的位置、毗邻、胃的分部（贲门部、胃底、胃体、幽门部）。

观察切开胃壁的标本，观察各部的黏膜皱襞。

（五）小肠

小肠是消化管最长的一段，分为十二指肠、空肠、回肠三部分。

1. 十二指肠

观察：

（1）十二指肠的位置、形态。

（2）分部：上部、降部、水平部、升部。

（3）十二指肠球——上部起始处。

（4）注意跨过水平部前方的肠系膜上动脉、静脉。

（5）十二指肠空肠曲。

观察纵行切开标本。

（6）十二指肠纵襞、十二指肠大乳头。

2. 空肠、回肠

（1）空肠：左上部 2/5。

（2）回肠：右下部 3/5。

比较管腔的大小、管壁厚薄的差别、黏膜皱襞形态和疏密变化、孤立淋巴滤泡及集合淋巴滤泡的形态和分布。

（六）大肠

观察：

（1）大肠的位置、起止。

（2）分部：盲肠、结肠、直肠。

（3）盲肠、结肠外观上三个特征：结肠带三条汇于阑尾根部；结肠袋；肠脂垂。

（4）寻认阑尾。

（5）回盲瓣。

（6）结肠分段及各段间形成的弯曲。

（7）直肠：长 15 ～ 16 cm，大肠的末段。两个弯曲为骶曲、会阴曲。以盆膈为线分为直肠盆部、直肠肛门部和肛管。

观察：①直肠壶腹、直肠横襞，最大的位于左前部，距肛门 7 cm。②肛柱、肛瓣、肛窦。③齿状线、白线、肛梳。

任务 1.10　消化系统：消化腺

实验实训目标

【知识目标】掌握肝的位置、形态和体表投影；掌握胆囊的位置、形态、分部；掌握胆囊底的体表投影，熟悉肝外胆道的组成；掌握胰的位置、形态。

【能力目标】能够在标本或模型上指出肝和胰的位置、形态；能够在活体上指出胆囊底的体表投影。

【素质目标】培养严谨、求实的工作态度。

实验实训内容

一、仪器与材料

打开腹腔的整体标本及模型、肝胰离体标本、肝胆胰及十二指肠标本、肝胰模型。

二、步骤

（一）肝

在打开腹腔的整体标本及模型上观察肝的位置：大部分位于右季肋区和腹上区，小部分位于左季肋区。

检查肝的体表投影：

（1）肝上界与膈穹窿一致，以肋骨和肋间隙为标志，在右、左锁骨中线上分别检查其最高点。

（2）查看肝的下界与肋弓的关系。

（3）取小儿的腹腔解剖标本，与成人的比较肝下界位置高低差别。观察肝的形态、结构、分部。

（二）胆囊与胆道

在肝胆胰及十二指肠标本上观察：

（1）胆囊的位置、形态、分部。

（2）检查胆囊底在腹前壁的投影位置。

（3）寻找左、右肝管，肝总管，胆囊管，胆总管，胰管，肝胰壶腹，十二指肠大乳头。

（三）胰

在肝胰离体标本观察胰的位置、分部，胰管开口。

任务 1.11　观察消化系统组织

实验实训目标

【知识目标】掌握胃壁的组织结构和胃底腺的结构特点；掌握小肠壁的组织结构特点；掌握肝的组织结构；了解食管壁的组织结构；熟悉胰的组织结构。

【能力目标】能够指认胃壁的四层组织结构和胃底腺的壁细胞及主细胞；能够指认小肠壁的四层组织结构、绒毛和小肠腺；能够指认肝小叶的光镜组织结构和胰岛。

【素质目标】培养严谨、求实的工作态度。

实验实训内容

一、仪器与材料

食管标本（横切 HE 染色）、胃底标本片（HE 染色）、小肠标本片（空肠或回肠的横切 HE 染色）、肝切片（HE 染色）、胰切片（HE 染色）。

二、步骤

（一）食管（横切 HE 染色）

1. 肉眼观察　管腔呈不规则的缝隙状，管壁近腔面染成紫蓝色的部分为黏膜，其深部由内向外浅红色的部分为黏膜下层、染红色的为肌层，外膜不易看出。

2. 低倍镜观察　从腔面逐渐向外，边看边移动切片，分清管壁的四层结构。

（1）黏膜上皮：较厚，在管壁的最内层，为复层扁平上皮。固有层：位于上皮的外周，为疏松结缔组织，内含小血管。黏膜肌层：较发达，为纵行平滑肌，在切片上呈横断面。

（2）黏膜下层：为疏松结缔组织，内含血管和食管腺。有时可见食管腺的导管穿过黏膜肌层和固有层，开口于管腔。

（3）肌层：分为内环行、外纵行两层，两层间可见肌间神经丛。（注意：由哪种肌组织组成，并据此判断该断面属于食管的哪一段。）

（4）外膜：为纤维膜，由结缔组织构成。

（二）胃底（HE 染色）

1. 肉眼观察　表面不光滑并染成紫蓝色的部分为黏膜，深部染成红色的部分依次是黏膜下层和肌层，外膜不明显。

2. 低倍镜观察　边看边移动切片，分辨胃壁的四层结构，重点观察黏膜。

（1）黏膜：较厚，表面的凹陷是胃小凹。黏膜上皮为单层柱状上皮，上皮细胞染色淡，细胞界限清晰；细胞核呈卵圆形，位于细胞的基底部。固有层内含大量排列紧密的胃底腺，结缔组织较少。胃底腺为管状腺，由于切面并非都和胃腺平行，所以切片中的断面可呈管状、圆形或不规则形等多种形状，腺体主要由染成紫蓝色和红色的两种细胞构成。黏膜肌层较薄，由内环行、外纵行两层平滑肌组成。

（2）黏膜下层：染色较浅，为疏松结缔组织，内有血管和神经。

（3）肌层：较厚，由平滑肌构成，其层次不易分清，有肌间神经丛。

（4）外膜：为浆膜，是一层很薄的结缔组织，内有血管和神经。

3. 高倍镜观察　仔细观察胃底腺结构，辨认主细胞和壁细胞。

（1）主细胞：多见于腺的中、下部，数量较多。细胞呈柱状，细胞核圆形，位于细胞的基底部，组胞质嗜碱性，呈紫蓝色。

（2）壁细胞：多分布于腺的上、中部。细胞较大，呈圆形或锥体形，圆形的细胞核位于细胞中央，细胞质强嗜酸性，染成红色。

（三）空肠或回肠（横切 HE 染色）

1. 肉眼观察　凹凸不平染成淡紫红色的部分是黏膜，由此向外依次是黏膜下层、肌层和外膜。

2. 低倍镜观察　低倍镜下移动切片，选一段绒毛比较完整的肠进行观察。

（1）黏膜：重点观察肠绒毛和肠腺。

①肠绒毛：表面细小的指状突起为肠绒毛，此为小肠的特征性结构。在切片中肠绒毛呈纵、横、斜切面，形状不规则。肠绒毛的浅层为单层柱状上皮，上皮细胞游离面可见带状红色的纹状缘。吸收细胞之间夹有许多呈空泡状的杯状细胞。肠绒毛的中轴由结缔组织构成，内含毛细血管和平滑肌纤维。在肠绒毛中央可见一较大而不规则的管腔，管壁由内皮构成，管内无血细胞，为中央乳糜管。

②肠腺：黏膜深部的固有层可见切成不同断面的肠腺，肠腺属管状腺，开口位于相邻肠绒毛的根部之间。肠腺上皮为单层柱状，在腺开口处可见其与肠绒毛的上皮相延续。

（2）黏膜下层：为疏松结缔组织，内有小血管和神经。

（3）肌层：为平滑肌，内环行、外纵行，排列整齐。

（4）外膜：为浆膜。

3. 高倍镜观察　选择一个典型的肠绒毛进行观察。上皮排列整齐，为单层柱状上皮，其间有少数杯状细胞呈空泡状。上皮游离缘有染成红色的纹状缘。肠绒毛中轴的固有层内有丰富的毛细血管和散在的平滑肌，有的可见中央有一条纵行的中央乳糜管切面。注意区分肠绒毛和肠腺的横切面。

（四）肝（HE 染色）

1. 肉眼观察　可见标本分成很多小的区域，即肝小叶。

2. 低倍镜观察

（1）肝小叶：肝组织被结缔组织分隔成许多多边形的肝小叶（人肝的肝小叶间结缔组织很少，肝小叶界限不清楚；猪肝的肝小叶周围结缔组织较多，界限明显）。观察时，先找到中央静脉，它的横断面为大小不等的不规则腔隙。中央静脉周围呈放射状排列的细胞索是肝板的断面，肝板之间的腔隙为肝血窦。

（2）门管区：数个相邻肝小叶之间，结缔组织较多，内含有三种不同结构的管腔，此即门管区。

3. 高倍镜观察　选择典型的肝小叶和门管区观察。

（1）肝小叶

①中央静脉：是肝小叶中央的腔隙，管壁不完整，与肝血窦相通，有的腔内可见红细胞。

②肝板：由肝细胞构成，呈条索状。肝细胞的体积较大，呈多边形。多数肝细胞为一个核，有时可见到两个核；细胞核圆形，位于细胞的中央，核仁明显。

③肝血窦：为肝板之间的不规则腔隙。窦壁的内皮细胞与肝细胞紧贴，细胞核扁而小，染色较深。

（2）门管区：有三种管腔。

①小叶间胆管：管腔小；管壁由单层立方上皮构成，细胞核圆形，排列整齐，染成紫蓝色。

②小叶间动脉：管腔小而圆；管壁厚，有少量环行平滑肌，染成红色。

③小叶间静脉：管腔大而不规则；管壁薄，着色较浅。

（五）胰（HE 染色）

1. 肉眼观察　染色较深的部分为外分泌部，其内有染色较浅的散在小区，为胰岛。

2. 低倍镜观察　胰腺外有结缔组织包绕，腺实质被结缔组织分隔成很多小叶，小叶内有许多浆液性腺泡（外分泌部），在腺泡之间有染色浅的细胞团，即胰岛（内分泌部）。

3. 高倍镜观察

（1）外分泌部

①腺泡：由单层锥体形细胞构成，细胞顶部染色较淡，其底部染色较紫。细胞核圆形，位于细胞的基底部。

②导管：由单层上皮构成，小叶内导管壁为单层立方上皮，小叶间导管为单层柱状上皮。多位于结缔组织内。

（2）内分泌部：为胰岛，细胞染色浅淡，排列不规则，胰岛内有丰富的毛细血管。

任务 1.12　腹　膜

实验实训目标

【知识目标】 掌握腹膜与腹膜腔的概念；掌握腹膜与腹腔器官的关系；掌握大、小网膜的位置，小网膜的分部，网膜囊和网膜孔的位置；掌握直肠膀胱陷凹、直肠子宫陷凹和肝肾隐窝的位置及临床意义；了解腹膜形成的韧带，系膜。

【能力目标】 能够在尸体上辨认腹膜分部，以及形成的网膜、系膜、韧带和盆腔陷凹等结构。

【素质目标】 认真观察标本，爱护标本和模型，培养严谨、求实的工作态度和团结协作的精神。

实验实训内容

一、仪器与材料

腹膜标本和模型。男、女盆腔矢状切面标本及模型。

二、步骤

观察腹膜标本和腹膜模型：腹膜表面光滑，分脏层、壁层，两层互相移行围成的腔隙称腹膜腔。根据脏器被腹膜包被的范围，盆、腹腔脏器分为三类：腹膜内位器官、腹膜间位器官、腹膜外位器官。

查看胃、空肠、回肠、盲肠、阑尾、升结肠、降结肠、横结肠、乙状结肠、肝、胃和膀胱等器官，思考各属何种类型。

按脏器检查腹膜的形成物，观察起止、连结部位。

肝：镰状韧带、冠状韧带。

胃：①小网膜：肝胃韧带；肝十二指肠韧带，游离缘后方有网膜孔通网膜囊，观察此囊的毗邻。②大网膜。

脾：胃脾韧带、脾肾韧带。

小肠：小肠系膜。

大肠：阑尾系膜、横结肠系膜、乙状结肠系膜。

子宫：直肠子宫陷凹、膀胱子宫陷凹。

膀胱：直肠膀胱陷凹。

任务 1.13　呼吸系统

实验实训目标

【知识目标】掌握鼻腔的分部和各部的形态结构；掌握鼻旁窦的位置和开口部位及上颌窦的形态特点；掌握喉的位置，喉腔的形态结构及分部；掌握气管的位置和结构特点，左右主支气管的形态差别；掌握肺的位置、形态和分叶；掌握脏、壁胸膜的配布概况，壁胸膜的下界；掌握胸、腹腔及肋膈隐窝；了解纵隔的境界和分部。

【能力目标】能够在呼吸系统模型上辨认呼吸系统的组成及上、下呼吸道；能够在鼻腔标本上指出鼻腔的各部，鼻旁窦的名称和开口部位；能够在喉标本上说出喉软骨的名称，喉腔的分部；能够在气管和支气管标本上辨别左、右主支气管的形态区别；能够用所学结构学知识解释为什么临床上多见右主支气管异物。

【素质目标】认真观察标本，爱护标本和模型，培养严谨、求实的工作态度。

实验实训内容

一、仪器与材料

头颈部正中矢状切面标本及模型。鼻旁窦标本及模型。切除鼻甲，显露鼻道的标本。离体喉标本及模型。喉软骨标本及模型。离体气管及主支管标本及模型。离体左、右肺标本。支气管树模型、标本。胸腔解剖模型（暴露纵隔及两肺）。纵隔标本。

二、步骤

1. 外鼻、鼻腔及鼻旁窦

（1）外鼻：在活体上观察鼻根、鼻背、鼻尖、鼻翼、鼻孔。

（2）鼻腔：在头颈部正中矢状切面标本及模型上观察鼻腔底——硬腭，顶——邻颅前窝。

观察鼻前庭；固有鼻腔——上、中、下鼻甲，上、中、下鼻道。

观察嗅区及呼吸区范围的黏膜。

（3）鼻旁窦：在鼻旁窦标本及模型上观察各窦与鼻腔的位置关系。

额窦、上颌窦、筛窦前、中群开口于中鼻道；筛窦后群开口于上鼻道；蝶窦开口于蝶筛隐窝。

2. 喉

在活体上观察喉的位置及吞咽时喉的运动。

（1）喉的软骨及连结：在喉软骨标本及模型上观察位置、形态。

构成喉的软骨——甲状软骨；环状软骨；会厌软骨；杓状软骨。

（2）喉腔：在离体喉标本及模型上观察，喉腔上通咽腔的喉部，下接气管腔。

注意会厌与喉口的位置关系。

辨认喉腔中部侧壁的两对矢状位黏膜皱襞：前庭襞之间为前庭裂；声襞之间为声门裂。

观察喉腔分三部分，即喉前庭、喉中间腔和声门下腔。

喉中间腔两侧凹入成喉室。

3. 气管与主支气管

在离体气管及主支气管标本及模型上观察。

（1）气管：有 14 ～ 16 个“C”形透明软骨环，缺口均朝后，且被膜性组织封闭。气管分颈、胸两部分，观察气管与颈部的位置关系。

（2）主支气管：观察左、右主支气管的形态特点。左主支气较细长，走向略水平；右主支气管较粗短，走向略垂直。

4. 肺

在离体左、右肺标本上观察肺的质地、颜色、形态及位置。注意左、右肺外形的差异；辨认出入肺门的主支气管及血管等重要结构。

比较肺的后缘、前缘和下缘的形态特点。

查看左肺心切迹与心的位置关系。

观察两肺的裂隙，辨认各肺叶。

在胸腔解剖模型上观察两肺位置，注意肺尖与锁骨、肺底与膈的位置关系。

熟记肺的体表投影。

5. 肺段支气管

（1）右肺：辨认上、中、下三支肺叶支气管，肺叶支气管再分支即为肺段支气管（共 10 段）。

（2）左肺：上、下两支肺叶支气管（左肺也是 10 段），肺段支气管变异较多，辨认有困难。

6. 胸膜　分为脏胸膜、壁胸膜两部分。

观察其配布，注意观察肋胸膜与膈胸膜转折形成的肋膈隐窝，肋胸膜与膈胸膜的返折线即胸膜下界，观察胸膜下界与肺下缘的位置关系。

7. 纵隔　在纵隔标本上观察。

（1）境界：①前界：胸骨；②后界：胸椎；③上界：胸廓上口；④下界：膈；⑤两侧界：纵隔胸膜。

（2）分部：通过胸骨角平面分上纵隔、下纵隔。以心包为标志分为前纵隔、中纵隔、后纵隔。

注意观察心和食管在纵隔内的位置。

任务 1.14　泌尿系统

实验实训目标

【知识目标】 掌握泌尿系统的组成；掌握肾的形态、位置和构造，了解其毗邻；掌握肾的被膜及固定装置；掌握输尿管的起止、行经和分部，了解女性输尿管与子宫动脉的位置关系；掌握输尿管的狭窄部位，了解其临床意义；掌握膀胱的形态位置和分部，了解膀胱后面的毗邻；掌握膀胱三角的位置与该区黏膜特点以及临床意义；掌握女性尿道的特点及开口位置。

【能力目标】 能够在泌尿系统标本上辨认泌尿系统的组成，在肾标本上指出肾门、肾蒂的结构；能够在尸体和泌尿系统标本上辨认输尿管的形态、分部、狭窄部位，说出女性盆内段输尿管和子宫动脉的位置关系；能够在膀胱的标本上指出膀胱三角的结构，并辨认女性尿道的形态特点及其开口位置。

【素质目标】 认真观察标本，爱护标本，培养严谨、求实的学习态度。

实验实训内容

一、仪器与材料

男性泌尿生殖系统离体标本。腹膜后位器官标本。离体肾及肾的剖面标本。男、女性盆腔正中矢状切面标本。男、女性泌尿生殖器标本。离体膀胱标本。

二、步骤

通过泌尿生殖系统标本，观察泌尿系统的组成。

1. 肾

（1）观察左、右肾的形态和位置。在腹膜后位器官标本上观察。

左肾上端平第 11 胸椎的下缘，下端平第 2 腰椎，第 12 肋斜过左肾后方的中部。右肾比左肾低半个椎体，第 12 肋斜过右肾后面的上部，肾门约平第 1 腰椎，两肾的上内侧有肾上腺。

肾蒂：出入肾门的结构。

检查两侧肾蒂长短差别，辨认肾动脉、肾静脉和肾盂。

（2）观察肾的三层被膜：内→外，纤维囊、脂肪囊、肾筋膜。

（3）肾实质：在离体肾及肾的剖面标本上观察。

皮质、髓质（肾锥体、肾乳头、肾窦、肾小盏、肾大盏、肾盂）。

2. 输尿管　在腹膜后位器官标本及男、女性盆腔正中矢状切面标本上观察。

输尿管起自肾盂（第 1 狭窄处），在腹膜后沿腰大肌前面下行，至小骨盆上口，越髂总动脉分支处（第 2 狭窄）入小骨盆，沿盆壁向后下，继而转向前内，在膀胱底斜穿膀胱壁（第 3 狭窄）。

在女性盆腔标本上观察输尿管与子宫动脉的关系。

3. 膀胱　在男、女性盆腔正中矢状切面标本上观察。

观察膀胱位置，体会膀胱充盈程度不同时，其位置与耻骨联合的关系。

观察膀胱后面毗邻，男、女有差别；分辨膀胱尖、体、底、颈。

观察膀胱黏膜皱襞，辨认膀胱三角，两底角为输尿管的开口，尖为尿道内口。

4. 女性尿道　在女性标本上观察女性尿道的毗邻、长度及尿道外口的位置。

任务 1.15　男性生殖系统

实验实训目标

【知识目标】掌握内、外生殖器的组成；掌握睾丸、附睾的形态和位置；掌握输精管形态、行经，射精管、输精管及精囊腺的位置关系，射精管的开口部位；掌握精索的位置和内容；掌握前列腺的位置、形态、毗邻；掌握阴茎的位置、形态、分部及构造，了解阴囊的位置及内容物；掌握男性尿道的分部、狭窄、弯曲，以及其与生殖管道的通连关系。

【能力目标】能够在男性生殖系统标本上辨认男性生殖器的组成，说出各部器官的功能；能够在睾丸、附睾标本上指出睾丸和附睾的形态结构；能够在男性生殖系统标本上辨认输精管的形态特点及分部；能够在前列腺标本上指出前列腺的形态和分叶；能够在男性尿道标本上指出男性尿道的分部、三个狭窄、三个扩大及两个弯曲的位置。

【素质目标】树立正确的性爱观；学会洁身自爱，珍惜生命，关爱健康；培养科学探索精神。

实验实训内容

一、仪器与材料

男性盆腔正中矢状切标本。男性生殖器标本。阴茎解剖标本。显示腹股沟层次与精索被膜关系的标本。

二、步骤

1. 睾丸和附睾

（1）观察睾丸和附睾的位置、形态。

（2）附睾分头、体、尾三部分。

（3）注意睾丸、附睾及输精管起始段三者的关系。

2. 输精管、精囊腺及射精管

（1）观察输精管的形态。

（2）查看输精管起止及行经：附睾尾→腹股沟管浅环→腹股沟管深环→腹、盆腔→膀胱底与精囊腺排泄管→射精管→尿道前列腺部。

（3）精囊腺形态。

（4）精索：睾丸上端一腹股沟管深环之间，内容输精管、血管、神经、淋巴管。

3. 前列腺和尿道球腺

（1）前列腺　位于膀胱下方，包绕尿道起始段，形似栗子。

注意观察输精管末端，精囊腺及前列腺与直肠前壁的位置关系。

（2）尿道球腺　是一对豌豆大小的腺体，观察其位置。

4. 阴茎和阴囊

（1）观察阴茎和阴囊。阴茎分三部分：根、体、头。由两块阴茎海绵体和一块尿道海绵体构成。

（2）尿道外口。

（3）阴茎包皮及包皮系带的位置。

（4）阴囊位于阴茎后下方，为一皮肤囊袋。

（5）查看阴囊内容物。

5. 男性尿道　观察男性盆腔正中矢状切标本，查看尿道内口、尿道行经、尿道外口。辨认尿道分部，注意尿道三个狭窄及两个弯曲位置。

任务 1.16　女性生殖系统

实验实训目标

【知识目标】掌握内、外生殖器的组成及通连；掌握卵巢、输卵管和子宫的位置、形态、输卵管的分部；掌握阴道的位置、毗邻、阴道穹的形成及毗邻，了解阴道口及尿道口的位置；掌握乳房的形态、结构特点；掌握会阴分部及穿过的结构。

【能力目标】能够在女性生殖系统标本上辨认女性生殖器的组成，说出各部器官的功能；能够在卵巢标本上指出卵巢的形态、位置及固定装置；能够在女性生殖系统的标本上辨认输卵管的分部；能够在子宫标本上辨认子宫的位置、分部和固定装置（四条韧带）；能够在阴道标本上指出阴道的位置、开口和阴道后穹的位置。

【素质目标】树立正确的性爱观；学会洁身自爱，珍惜生命，关爱健康；防治妇科炎症。

实验实训内容

一、仪器与材料

女性盆腔矢状切标本。子宫固定装置标本。子宫冠状切面标本。女外阴标本。乳房显示乳腺导管的标本。会阴模型。

二、步骤

1. 卵巢　在女性盆腔矢状切标本上观察。

卵巢为一对扁圆形器官，位于盆腔侧壁，髂总动脉分叉处。注意卵巢与子宫阔韧带的关系。

2. 输卵管　在女性盆腔矢状切标本上观察。

（1）输卵管位于子宫两侧，子宫阔韧带游离缘内一对肌性管道，内侧端接子宫，上端邻近卵巢。

（2）分部：子宫部、峡部、壶腹部、漏斗部。

观察输卵管伞。注意输卵管腹腔口与腹膜腔的通连关系。

3. 子宫　在女性盆腔矢状切标本、子宫固定装置标本、子宫冠状切面标本上观察。

（1）子宫的位置、形态。

（2）分部：底、体、颈，注意子宫颈与阴道的相互关系。

（3）辨认子宫颈阴道部及子宫颈阴道上部的位置。

（4）子宫体与子宫颈管的通连关系，子宫与输卵管和阴道的通连关系。

（5）子宫的前倾前屈位。

（6）注意子宫圆韧带位置，并与输卵管鉴别。

4. 阴道　在女性盆腔矢状切标本上观察。

（1）阴道的位置、形态。

（2）前、后壁的毗邻关系。

（3）阴道穹，比较前、后穹的深浅，并注意它的毗邻。

5. 女阴　在女外阴标本上辨认阴阜，大、小阴唇，阴蒂，阴道前庭；并观察尿道外口和阴道口位置。

6. 乳房　在乳房显示乳腺导管的标本上观察。

（1）乳头、乳晕。

（2）辨认乳腺叶及输乳管，注意输乳管的方向及开口部位。

（3）乳房悬韧带位置。

7. 会阴　在会阴模型上查看狭义会阴范围；观察尿生殖区和肛区；辨认穿过两区的器官，注意其性别差异。

任务 1.17　观察呼吸系统、泌尿系统、生殖系统组织

实验实训目标

【知识目标】了解气管的层次结构；掌握肺、肾脏的一般组织结构，了解肾小管各段的结构特点；掌握睾丸、卵巢的组织结构。

【能力目标】能够比较肺内各管道的结构特点；能够基本认识发育阶段的各级卵泡；能够初步比较不同发育阶段的生精细胞。

【素质目标】培养严谨、求实的工作态度和细致认真的科研精神。

实验实训内容

一、仪器与材料

气管切片（气管横切 HE 染色）。肺切片（HE 染色）。肾切片（HE 染色）。睾丸切片（HE 染色）。

卵巢切片（HE 染色）。子宫（增生期）切片（HE 染色）。子宫（分泌期）切片（HE 染色）。

二、步骤

（一）气管（气管横切片 HE 染色）（示教）

1. 肉眼观察　标本呈环形，在管壁中部可见浅蓝色的透明软骨。

2. 低倍镜观察　由管壁的管腔面向外依次是黏膜层、黏膜下层和具有软骨的外膜。

3. 高倍镜观察

（1）黏膜层：靠近管腔内表面为假复层纤毛柱状上皮，染成淡紫红色。游离面的纤毛清晰可见，上皮内夹杂有空泡的杯状细胞。上皮的外周为固有层，染成浅红色。

（2）黏膜下层：位于黏膜外周，与固有层无明显界限，在黏膜下层内，可见许多腺体和血管的断面。

（3）外膜：为淡蓝色的透明软骨和结缔组织，软骨的缺口处有横行平滑肌束和结缔组织。

（二）肺（肺切片 HE 染色）

1. 肉眼观察　组织疏松，其内有较大的腔隙，为血管和肺内支气管的断面。

2. 低倍镜观察　蜂窝状的结构为肺泡，肺泡之间有各级支气管及伴随的血管。

（1）小支气管：黏膜上皮为假复层纤毛柱状，软骨片围绕于黏膜外，固有层外有少许平滑肌束和混合腺。

（2）细支气管：黏膜形成纵行皱襞，上皮可为单层纤毛柱状细胞，杯状细胞、软骨片和腺体极少，平滑肌明显。

（3）终末细支气管：管径更小，衬有单层柱状上皮，软骨、杯状细胞和腺体消失，平滑肌形成完整的环行层。

（4）呼吸性细支气管：管壁可见肺泡开口，其上皮为单层立方，在肺泡开口处移行为单层扁平，平滑肌减少。

（5）肺泡管：由许多肺泡围成的管道，管壁结构很少，仅存在于相邻肺泡开口之间，切片下为肺泡隔末端结节状膨大。

（6）肺泡囊：为多个肺泡共同开口的膨大部分，无管壁结构。

（7）肺泡：壁极薄，上皮的边缘不清晰。

3. 高倍镜观察　相邻的肺泡之间为薄层结缔组织和大量毛细血管构成的肺泡隔。

（三）肾（肾切片 HE 染色）

1. 肉眼观察　深红色部分为皮质，浅红色部分为髓质。

2. 低倍镜观察　肾表面为结缔组织被膜，肾实质浅部染色较深者为皮质，皮质内含肾小体球形结构和许多小管横断面的为皮质迷路，皮质迷路两侧含较多管道纵断面而无肾小体的为髓放线。深部染色较浅者为髓质。二者之间可见较大的血管即弓形血管。

3. 高倍镜观察

（1）皮质迷路（重点观察）：①肾小体：为球形结构，由血管球和肾小囊组成。血管球是盘曲的毛细管球，与入球小动脉和出球小动脉相连。肾小囊的壁层为单层扁平上皮；脏层紧贴毛细血管，由特殊的上皮细胞——足细胞构成，光镜下不易与血管内皮细胞及系膜细胞区别。二层之间的间隙为肾小囊腔。②近曲小管：管腔小而不规则，管壁由锥体形上皮细胞组成，细胞大，染成深红色，细胞分界不清，游离面有刷状缘。③远曲小管：管腔较大较平整，细胞较小呈立方形，染色较淡，基底纵纹明显，近肾小体血管极处，面向血管极侧的细胞窄而高，核密集，为致密斑。

（2）髓放线：①近、远端小管：直部特征基本同近、远曲小管，只是上皮细胞略矮。②细段：管腔最小，为单层扁平上皮，核卵圆，染色深。③皮质集合小管：管腔大而平整，细胞立方或柱状，着色浅，分界清楚。

（四）睾丸（睾丸切片 HE 染色）

1. 肉眼观察　睾丸表面的红色带为白膜，其深面为实质。

2. 低倍镜观察　睾丸表面覆以浆膜（鞘膜脏层），下方是由致密结缔组织组成的较厚的白膜。实质内有许多圆形或椭圆形的结构即曲精小管。选一管腔较大的曲精小管，转用高倍镜观察。

3. 高倍镜观察　曲精小管由生精上皮构成，生精上皮是一种特殊的复层上皮，由支持细胞和生精细胞组成，生精细胞的分布有规律，由外向内为：

（1）精原细胞：紧贴基膜，胞体圆形，较小，核圆，着色深。

（2）初级精母细胞：位于精原细胞内侧，胞体圆形，体积较大，核圆形，染色质呈粗网状。

（3）次级精母细胞：位于初精母细胞内侧，胞体较小，结构与初级精母细胞相似，由于次级精母细胞存在时间短，切片上不易见到。

（4）精子细胞：近管腔面，胞体更小，核圆，染色较深。

（5）精子：贴近管腔，形似蝌蚪，头呈扁卵圆形，染成蓝色，尾部呈细丝状，染成红色。

（6）支持细胞：夹在各级生精细胞之间，细胞界限不清，胞浆不易着色，核椭圆形或不规则形，染色很浅，核膜清楚，核仁明显。

曲精小管之间分布着疏松结缔组织，其内可见间质细胞，常成群分布，细胞体积较大，圆形或多边形，胞质嗜酸性，核圆形，核居中或偏位。

（五）卵巢（卵巢切片 HE 染色）

低倍镜观察　卵巢表面为单层扁平或立方形的表面上皮，上皮下为薄层致密结缔组织组成的白膜。卵巢实质分皮质和髓质两部分，皮质在外围，由大小不一的各级卵泡和富有网状纤维、梭形细胞的结缔组织组成。髓质在中央，范围窄小，为富含血管的疏松结缔组织。

（1）原始卵泡：沿白膜下排列，体积较小，呈球形。由中央一个体积较大的初级卵母细胞（核圆形，着色浅，核仁明显）及周围一层扁平的卵泡细胞组成。

（2）初级卵泡：中央是一个增大的初级卵母细胞，周围的卵泡细胞增大呈立方形，并由一层变为多层。在卵母细胞与卵泡之间可见一层粉红色、均匀、折光强的环状膜，即透明带。

（3）次级卵泡：位于皮质深部，体积增大，卵泡细胞多层，在卵泡细胞之间出现了大小不等的小腔隙。有的卵泡中，有一个大的卵泡腔，并出现卵丘，卵母细胞存在于卵丘内，紧靠在卵母细胞周围的一层卵泡细胞（又叫颗粒细胞）呈柱状，称放射冠。围绕卵泡腔的颗粒细胞排列紧密，称颗粒层。卵泡周围有由结缔组织构成的卵泡膜，可分内外两层膜。

（4）成熟卵泡：少见。

（5）闭锁卵泡：散在于皮质内，大小不一，可出现在各级卵泡，故形状也不一致，只要看到卵泡内的正常结构有任何改变，即可认为是闭锁卵泡。

（6）黄体：有时可见，位于卵泡之间或近卵巢表面，为不规则的细胞索或细胞团，周围有结缔组织被膜包裹。黄体细胞多数体积较大，形状不规则，核圆，细胞质着色浅，细胞间血管丰富（粒黄体细胞与膜黄体细胞不要求鉴别）。

（7）白体：少见，为黄体退化被一团较致密的结缔组织所充填，其染色较周围组织明显浅。

（六）子宫（子宫增生期切片 HE 染色）

1. 肉眼观察　染成紫蓝色的部分为子宫内膜，染成红色的部分主要是子宫肌层。

2. 低倍镜观察　由子宫内膜向子宫外膜逐层观察。

（1）子宫内膜：浅层为单层柱状上皮，染成淡紫色。上皮深面为固有层，由结构较致密的结缔组织构成，其内可见由单层柱状上皮构成的子宫腺和许多小血管。

（2）子宫肌层：为很厚的平滑肌。肌层的层次不很明显，肌层之间有许多较大血管。

（3）子宫外膜：浅层为间皮，深层为结缔组织。

（七）子宫（子宫分泌期切片 HE 染色，示教）

低倍镜观察　子宫腺发达，较弯曲，腺腔大而不规则，腔内充满染成浅红色的分泌物。腺体间结缔组织内血管丰富，部分基质细胞增大变圆。注意与增生期子宫内膜相比较。

任务 1.18　脉管系统：心脏

实验实训目标

【知识目标】掌握心的位置、外形及各心腔形态，心壁构造；掌握心包构成与心包腔；掌握冠状动脉的起始、行经与分布；掌握冠状窦的位置及主要属支。

【能力目标】能够辨认纤维性心包及浆膜性心包，区分浆膜性心包的脏层和壁层。

【素质目标】培养严谨、求实的工作态度和细致认真的科研精神。

实验实训内容

一、仪器与材料

胸腔模型。胸腔解剖标本（切开心包）。离体心的解剖标本（切开心壁，暴露心腔）。心的血管标本。

二、步骤

1. 心的位置、外形　在胸腔模型、胸腔解剖标本上观察。

（1）位置：心位于中纵隔内，膈的上方，外包心包，大部分偏中线左侧，心尖朝左前下方。

（2）外形：心尖，心底，胸肋面，膈面，左缘，右缘，下缘，冠状沟，前、后室间沟。

2. 心腔的形态　在离体心的解剖标本上观察。

心有四个腔：左、右心房与左、右心室。有房间隔和室间隔分别分隔心房和心室。房、室之间有房室口。

（1）右心房：位于心的右上部。有：右心耳，三个入口（上、下腔静脉口，冠状窦口），一个出口（右房室口），卵圆窝，梳状肌，界嵴。

（2）右心室：位于右心房的左前下方。有：三尖瓣，腱索，乳头肌，肺动脉口，肺动脉瓣，室上嵴，流入道，流出道。

（3）左心房：位于心底部。有：左心耳，四个肺静脉口，左房室口。

（4）左心室：位于右心室的左后下方。有：二尖瓣，流入、流出道，主动脉口、主动脉瓣。比较左右心室腱索和乳头肌。

3. 心的血管　在心的血管标本上观察。

（1）动脉：左、右冠状动脉均始于主动脉升部。

右冠状动脉：①后室间支；②左室后支。

左冠状动脉：①前室间支；②旋支。

辨认前室间支及旋支，追踪其走行。

（2）静脉：主要有心大、中、小静脉，均汇入冠状窦。

4. 心包　包在心外面及大血管根部的囊状结构。

辨认纤维性心包及浆膜性心包，区分浆膜性心包的脏层和壁层。注意心包腔的形成。

任务 1.19　脉管系统：动脉

实验实训目标

【知识目标】掌握肺动脉干及左、右肺动脉形成；掌握主动脉的起止、位置、分部及各部分支；掌握头颈、上肢、胸、腹部、盆部、下肢的动脉主干名称、行经、起止及其主要分支、分布。

【能力目标】能够寻认头颈部动脉各分支起点及行经，寻认支气管动脉和食管动脉；能够辨认各不成对脏支的分支及其分布范围；能够辨认髂内动脉分支及其分布概况；能够辨认下肢各动脉分支、分布概况。

【素质目标】培养严谨、求实的工作态度和细致认真的科研精神。

实验实训内容

一、仪器与材料

胸腔解剖标本。躯干后壁动脉标本。头颈、上肢动脉标本。胸、腹部动脉标本。盆部、下肢动脉标本。尸体标本。

二、步骤

（一）肺动脉

肺动脉为一短而粗的血管干。始于右心室，行向左上，至主动脉下分为两支，即左、右肺动脉，注意观察它们的行经。寻认动脉韧带。

（二）主动脉

主动脉为最粗大的动脉干。由左心室发出，斜向右上，继而弯向左后，沿脊柱下降，最后在第 4 腰椎体下缘平分为左、右髂总动脉。

观察主动脉分部：主动脉升部、主动脉弓、主动脉降部（主动脉胸部、主动脉腹部）。

1. 头颈部动脉

主干：颈总动脉。

注意左、右颈总动脉起点的差别和走行。分两个终支，即颈内、外动脉。辨认两动脉位置。颈内动脉在颈部无分支，颈外动脉分支有甲状腺上动脉、面动脉、颞浅动脉、上颌动脉。

寻认各分支起点及行经，观察分布范围。

2. 锁骨下动脉及上肢动脉

观察左、右锁骨下动脉起始的差别和走行。锁骨下动脉向外穿斜角肌间隙至第1肋外侧缘，移行为腋动脉。锁骨下动脉分支有椎动脉、胸廓内动脉、甲状颈干。寻认起点、行经及主要分支及分布范围。腋动脉至背阔肌下缘移行为肱动脉。

肱动脉至肘窝深部分桡动脉、尺动脉，主要分支还有肱深动脉。寻认各分支起点、行经及分布范围。

观察掌深弓形成：①桡动脉的终支；②尺动脉的掌深支。

观察掌浅弓形成：①桡动脉的掌浅支；②尺动脉的终支。

3. 胸部的动脉

主干：主动脉胸部。

观察主动脉胸部壁支在肋间隙的走行。寻认支气管动脉和食管动脉。

4. 腹部的动脉

主干：主动脉腹部。

观察壁支：四对腰动脉。

观察脏支：成对的有肾动脉、肾上腺中动脉、睾丸动脉（卵巢动脉）；不成对的有腹腔干、肠系膜上动脉、肠系膜下动脉。

辨认各不成对脏支的分支及其分布范围。

5. 盆部及下肢动脉

主干：髂总动脉。

在骶髂关节前方分为髂内动脉、髂外动脉。

辨认髂内动脉分支及其分布概况。

髂外动脉下行入股部移行为股动脉。主要分支为腹壁下动脉。观察髂外动脉走行、腹壁下动脉分布。

下肢动脉：①股动脉——股深动脉；②腘动脉；③胫前动脉——足背动脉；④胫后动脉（足底外侧动脉、足底内侧动脉）。

辨认下肢各动脉分支、分布概况。

任务 1.20 脉管系统：静脉

实验实训目标

【知识目标】掌握上腔静脉和下腔静脉的组成、位置、收集范围；掌握上肢浅静脉的名称及位置、行经，颈外静脉的位置及其回流途径；掌握下肢浅静脉名称及位置、行经；掌握门静脉的组成、位置、收集范围、门脉侧支循环及意义。

【能力目标】能够在肝标本上辨认肝静脉；能够在模型上辨认食管静脉丛、直肠静脉丛和脐周静脉网。

【素质目标】培养严谨、求实的工作态度和细致认真的科研精神。

实验实训内容

一、仪器与材料

胸腔解剖标本。躯干后壁静脉标本。头颈部、上肢静脉标本。腹部静脉标本。肝标本。盆部、下肢静脉标本。门、腔静脉吻合模型。

二、步骤

1. 肺静脉

观察每侧肺有两条肺静脉，离开肺门后，横行向内，注入左心房。

2. 头颈部静脉、两条静脉主干、颈内静脉和颈外静脉

（1）颈内静脉：自颅底的颈静脉孔，伴颈内动脉，继而伴颈总动脉下行，至胸锁关节后方，与锁骨下静脉会合，形成头臂静脉。注意静脉角。属支包括颅内支及颅外支。颅内支见神经系。观察颅外支：①面静脉；②下颌后静脉：由颞浅和上颌静脉在腮腺内会合。观察走行及收集范围。

（2）颈外静脉：沿胸锁乳突肌表面下降，注入锁骨下静脉。

头颈部静脉变异较多，注意指导。

3. 上肢静脉

（1）深静脉：多与同名动脉伴行，最后合成腋静脉，在第 1 肋外侧缘延续为锁骨下静脉，与锁骨下动脉伴行。

（2）浅静脉：有两条主干，即头静脉和贵要静脉。二者在肘窝正中相连。辨认其位置和流注关系。

4. 胸部的静脉

观察奇静脉、半奇静脉和副半奇静脉的行经，注意流注关系。

上腔静脉系主干：上腔静脉是一条粗短静脉，位于主动脉升部右侧，注入右心房，由左、右头臂静脉合成。

5. 盆部与下肢静脉

主干是髂总静脉，伴同名动脉走行。由同侧髂内、外静脉合成。

两侧髂总静脉约在第 5 腰椎高度合成下腔静脉。下腔静脉是下腔静脉系主干，是全身最粗大静脉，位于主动脉腹部右侧。

盆部主干是髂内静脉，注意盆腔脏器的静脉丛。

下肢深静脉均伴同名动脉走行，最后注入股静脉。股静脉位于股动脉内侧，经腹股沟韧带深面移行为髂外静脉，与同名动脉伴行。

下肢浅静脉有两条，即大、小隐静脉。辨认两血管的位置，观察它们的走行及流注关系。

6. 腹部静脉

有两种流注方式：直接注入下腔静脉；或先入肝，出肝后通过肝静脉再注入下腔静脉。

直接注入下腔静脉的有肾静脉、睾丸（卵巢）静脉、肝静脉等。

注意比较左、右肾静脉的长度。观察左、右睾丸静脉的流注关系及注入部位的角度。

在肝标本上辨认肝静脉。

观察肝十二指肠韧带内胆总管及肝固有动脉后方一短而粗的静脉干，由肝门入肝，即门静脉。由肠系膜上静脉和脾静脉在胰头后方合成。肠系膜下静脉注入脾静脉。

观察门、腔静脉吻合模型，辨认食管静脉丛、直肠静脉丛和脐周静脉网。

任务 1.21　脉管系统：淋巴系统

实验实训目标

【知识目标】 掌握淋巴结的形态；脾和胸腺的位置和形态；下颌下淋巴结、腋淋巴结、腹股沟浅淋巴结的位置及收集范围；胸导管及右淋巴导管的起始、行经、注入部位和收集范围。

【能力目标】 能描述颈外侧浅、深淋巴结，胸、腹、盆腔各淋巴群的位置、收集范围；颈干、锁骨下干、支气管纵隔干、腰干和肠干的形成。

【素质目标】 培养严谨、求实的工作态度。

实验实训内容

一、仪器与材料

胸导管及右淋巴导管标本、模型。全身浅淋巴结的标本，淋巴结形态、结构模型。胸、腹、盆腔淋巴结标本。小儿胸腺解剖标本。腹腔解剖标本及离体脾标本。

二、步骤

1. 胸导管及右淋巴导管　在胸导管和右淋巴导管标本上观察。在第 1 腰椎前方寻认膨大的乳糜池及汇入其中的左、右腰干和单一的肠干，观察胸导管的行经及其在行经中与脊柱、食管的位置关系和注入部位。在胸导管注入左静脉角处寻认左颈干、左支气管纵隔干和左锁骨下干。在右静脉角附近寻认右淋巴导管，注意观察汇入右淋巴导管的右颈干、右锁骨下干和右支气管纵隔干。

2. 淋巴结的形态　在淋巴结形态、结构模型上观察淋巴结的形态和结构。再选取一个外形正常的腹股沟浅淋巴结，仔细辨认其输入淋巴管和输出淋巴管。

3. 全身重要的淋巴结群　在全身浅淋巴结标本及胸、腹、盆腔淋巴结标本上观察下颌下淋巴结，颈外侧浅淋巴结，颈外侧深淋巴结，腋淋巴结，胸骨旁淋巴结，支气管肺门淋巴结，腰淋巴结，胃周围的淋巴结，肠系膜上、下淋巴结，髂总淋巴结，髂内、外淋巴结和腹股沟浅淋巴结的结构及位置。

4. 脾　在腹腔解剖标本上观察脾在腹腔内的位置，注意脾和左侧肋弓及胰、胃、肾的位置关系。在离体脾标本上观察其形态，辨认其脏面的脾门和上缘的脾切迹。

5. 胸腺　在小儿胸腺解剖标本上观察胸腺的形态和位置。

任务 1.22　观察脉管系统组织

实验实训目标

【知识目标】掌握心血管系统的组成；掌握心脏的形态、位置和构造，了解其毗邻；掌握心壁的微细结构；掌握大、中、小动脉及静脉管壁的微细结构特点。

【能力目标】能够在镜下辨认心壁的微细结构；能够在镜下辨认大、中、小动脉及静脉管壁的微细结构特点；能够在镜下辨认淋巴结的微细结构。

【素质目标】认真观察标本，爱护标本，培养严谨、求实的学习态度。

实验实训内容

一、仪器与材料

光学显微镜。心壁微细结构切片（HE 染色）、大动脉微细结构切片（HE 染色）、大静脉微细结构切片（HE 染色）、中动脉和中静脉微细结构切片（HE 染色）、小动脉和小静脉微细结构切片（HE 染色）、淋巴结微细结构切片（HE 染色）。

二、步骤

1. 在心壁微细结构切片上，于低倍镜下观察心壁各层的结构。

最内层为心内膜，较薄，构成心腔面，表面为一层内皮细胞构成的内皮；内皮外周染色较深的一薄层结缔组织为内皮下层；再向外为着色较浅的疏松结缔组织，即心内膜下层，在此层中可见到不同切面的浦肯野纤维，体积较一般的心肌纤维粗大，但染色较浅。中间为心肌层，最厚，心肌纤维呈不同方向的切面，肌纤维之间有丰富的毛细血管。最外层为心外膜，是一层浆膜，其浅层为间皮，间皮深面有少量的结缔组织。

在大动脉微细结构切片上，可见分层明显的内膜、中膜和外膜。其中，中膜最厚，呈波浪状，主要由大量的弹性纤维构成。在中膜和内膜的交界处，可见染成淡粉红色的内弹性膜。

2. 在大静脉微细结构切片上，可见内膜、中膜和外膜的分层不明显。其中，外膜最厚，中膜内有数层平滑肌，很薄，内膜最薄。

3. 在中动脉和中静脉微细结构切片上，先用肉眼观察，壁厚、腔圆而小的为中动脉，壁薄、腔大而不规则的为中静脉。

（1）低倍镜观察中动脉：由管腔面向外，依次为内膜、中膜和外膜。内膜很薄，内皮细胞的轮廓不清晰，但细胞核很明显；内弹性膜因管壁收缩而呈波浪状，染成淡粉红色，明显分界于内膜和中膜的交界处。中膜最厚，主要由环形的平滑肌纤维构成。外膜较中膜稍薄，主要由结缔组织构成，含有小血管和小神经。

（2）低倍镜观察中静脉：其管腔不规则，也分内膜、中膜和外膜，但其界限不如中动脉明显。其中，外膜最厚，中膜很薄，内有数层分布稀疏的平滑肌。

4. 在小动脉和小静脉微细结构切片上，观察管腔小、管壁厚、管腔规则的为小动脉，其内弹性膜明显，内含数层平滑肌；管腔大而不规则、管壁薄的为小静脉。

5. 在淋巴结微细结构切片上，先用肉眼观察辨认，皮质为外周部着色较深处；髓质为中央部染色较浅处。

（1）低倍镜观察：淋巴结表层由结缔组织构成的被膜被染成了淡红色，而淋巴结实质内的小梁被染成了长短不等的淡红色棒状结构。

①皮质浅层内的圆形结构即淋巴小结，由淋巴组织聚集而成，其中央染色较浅的区域为生发中心，弥散布于皮质深层及淋巴小结之间的淋巴组织是副皮质区。皮质内的淋巴窦位于淋巴小结与被膜之间，以及淋巴小结与小梁之间，染色浅淡。

②髓质内由淋巴组织聚集成的条索状结构即为髓索。髓质内的淋巴窦位于髓索之间，以及髓索与小梁之间，染色浅淡。

（2）高倍镜观察：淋巴窦内的细胞主要有淋巴细胞、网状细胞和巨噬细胞。

任务 1.23　感　官

实验实训目标

【知识目标】 掌握眼球壁和内容物的构成与特点；掌握外耳、中耳、内耳的构成与特点。

【能力目标】 能够了解房水的产生和回流途径；能够了解声波传导途径。

【素质目标】 培养严谨、求实的工作态度。

实验实训内容

一、仪器与材料

眼球放大模型。眼外肌放大模型。人体头面标本。眼标本。耳模型、内耳放大模型、听小骨放大模型。颞骨标本和颞骨放大模型。多媒体音像资料。

二、步骤

（一）实践内容

1. 眼球

（1）眼球壁：角膜、巩膜、虹膜、睫状体、脉络膜、视网膜。

（2）眼球内容物：房水、晶状体和玻璃体。

（3）眼副器：眼睑、结膜、泪器、眼球外肌。

2. 耳

（1）外耳：耳廓、外耳道、鼓膜。

（2）中耳：鼓室、乳突小房、咽鼓管。

（3）内耳：骨迷路（骨半规管、前庭、耳蜗）。膜迷路（膜半规管、椭圆囊和球囊、蜗管）。

（二）实践方法

教师示教后分组辨认模型。互相讲解，互相检查、抽查提问。

（1）在眼球标本和模型上，观察眼球的组成、外形；眼球壁的组成、结构，眼球内容物的组成、位置及形态结构。

（2）在标本上，观察眼副器的形态结构，体会其功能。

（3）在眼外肌标本和模型上，观察眼球外肌，根据肌的位置走行，体会其作用。

（4）在教师指导下，学生解剖牛或猪眼，将牛或猪、羊眼分别作正中矢状切和冠状切，观察眼球的构成和形态结构。

（5）两个学生相对互相观察，在活体上观察眼球的外形以及眼副器的组成、形态结构，转动眼球，体会眼球的运动和眼球外肌的作用。

（6）在前庭蜗器全貌模型上，观察前庭蜗器的组成、空气传导的途径。

（7）在耳廓模型和活体上，观察耳廓的模型以及在活体上观察耳廓的形态结构。

（8）在模型上，观察外耳道的分部、走行。学生之间互相检查体会观察鼓膜的方法。

（9）在中耳模型和标本上，观察骨迷路和膜迷路的组成和形态结构。

（10）学生在观看标本和模型时，也可结合挂图和多媒体资料学习。

任务 1.24　内分泌系统

实验实训目标

【知识目标】 掌握垂体、松果体、甲状腺、甲状旁腺、肾上腺的形态以及位置和构造。

【能力目标】 能够描述分泌系统的组成、组织结构特点及功能。

【素质目标】 培养严谨、求实的工作态度。

实验实训内容

一、仪器与材料

垂体放大模型、甲状腺放大模型。喉模型（含有甲状腺和甲状旁腺）。脑标本（保留有垂体和松果体）。脑模型（可见垂体和松果体）。人体肾上腺标本。肾上腺放大模型。

二、步骤

（一）实践内容

（1）垂体。

（2）甲状腺和甲状旁腺。

（3）肾上腺

（4）松果体。

（二）实践方法

教师示教后分组辨认模型。互相讲解，互相检查、抽查提问。

（1）在脑标本和模型上，观察垂体、松果体的外形，辨认垂体、松果体的位置和分部。

（2）在标本和模型上观察甲状腺与甲状旁腺的位置及形态结构。

（3）在标本上，观察肾上腺的形态结构。

（4）学生在观看标本和模型时，也可结合多媒体资料学习。

（5）学生之间互相观察，触摸对方颈前部并做吞咽动作，检查甲状腺有无肿大，体会甲状腺随着吞咽上下移动的感觉。

任务 1.25　中枢神经系统

实验实训目标

【知识目标】 掌握脊髓的位置、外形；脊髓灰、白质的配布，脑的分部，脑干的组成和外形，第 3 ～ 12 对脑神经连脑的位置，小脑的位置、外形，脑室的位置及连通，大脑半球各面的主要沟、回、分叶，脑、脊髓被膜的配布，大脑动脉环的位置、组成；熟悉下丘脑位置、组成；了解与第 3 ～ 12 对脑神经有关的核团在脑干内的位置，胼胝体的位置、形态。

【能力目标】 能够说出神经系统的组成以及一些常用术语的含义，脑干的组成、脑干内上行纤维束和下行纤维束的名称、结构、起止与功能，大脑的主要内部结构与作用；能够用所学知识解释以下问题：①脊髓完全横断、脊髓半横断这两种损伤会对患者身体造成什么影响？②小脑损伤患者为何不能正确控制身体的部分动作？③帕金森病患者为何会出现肌强直、运动迟缓、运动不能、静止震颤和不稳定姿态等表现？

【素质目标】 培养严谨、求实的工作态度；以辩证唯物主义的观点学习解剖学知识；认真观察标本，爱护标本和模型。

实验实训内容

一、仪器与材料

离体脊髓标本。脊髓横切面模型。脑正中矢状切面标本（模型）。脑干和间脑标本（模型）。脑干神经核电动模型。整脑标本（模型）。脑室模型。脊髓被模标本（模型）。

二、步骤

（一）脊髓

在离体脊髓标本及脊髓横切面模型上观察。

（1）外形：颈膨大；腰骶膨大；脊髓圆锥；终丝；前正中裂；后正中沟；前、后外侧沟。

（2）内部结构：灰质（前角、后角）；白质（前索、后索）。

（二）脑

1. 概况　上整脑标本（模型）上观察，分脑干、间脑、小脑和端脑，端脑掩盖间脑。

2. 脑干　自下而上分为延髓、脑桥、中脑三部分。

上脑干和间脑标本（模型）上观察。

（1）腹侧面：①延髓：前正中裂，前外侧沟；沟内有舌下神经相连；锥体和锥体交叉。②脑桥：基底沟，桥臂上连三叉神经。③中脑：大脑脚，脚间窝；窝内有动眼神经穿出。

（2）背侧面：①延髓：后正中沟，后外侧沟。后外侧沟内上、下有舌咽、迷走和副神经连脑；楔束结节、薄束结节。②脑桥：菱形窝。③中脑：上、下丘；下丘下方有滑车神经连脑。

（3）脑干的内部结构：用脑干神经核电动模型显示脑干内神经核团及上、下行纤维束。

3. 小脑　在整脑标本（模型）上观察，小脑外形（小脑蚓、小脑半球）及小脑扁桃体。

4. 脑室　观察脑室模型，注意其沟通关系。

5. 间脑　位于中脑上方，主要包括丘脑和下丘脑。观察外形。

6. 端脑　主要包括左、右大脑半球。观察大脑纵裂、胼胝体、大脑横裂。

（1）大脑半球外形；取大脑半球标本，首先辨认其上外侧面、内侧面和下面。然后依次观察：①大脑半球的叶间沟：外侧沟、中央沟、顶枕沟。②大脑半球的分叶：额叶、顶叶、枕叶、颞叶、岛叶。③大脑半球各面的主要沟回。（A. 上外侧面：主要观察中央前沟、中央前回、额上沟和额下沟、额上回、额中回和额下回、中央后沟、中央后回、颞上沟、颞上回、颞横回、角回。B. 内侧面：主要辨认距状沟、扣带回、中央旁小叶、侧副沟、海马旁回。C. 下面：主要观察嗅球、嗅束的位置和形态。）

（2）大脑半球的内部结构：在大脑水平切面标本上，自浅入深观察：①大脑皮质：比较不同部位的厚度差异。②基底核：首先在基底核模型观察豆状核、尾状核和杏仁体的形态及其与背侧丘脑的位置关系，然后观察大脑水平切面标本。③大脑髓质：主要在脑的正中矢状切面标本上观察胼胝体；在脑水平切面标本及模型上观察内囊的位置、形态和分部。④侧脑室：取脑室标本，结合模型观察侧脑室的形态、分部及脉络丛的形态。

（三）脑和脊髓的被膜、血管

1. 脑和脊髓的被膜　观察三层被膜由外向内：硬膜、蛛网膜、软膜。注意硬脑膜形成的特殊结构。

2. 脑和脊髓的血管　主要观察大脑动脉环的构成、位置。

任务 1.26　周围神经系统

实验实训目标

【知识目标】掌握脑神经的名称、顺序、连脑部位、出入颅的部位、性质、纤维成分和分布；掌握三叉神经的分支——眼神经、上颌神经和下颌神经及其分布范围；掌握面神经的纤维成分、性质、行经和神经管内主要分支的分布；掌握颈丛、臂丛、腰丛、骶丛的组成和位置；掌握各丛的重要分支和分布；掌握胸神经前支的行经和分布；掌握各内脏神经丛的位置、分布；了解视神经的功能、行径和分布区；了解滑车神经的行经、分布；了解展神经的行经和分布；了解前庭神经的行经、性质、功能和分布。

【能力目标】 能够结合标本描述膈神经、正中神经、尺骨神经、桡神经、胸神经前支、股神经、坐骨神经及其分支、胫神经和腓总神经的行经和分布；能够结合标本和模型说出脑神经的名称、性质、连脑部位、出入颅的部位；能够说出交感神经与副交感神经的区别，举例说明交感神经兴奋与副交感神经兴奋人体的表现；能够理解牵涉痛产生的原因及“心绞痛”“肝胆疾病”时体表的反应。

【素质目标】 培养严谨、求实的工作态度、人际沟通的能力和团队协作的意识。在观察标本与模型的过程中，学习大体老师无私奉献的精神，培养爱护生命的理念和“察外知内”的临床诊断思维，以及以人为本、救死扶伤的职业道素养。

实验实训内容

一、仪器与材料

离体脊髓标本。脊髓横切面模型。脑正中矢状切面标本（模型）。脑干和间脑标本（模型）。脑干神经核电动模型。整脑标本（模型）。脑室模型。脊髓被模标本（模型）。

二、步骤

（一）脊髓

在离体脊髓标本及脊髓横切面模型上观察。

1. 外形　颈膨大；腰骶膨大；脊髓圆锥；终丝；前正中裂；后正中沟；前、后外侧沟。

2. 内部结构　灰质（前角、后角）；白质（前索、后索）。

（二）脑

1. 概况　在整脑标本（模型）上观察，分脑干、间脑、小脑和端脑，端脑掩盖间脑。

2. 脑干　自下而上分为延髓、脑桥、中脑三部分。

在脑干和间脑标本（模型）上观察。

（1）腹侧面：①延髓：前正中裂，前外侧沟；沟内有舌下神经相连；锥体和锥体交叉。②脑桥：基底沟，桥臂上连三叉神经。③中脑：大脑脚，脚间窝；窝内有动眼神经穿出。

（2）背侧面：①延髓：后正中沟，后外侧沟。后外侧沟内上、下有舌咽、迷走和副神经连脑；楔束结节、薄束结节。②脑桥：菱形窝。③中脑：上、下丘；下丘下方有滑车神经连脑。

（3）脑干的内部结构：用脑干神经核电动模型显示脑干内神经核团及上、下行纤维束。

3. 小脑　在整脑标本（模型）上观察，小脑外形（小脑蚓、小脑半球）及小脑扁桃体。

4. 脑室　观察脑室模型，注意其沟通关系。

5. 间脑　位于中脑上方，主要包括丘脑和下丘脑。观察外形。

6. 端脑：主要包括左、右大脑半球。观察大脑纵裂、胼胝体、大脑横裂。

（1）大脑半球外形：取大脑半球标本，首先辨认其上外侧面、内侧面和下面。然后依次观察：①大脑半球的叶间沟：外侧沟、中央沟、顶枕沟。②大脑半球的分叶：额叶、顶叶、枕叶、颞叶、岛叶。③大脑半球各面的主要沟回。（A. 上外侧面：主要观察中央前沟、中央前回、额上沟和额下沟、额上回、额中回和额下回、中央后沟、中央后回、颞上沟、颞上回、颞横回、角回。B. 内侧面：主要辨认距状沟、扣带回、中央旁小叶、侧副沟、海马旁回。C. 下面：主要观察嗅球、嗅束的位置和形态。）

（2）大脑半球的内部结构：在大脑水平切面标本上，自浅入深观察：①大脑皮质：比较不同部位的厚度差异。②基底核：首先在基底核模型观察豆状核、尾状核和杏仁体的形态及其与背侧丘脑的位置关系，然后观察大脑水平切面标本。③大脑髓质：主要在脑的正中矢状切面标本上观察胼胝体；在脑水平切面标本及模型上观察内囊的位置、形态和分部。④侧脑室：取脑室标本，结合模型观察侧脑室的形态、分部及脉络丛的形态。

（三）脑和脊髓的被膜、血管

1. 脑和脊髓的被膜　观察三层被膜由外向内：硬膜、蛛网膜、软膜。注意硬脑膜形成的特殊结构。

2. 脑和脊髓的血管　主要观察大脑动脉环的构成、位置。

任务 1.27　脑和脊髓的传导通路

实验实训目标

【知识目标】掌握浅感觉传导通路的三级神经元所在位置、交叉部位及投射部位；掌握深感觉传导通路的三级神经元所在位置、交叉部位及投射部位；掌握运动传导通路的组成；掌握视觉传导通路的三级神经元所在位置、交叉特点。

【能力目标】能够对照传导通路挂图与模型说出浅、深感觉传导通路的三级神经元所在位置、交叉部位及投射部位；能够通过挂图与模型说明瞳孔对光反射路径，解释中枢系统不同部位受损的表现，区别核上瘫、核下瘫的临床表现。

【素质目标】培养严谨、求实的工作态度，以及细致的观察力与“察外知内”的临床诊断思维。

实验实训内容

一、仪器与材料

各种传导通路挂图、模型。

二、步骤

参照传导通路挂图、模型，依次对深、浅感觉传导通路以及运动、视觉传导通路进行观察。

观察中着重各传导通路性质，与脊髓纤维束关系；整个传导通路的神经元及其胞体所在位置；纤维交叉部位及其与效应器或感受器的关系等。

任务 1.28 人体胚胎发育

实验实训目标

【知识目标】掌握受精卵经卵裂至桑葚胚、胚泡的形成；胚泡植入的时间、地点和过程；三胚层的形成与分化；胎盘的结构。

【能力目标】能够对照挂图辨认生殖细胞；熟知胚胎的早期演变；能够说出致畸敏感期；能够推算预产期。

【素质目标】培养树立正确的生殖观、性爱观、社会伦理道德观以及优生优育意识。

实验实训内容

一、仪器与材料

挂图、模型、标本。

二、步骤

1. 生殖细胞与受精

（1）挂图：排卵、受精、卵裂与植入示意图。植入过程。

（2）模型：卵裂球、桑葚胚、胚泡（认出滋养层、胚泡腔、内细胞群）。植入（注意胚泡植入的方向，辨认子宫包蜕膜、基蜕膜、绒毛、合体滋养层、细胞滋养层）。

2. 三胚层的形成与分化、各期胎儿外形特征

（1）挂图：胚泡至胚层形成（示羊膜腔、卵黄囊、二胚层胚盘）。胚胎体形建立（早期胚胎矢状切面及横切面，示由扁平胚盘演变成圆柱形胚体，并示三胚层早期分化）。胚体长度测量（示各期胚胎长度测量的方法）。

（2）模型：三胚层（3 片）。胚胎纵、横切面示三胚层形成至圆柱形体建立（1 套）。4 ～ 8 周胚胎外形（1 套）。

（3）标本：4 ～ 8 周人胚。3 ～ 9 月各期胎儿。

3. 胎膜与胎盘、双胎、多胎与联胎

（1）挂图：脐带形成过程。单卵双胎。

（2）模型：子宫连胚胎（示胚胎、脐带、羊膜、平滑绒毛膜、丛密绒毛膜及蜕膜的三部分）。胎盘（示绒毛干、绒毛间隙、胎盘隔）。注意胎盘血液循环的通路。胚胎体形建立时与胎膜的关系。

（3）标本：平滑绒毛膜与丛密绒毛膜（7 周胚胎包于绒毛膜内）。子宫连胎儿（4 月及 6 月胎儿）。

4. 循环系统的发生

（1）早期心血管系统、心脏外形变化、心脏内部分隔、主动脉的演变。

（2）早期心血管系统（成对血管）、心脏位置的改变（用胚胎体形建立的矢状切面）、心脏外形变化（1套）、心脏内部分隔（1套，示房室管、心房、心室、心球与动脉干分隔）。

（3）胎儿心脏：示卵圆孔、动脉导管。

（4）胎儿肝脏：示脐静脉、静脉导管。

实验实训报告

任务 1.1　显微镜的使用、观察上皮组织

姓名__________________　　指导教师__________________　　分数__________________

班级__________________　　学　　号__________________　　日期__________________

一、绘图

1. 单层立方上皮的镜下结构。

2. 单层柱状上皮的镜下结构。

二、思考与拓展

1. 列表说明被覆上皮的类型和分布。

2. 如何养成良好的显微镜操作习惯？对医学生而言，其有什么重要意义？

实验实训报告

任务 1.2 观察结缔组织、肌组织、神经组织

姓名__________________ 指导教师__________________ 分数__________________

班级__________________ 学　　号__________________ 日期__________________

一、绘图

1. 疏松结缔组织、骨骼肌、心肌、神经元的镜下结构。

2. 血细胞的镜下结构。

3. 多级神经元的镜下结构。

二、思考与拓展

1. 实验实训中见到了几种白细胞？其依据是什么？

2. 在光镜下如何区别三种肌纤维？

实验实训报告

任务 1.3　运动系统：骨学与关节总论

姓名__________　　指导教师__________　　分数__________

班级__________　　学　　号__________　　日期__________

填图

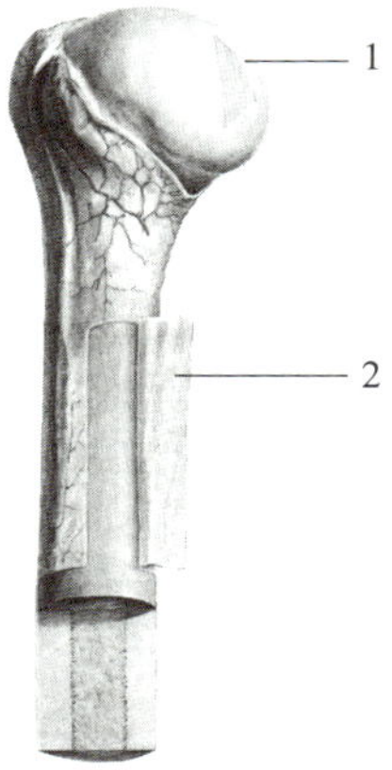

骨的构造

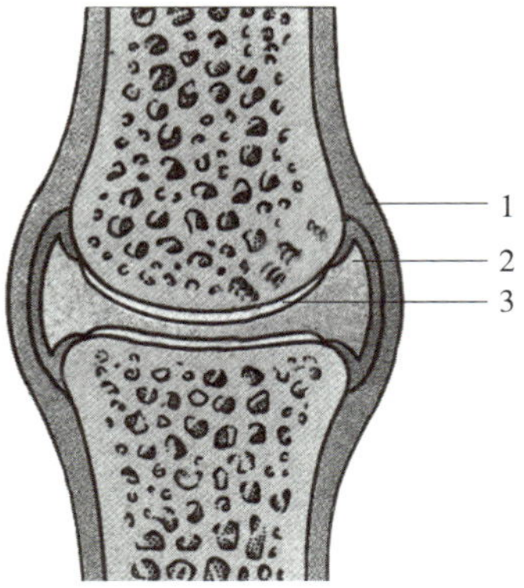

关节的基本结构

答：1__________

2__________

答：1__________

2__________

3__________

实验实训报告

任务 1.4 运动系统：躯干骨及其连结

姓名__________ 指导教师__________ 分数__________

班级__________ 学　　号__________ 日期__________

填图

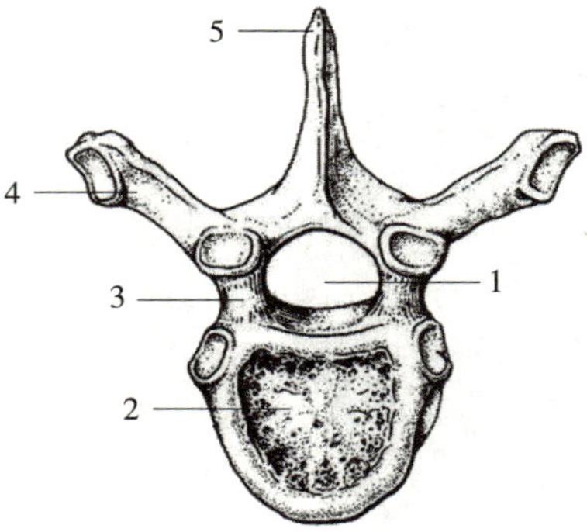

椎体

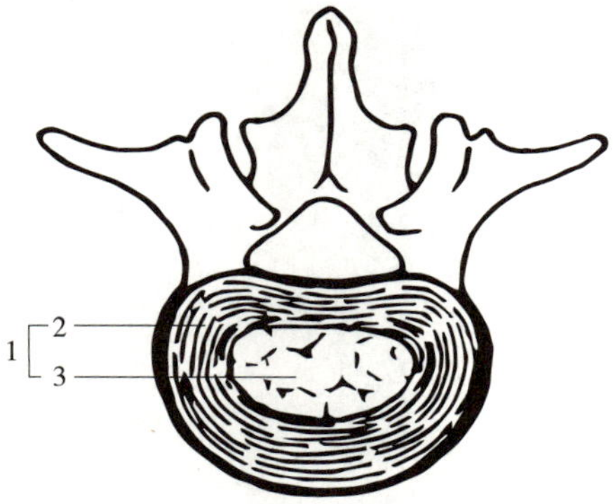

椎体之间的连结

答：1__________

2__________

3__________

4__________

5__________

答：1__________

2__________

3__________

实验实训报告

任务 1.5　运动系统：颅骨及其连结

姓名________　　指导教师________　　分数________

班级________　　学　　号________　　日期________

一、填图

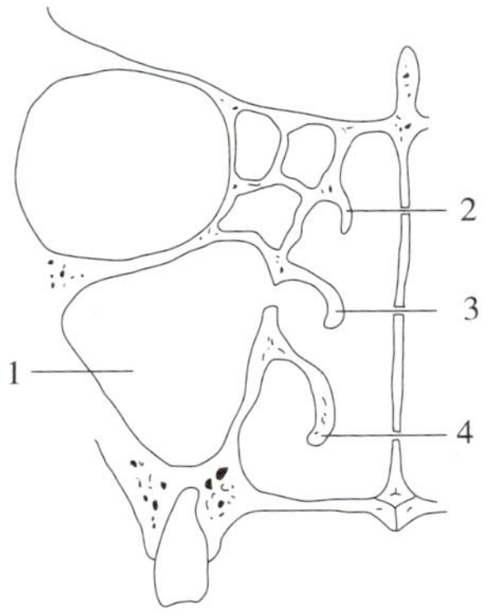

鼻腔的冠状切面

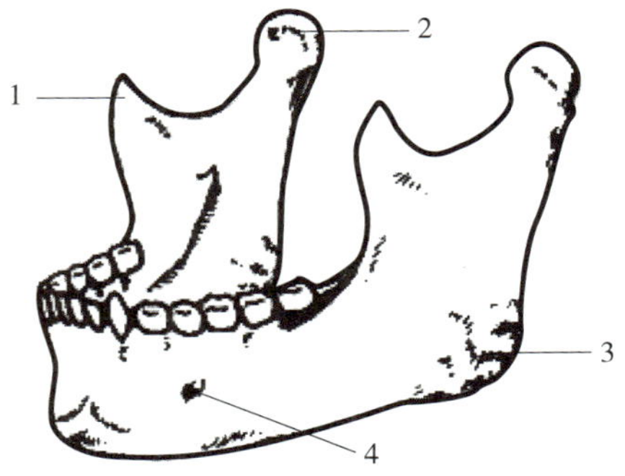

下颌骨

答：1________
2________
3________
4________

答：1________
2________
3________
4________

二、思考与拓展

颅骨上有哪些骨性标志？

实验实训报告

任务 1.6 运动系统：上肢骨及其连结

姓名__________ 指导教师__________ 分数__________

班级__________ 学　　号__________ 日期__________

一、填图

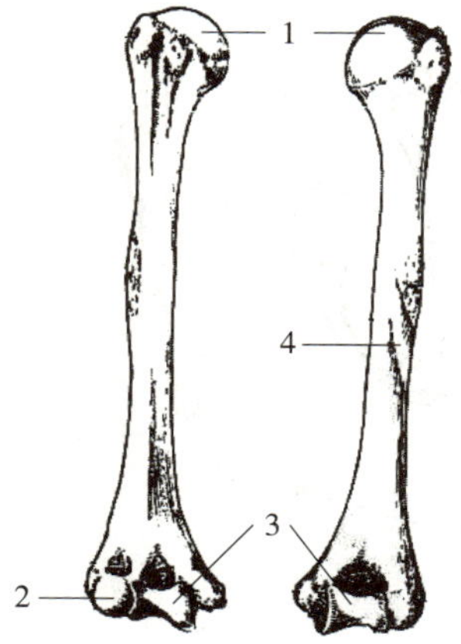

肱骨

答：1__________

2__________

3__________

4__________

二、思考与拓展

骨性标志有什么作用？你能在自己身上指出几个骨性标志？

实验实训报告

任务 1.7　运动系统：下肢骨及其连结

姓名＿＿＿＿＿＿＿＿　指导教师＿＿＿＿＿＿＿＿　分数＿＿＿＿＿＿＿＿

班级＿＿＿＿＿＿＿＿　学　　号＿＿＿＿＿＿＿＿　日期＿＿＿＿＿＿＿＿

一、填图

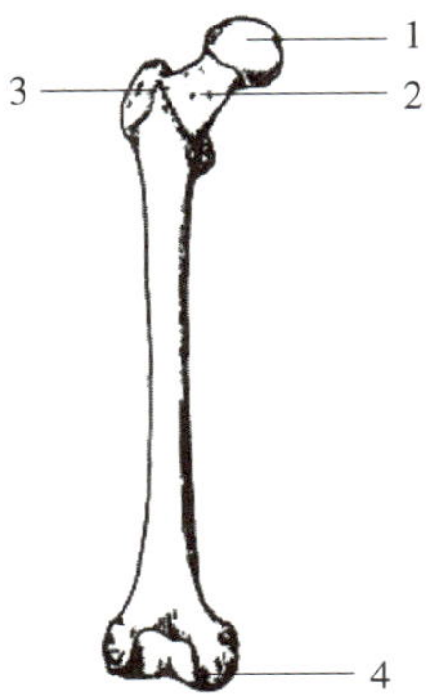

股骨（右，前面）

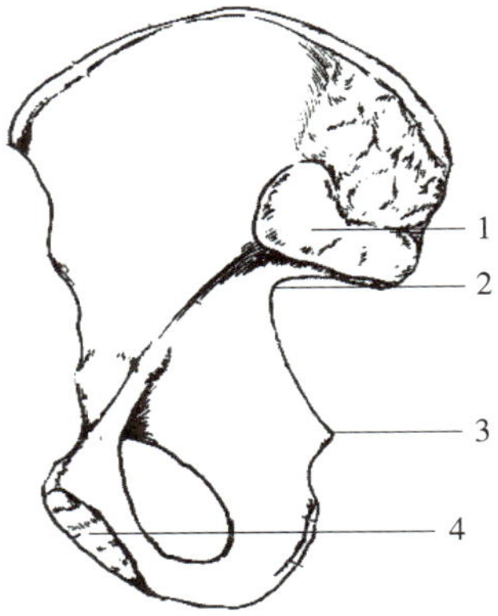

髂骨（右，内侧面）

答：1＿＿＿＿＿＿＿＿
2＿＿＿＿＿＿＿＿
3＿＿＿＿＿＿＿＿
4＿＿＿＿＿＿＿＿

答：1＿＿＿＿＿＿＿＿
2＿＿＿＿＿＿＿＿
3＿＿＿＿＿＿＿＿
4＿＿＿＿＿＿＿＿

二、思考与拓展

1. 膝关节的结构有哪些特点？

2. 运动时应注意哪些环节以保护膝关节？

实验实训报告

任务 1.8 运动系统：肌学

姓名＿＿＿＿＿＿＿＿ 指导教师＿＿＿＿＿＿＿＿ 分数＿＿＿＿＿＿＿＿

班级＿＿＿＿＿＿＿＿ 学 号＿＿＿＿＿＿＿＿ 日期＿＿＿＿＿＿＿＿

一、标记

在活体上指出斜方肌、背阔肌、胸大肌、膈、胸锁乳突肌、三角肌、肱二头肌、肱三头肌、臀大肌和缝匠肌的位置。

二、思考与拓展

为了打造更加完美的体形，适当使胸部、肩部、臀部更加隆起，需要有意识地锻炼哪些肌肉？怎样锻炼呢？

实验实训报告

任务 1.9　消化系统：消化管

姓名＿＿＿＿＿＿＿＿　　指导教师＿＿＿＿＿＿＿＿　　分数＿＿＿＿＿＿＿＿

班级＿＿＿＿＿＿＿＿　　学　　号＿＿＿＿＿＿＿＿　　日期＿＿＿＿＿＿＿＿

一、填图

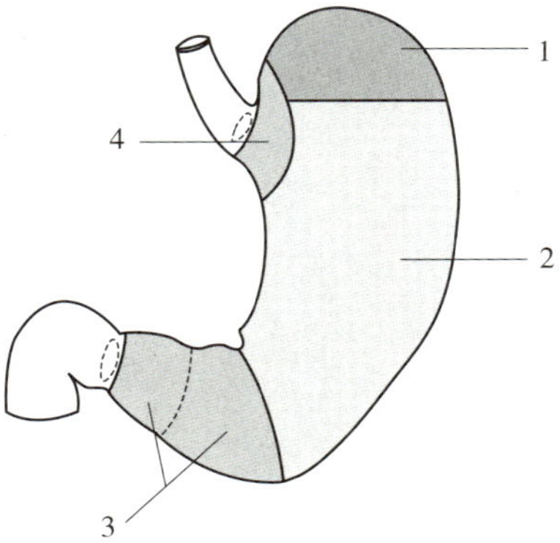

答：1＿＿＿＿＿＿＿＿

2＿＿＿＿＿＿＿＿

3＿＿＿＿＿＿＿＿

4＿＿＿＿＿＿＿＿

二、思考与拓展

1. 试述食物自口腔进入消化管最后经肛门排出体外所经过的结构。

2. 简述食管三个狭窄的位置及与切牙的距离。

实验实训报告

任务 1.10　消化系统：消化腺

姓名__________________　　指导教师__________________　　分数__________________

班级__________________　　学　　号__________________　　日期__________________

一、标记

在模型上指出肝、胆、胰、十二指肠的位置及其形态特点。

二、思考与拓展

1. 简述肝的形态。

2. 试述胆汁的产生及排出过程。

实验实训报告

任务 1.11　观察消化系统组织

姓名____________　指导教师____________　分数____________

班级____________　学　　号____________　日期____________

一、绘图

1. 小肠绒毛的高倍镜下结构。

2. 肝小叶的低倍镜下结构。

二、思考与拓展

试联系功效比较胃体部黏膜和小肠黏膜的结构特点。

实验实训报告

任务 1.12 腹 膜

姓名__________ 指导教师__________ 分数__________

班级__________ 学 号__________ 日期__________

填图

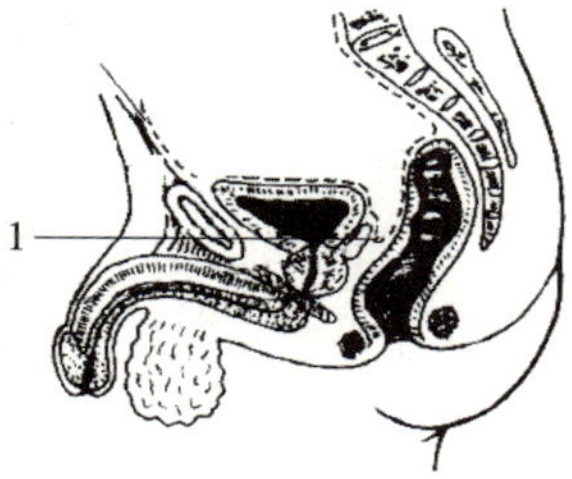

男性盆腔矢状位切面图

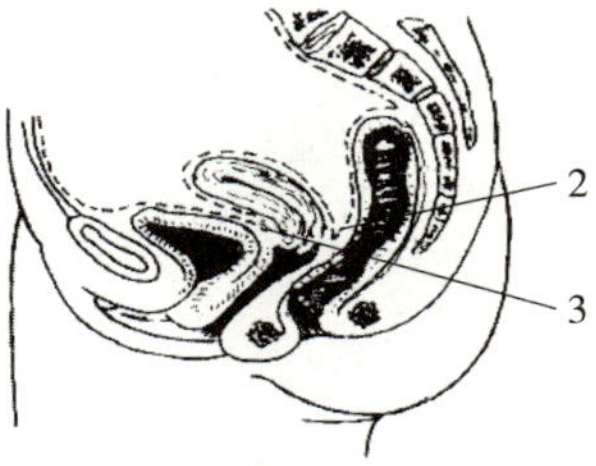

女性盆腔矢状位切面图

答：1__________陷凹

2__________陷凹

3__________陷凹

实验实训报告

任务 1.13　呼吸系统

姓名____________　　指导教师____________　　分数____________

班级____________　　学　　号____________　　日期____________

填图

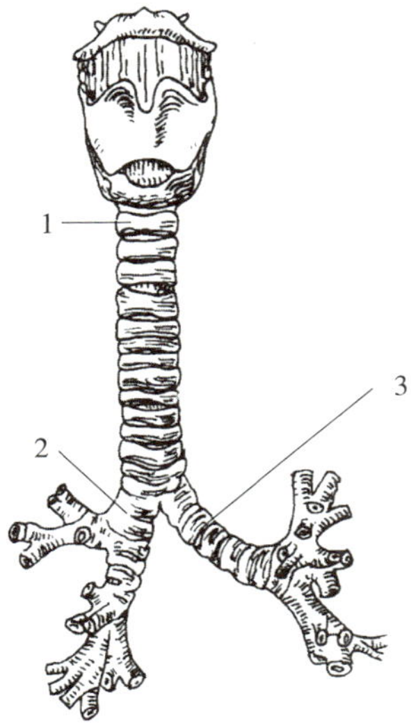

呼吸道（前面）

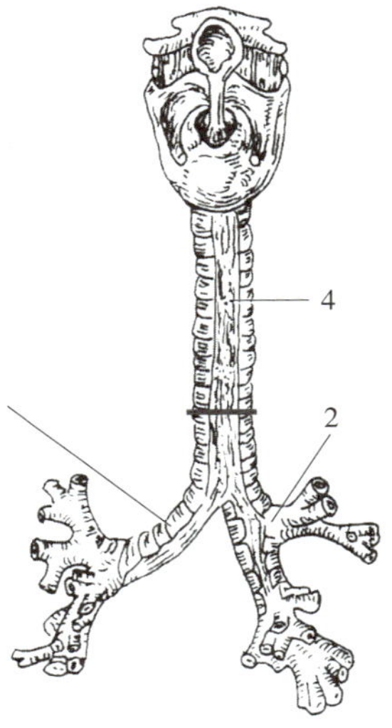

呼吸道（后面）

答：1____________

2____________

3____________

4____________

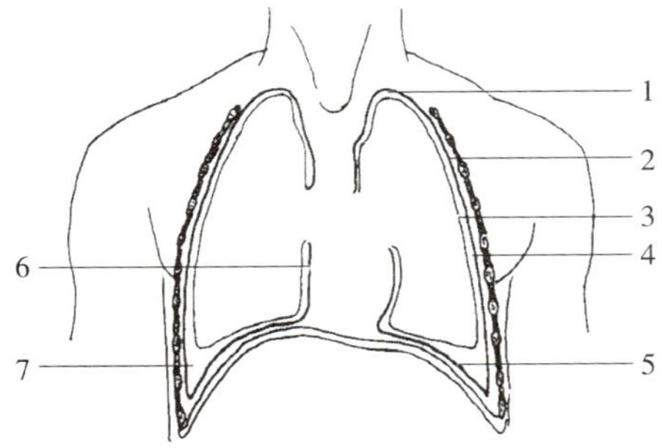

胸腔（冠状切面）

答：1____________

2____________

3____________

4____________

5____________

6____________

7____________

实验实训报告

任务 1.14　泌尿系统

姓名__________　　指导教师__________　　分数__________

班级__________　　学　　号__________　　日期__________

一、填图

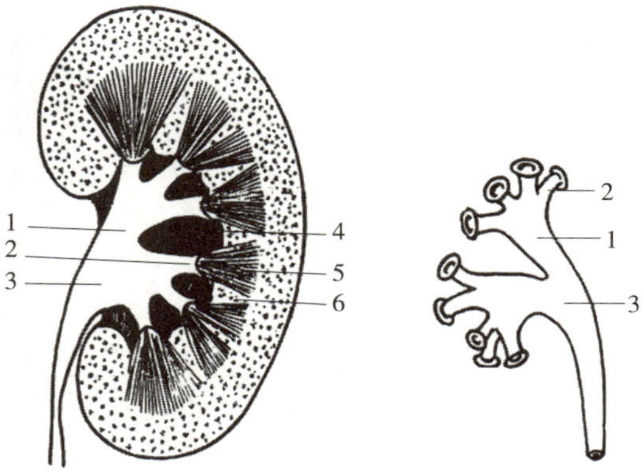

肾

答：1__________

2__________

3__________

4__________

5__________

6__________

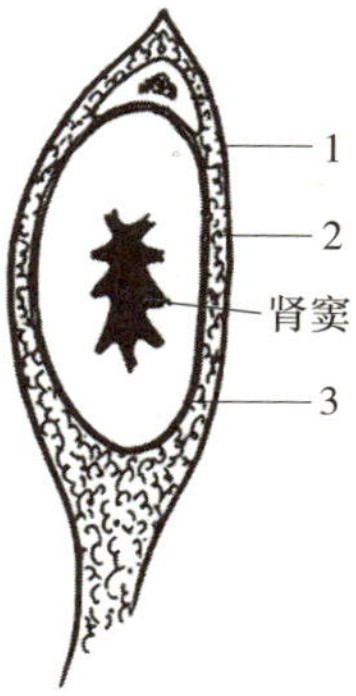

肾被膜

答：1__________

2__________

3__________

二、思考与拓展

1. 简述尿液排出体外的过程。

2. 简述输尿管三个生理狭窄。

实验实训报告

任务 1.15　男性生殖系统

姓名________________　　指导教师________________　　分数________________

班级________________　　学　　号________________　　日期________________

一、填图

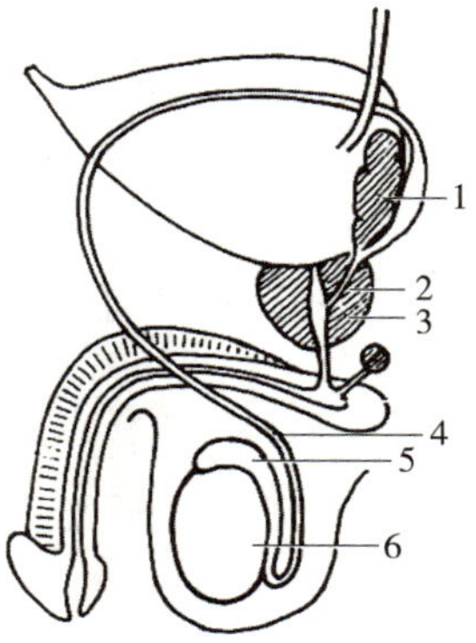

男性生殖系统

答：1________________

2________________

3________________

4________________

5________________

6________________

二、思考与拓展

老年女性大笑时容易笑出尿来，而老年男性想尿却尿不出来，如何预防？

实验实训报告

任务 1.16　女性生殖系统

姓名＿＿＿＿＿＿＿＿　指导教师＿＿＿＿＿＿＿＿　分数＿＿＿＿＿＿＿＿

班级＿＿＿＿＿＿＿＿　学　　号＿＿＿＿＿＿＿＿　日期＿＿＿＿＿＿＿＿

一、填图

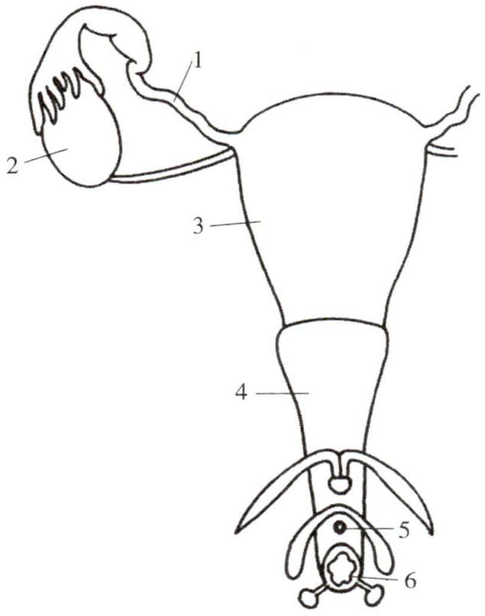

女性生殖器官

答：1＿＿＿＿＿＿＿＿

2＿＿＿＿＿＿＿＿

3＿＿＿＿＿＿＿＿

4＿＿＿＿＿＿＿＿

5＿＿＿＿＿＿＿＿

6＿＿＿＿＿＿＿＿

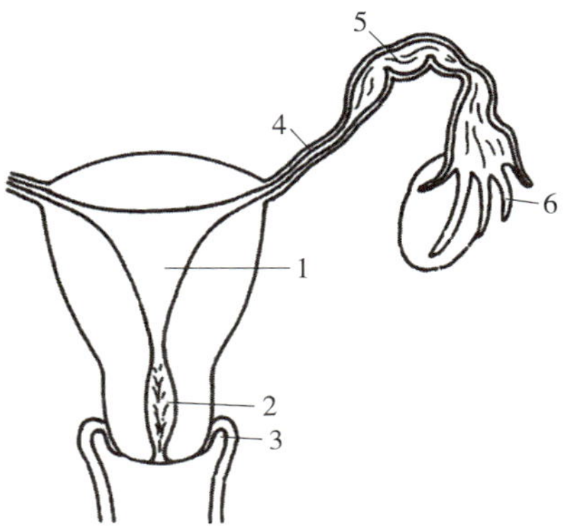

女性内生殖器

答：1＿＿＿＿＿＿＿＿

2＿＿＿＿＿＿＿＿

3＿＿＿＿＿＿＿＿

4＿＿＿＿＿＿＿＿

5＿＿＿＿＿＿＿＿

6＿＿＿＿＿＿＿＿

二、思考与拓展

为什么女性会出现月经周期？

实验实训报告

任务 1.17　观察呼吸系统、泌尿系统、生殖系统组织

姓名＿＿＿＿＿＿＿＿　指导教师＿＿＿＿＿＿＿＿　分数＿＿＿＿＿＿＿＿

班级＿＿＿＿＿＿＿＿　学　　号＿＿＿＿＿＿＿＿　日期＿＿＿＿＿＿＿＿

一、绘图

1. 肾皮质的镜下结构。

2. 卵泡的镜下结构。

二、思考与拓展

1. 结合肺泡的功能，描述肺泡的结构特点。

2. 增生期和分泌期的子宫内膜有哪些差别？

实验实训报告

任务 1.18　脉管系统：心脏

姓名____________________　指导教师____________________　分数____________________

班级____________________　学　　号____________________　日期____________________

一、填图

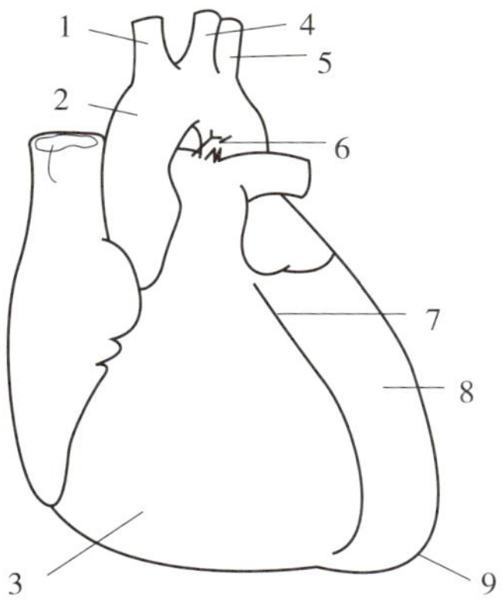

心脏

答：1____________________

2____________________

3____________________

4____________________

5____________________

6____________________

7____________________

8____________________

9____________________

二、思考与拓展

1. 描述心脏的传导系统组成。

2. 描述心脏的位置。

实验实训报告

任务 1.19　脉管系统：动脉

姓名＿＿＿＿＿＿＿＿　　指导教师＿＿＿＿＿＿＿＿　　分数＿＿＿＿＿＿＿＿

班级＿＿＿＿＿＿＿＿　　学　　号＿＿＿＿＿＿＿＿　　日期＿＿＿＿＿＿＿＿

一、填图

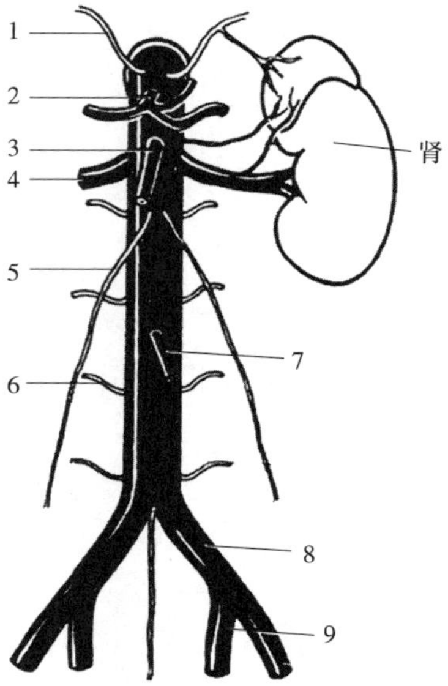

腹主 A

答：1＿＿＿＿＿＿＿＿

2＿＿＿＿＿＿＿＿

3＿＿＿＿＿＿＿＿

4＿＿＿＿＿＿＿＿

5＿＿＿＿＿＿＿＿

6＿＿＿＿＿＿＿＿

7＿＿＿＿＿＿＿＿

8＿＿＿＿＿＿＿＿

9＿＿＿＿＿＿＿＿

二、思考与拓展

营养到甲状腺、肾上腺、胃的血管各有哪些？

实验实训报告

任务 1.20　脉管系统：静脉

姓名________　指导教师________　分数________

班级________　学　　号________　日期________

一、填图

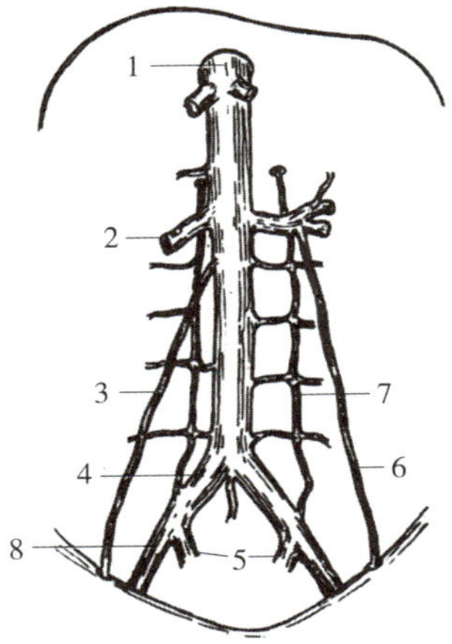

下腔 V

答：1________

2________

3________

4________

5________

6________

7________

8________

二、思考与拓展

肝门静脉与上、下腔静脉间的吻合所经过的静脉丛有哪些？静脉曲张破裂后会有哪些表现？

实验实训报告

任务 1.21　脉管系统：淋巴系统

姓名__________　指导教师__________　分数__________

班级__________　学　　号__________　日期__________

一、填图

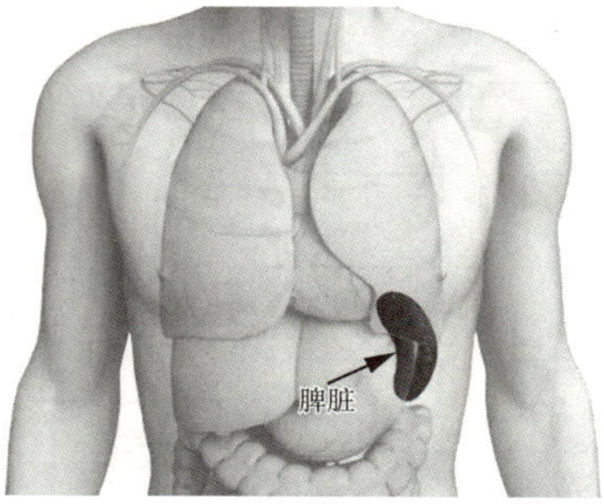

脾脏

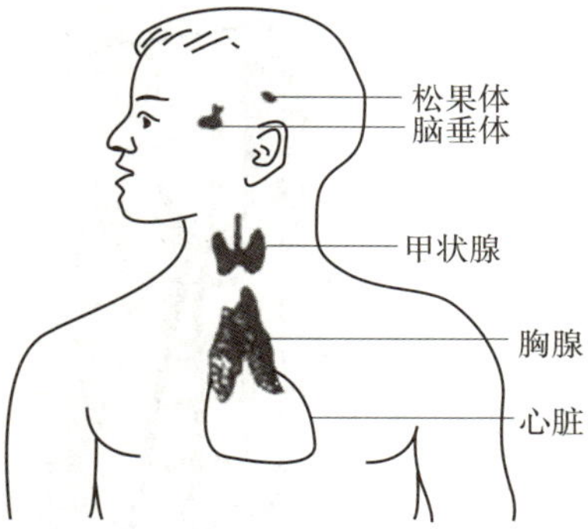

胸腺

答：脾的位置是__________________

答：胸腺的位置是__________________

二、思考与拓展

1. 试述淋巴干及淋巴导管的走行。

2. 试述淋巴细胞的种类、来源。

实验实训报告

任务 1.22　观察脉管系统组织

姓名＿＿＿＿＿＿＿＿　指导教师＿＿＿＿＿＿＿＿　分数＿＿＿＿＿＿＿＿

班级＿＿＿＿＿＿＿＿　学　　号＿＿＿＿＿＿＿＿　日期＿＿＿＿＿＿＿＿

一、绘图

1. 心肌细胞。

2. 淋巴细胞。

二、思考与拓展

1. 简述大中小血管管壁的结构变化。

2. 简述淋巴细胞的来源与功能。

实验实训报告

任务 1.23　感　官

姓名__________　指导教师__________　分数__________

班级__________　学　　号__________　日期__________

一、填图

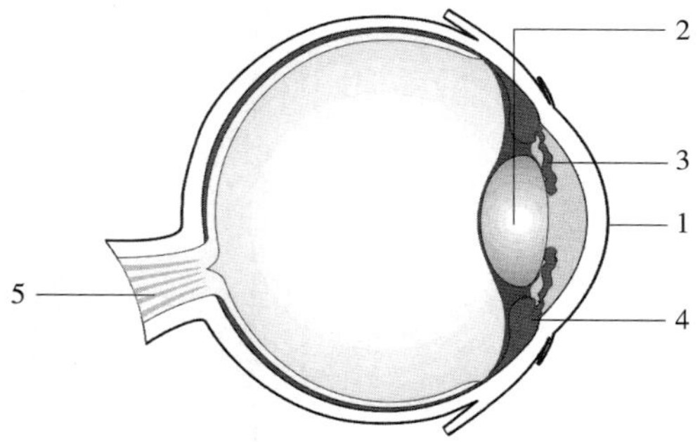

眼球

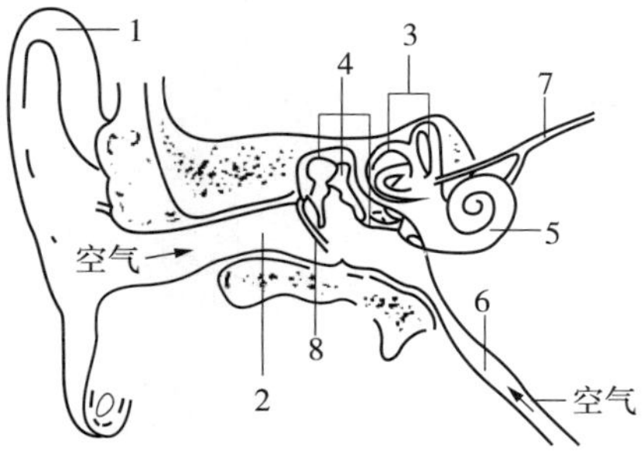

耳

眼球

答：1__________

2__________

3__________

4__________

5__________

耳

答：1__________

2__________

3__________

4__________

5__________

6__________

7__________

8__________

二、思考与拓展

1. 简述眼球壁的构成。

2. 简述耳的组成。

3. 简述房水的循环。

4. 简述声波的气导过程。

实验实训报告

任务 1.24 内分泌系统

姓名________ 指导教师________ 分数________

班级________ 学　　号________ 日期________

一、填图

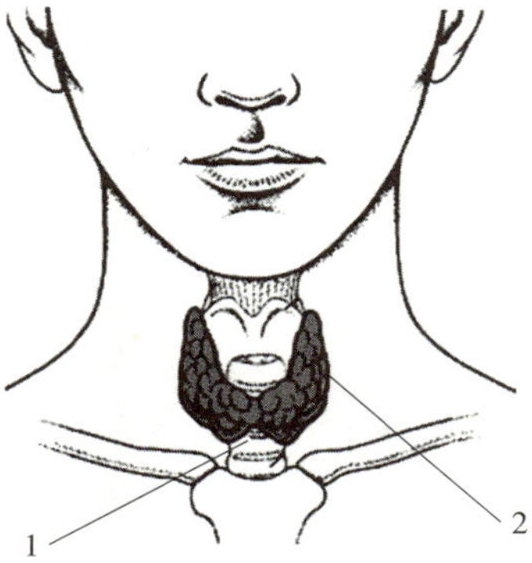

甲状腺

答：1________

2________

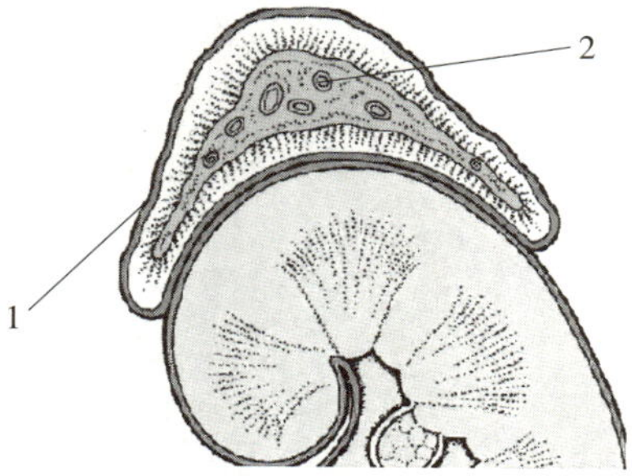

肾上腺

答：1________

2________

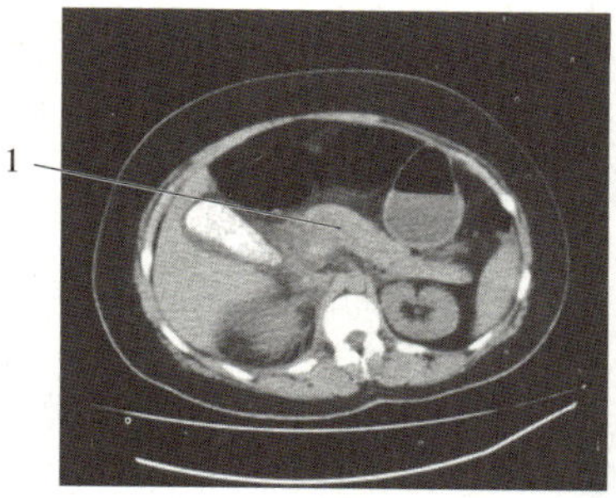

胰腺

答：1________

二、思考与拓展

1. 简述脑垂体与其他内分泌腺的关系。

2. 列举与人体生长发育有关的激素。

实验实训报告

任务 1.25　中枢神经系统

姓名__________________　　指导教师__________________　　分数__________________

班级__________________　　学　　号__________________　　日期__________________

思考与拓展

1. 描述脊髓的位置和形态。

2. 描述内囊的定义、分部，以及通过的主要纤维束和损伤后的症状。

3. 描述四个脑室位置、交通，以及脑脊液产生和循环途径。

4. 请在模型上指出大脑皮质的运动、感觉、视觉、听觉中枢及运动性语言、视觉性语言中枢各位于何处，并说出损伤后会有的表现。

实验实训报告

任务 1.26　周围神经系统

姓名__________________　指导教师__________________　分数__________________

班级__________________　学　　号__________________　日期__________________

思考与拓展

1. 肱骨外科颈骨折，易损伤什么神经？损伤后有什么表现？

2. 简述舌的神经支配。

3. 简述眼球外肌的神经支配。

4. 植物神经紊乱患者有哪些临床表现？治疗要点有哪些？

实验实训报告

任务 1.27　脑和脊髓的传导通路

姓名＿＿＿＿＿＿＿＿　　指导教师＿＿＿＿＿＿＿＿　　分数＿＿＿＿＿＿＿＿

班级＿＿＿＿＿＿＿＿　　学　　号＿＿＿＿＿＿＿＿　　日期＿＿＿＿＿＿＿＿

一、填图

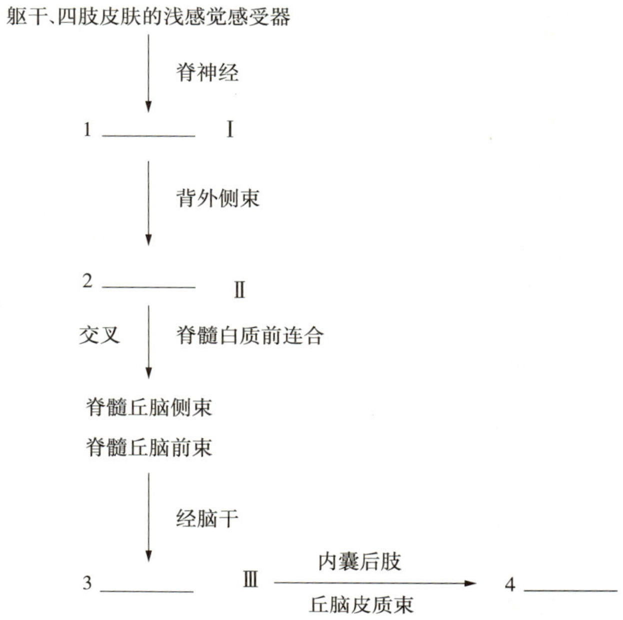

躯干和四肢浅感觉传导通路

答：1＿＿＿＿＿＿＿＿

2＿＿＿＿＿＿＿＿

3＿＿＿＿＿＿＿＿

4＿＿＿＿＿＿＿＿

二、思考与拓展

1. 上、下运动神经元损伤的主要表现有哪些？

2. 视觉传导通路的不同部位损伤会引起不同的视野缺损，具体有哪些?（一侧视神经损伤、视交叉中交叉纤维损伤、视交叉中不交叉纤维损伤、一侧视束及以后部位损伤）

实验实训报告

任务 1.28　人体胚胎发育

姓名__________　　指导教师__________　　分数__________

班级__________　　学　　号__________　　日期__________

一、填空

1. 蜕膜分为__________、__________、__________三部分。

2. 胎膜包括__________、__________、__________、__________。

3. 胎盘由胎儿的__________和母体的__________共同组成。

二、思考与拓展

1. 胎儿的心血管系统有哪些结构特点？

2. 一对热恋中的情侣准备近期结婚，婚前男女双方需要做什么？婚后想生育一个健康的宝宝，夫妻双方该怎么做？

教学课件

模块二

生理学实验实训

序号	主要内容
1	任务 2.1　神经干动作电位引导、兴奋传导速度及不应期的测定
2	任务 2.2　刺激强度、频率对骨骼肌收缩的影响
3	任务 2.3　凝血时间测定及药物的体外抗凝血作用
4	任务 2.4　ABO 血型鉴定
5	任务 2.5　期前收缩与代偿间歇
6	任务 2.6　哺乳动物实验的一般知识和基本操作技术
7	任务 2.7　影响家兔动脉血压的因素
8	任务 2.8　人体动脉血压的测量、心音的听诊和心电图的描记
9	任务 2.9　急性心肌梗死模型制备及检验
10	任务 2.10　影响呼吸运动的因素
11	任务 2.11　胃肠运动的观察
12	任务 2.12　影响尿生成的因素
13	任务 2.13　视野测量、声波传导途径检测
14	任务 2.14　人体腱反射检查、蛙屈腿反射观察及反射弧分析
15	任务 2.15　破坏动物一侧迷路的效应、动物去大脑僵直的观察、破坏动物一侧小脑的观察
16	任务 2.16　肾上腺摘除动物的观察

生理学实验实训目的及特点

一、实验实训目的

生理学是一门实验性科学。1628年，哈维的《心血运动论》出版，是历史上第一本基于实验证据的生理学著作，标志着生理学成为一门独立的学科。生理学实验是研究生理学的基本方法，要学好生理学，必须同时重视理论课和实验课的学习，两者相辅相成，不可分割。

生理学实验课的基本目的在于：①培养学生具有科学的思维方法，以及发现问题、分析问题和解决问题的能力；②培养学生严谨、科学的工作态度和作风；③培养学生的动手能力，并在实验实训过程中初步掌握生理学实验实训的基本方法；④验证和巩固生理学的基本理论。

二、实验实训特点

生理学实验实训的实验以动物实验为主，动物实验按其进程通常可分为急性实验和慢性实验。

1. 急性实验　是指以动物活体标本或完整动物为实验对象，人为地控制实验条件，在短时间内对动物标本或动物整体特定的生理活动进行观察和干预并记录其实验结果作为分析推断依据的实验。一般又可分为在体实验、离体实验两种，这一类实验难以长期持久进行，实验后动物无法生存，一般及时予以处死，所以称为急性实验。

2. 慢性实验　是指以完整、清醒的动物为研究对象，尽量使动物所处的外界环境接近自然常态，在一段时间内，在同一动物身上反复多次观察完整机体内某些器官功能活动或生理指标变化的实验。慢性实验的优点是实验在正常生理状态下进行，因而结果更接近于机体的生理活动变化；缺点是时间长，要求实验条件高，影响因素多，结果不易分析。

动物实验主要以活的动物为实验材料，因此要求做到：①爱护动物，尽量减少动物在实验中的痛苦，并充分利用每只动物以获得尽可能多的观察结果和实验数据；②严格按实验步骤和要求进行操作，以免造成不必要的创伤和出血，使动物的正常生理状态遭到破坏，从而影响到实验结果的可靠性。

生理学实验实训要求

1. 实验实训室是进行实验实训教学活动的重要场所，学生应积极参加教学计划规定的各项实验实训，服从教师的指导，严格遵守实验实训室的各项制度和操作规程，室内保持肃静、整洁，不准高声谈话和乱丢纸屑杂物。

2. 进入实验实训室应按规定穿戴工作衣帽，着装整洁、大方。

3. 实验实训前应对实验实训内容进行认真预习，明确目的、要求、方法和步骤及观察内容。

4. 应按要求规范操作，仔细观察实验实训现象，详细记录实验实训结果。

5. 不得随意动用与实验实训无关的其他仪器、设备、器皿、工具、文件与材料，不得使用其他组的仪器、设备及材料，不得随意做规定以外的其他实验实训。

6. 要认真分析实验实训结果及内容，按时按要求完成实验实训报告，交教师批阅，不得无故不写或不交实验实训报告。

7. 自觉爱护仪器、设备、爱惜实验实训材料，不得将室内物品乱拿、乱用、乱拆、乱装或私自带到室外。

8. 要注意安全，节约水、电资源，遇到事故时立即切断电源、火源，并向教师报告，采取紧急措施。

9. 实验实训完毕后，须经教师检查仪器、工具及实验实训记录，并整理好实验实训用品，搞好环境卫生，关闭电源、水源后，方可离开实验实训室。

生理学实验实训考核与评价标准

评分内容			分值
测评（100分）	实验实训操作	实验实训目的清晰	30分
		能够正确解释实验原理	
		捉拿动物方法正确，固定动物方法正确，实验实训操作认真、规范	
		能够独立思考、解决问题	
		实验实训项目完成度高	
	结果及分析	认真观察实验实训现象	30分
		如实记录实验实训结果	
		结果描述全面，条理清楚	
		结果分析准确，逻辑性强	
	思考与拓展	善于思考，能够理论联系实践	20分
		善于归纳和总结、学以致用	
	职业素养	爱护动物，实验实训认真、积极主动、迎难而上	20分
		与其他同学积极合作，共同解决问题，展现团队协作精神	

（胡剑峰、黄卓、黄颖浩、陈新祥、哈建利、周靖、李霞）

任务 2.1　神经干动作电位引导、兴奋传导速度及不应期的测定

实验实训目标

【知识目标】掌握神经干动作电位细胞外引导记录方法，以及基本波形的判断和测量、神经干动作电位传导速度及其不应期的测定方法和原理。

【能力目标】学会制作坐骨神经 - 腓神经标本，并能够运用生物信号采集处理系统记录神经干动作电位、测量神经干兴奋传导的速度、测定神经干动作电位的不应期。

【素质目标】具备较强的实验操作技能和动手能力；具备科学的思维方式和一定的分析问题、解决问题的能力及创新精神；具有良好的沟通协调能力、团结协作精神；具有优秀的职业道德和职业精神。

各种可兴奋细胞受刺激处于兴奋状态时，都有一个共同的、最先出现的反应——动作电位。在神经细胞外表面，已兴奋部位带负电，未兴奋部位带正电，用引导电极引导此电位差，输入生物信号采集处理系统，在计算机显示屏上即可观察到动作电位的波形。本次用细胞外记录法，可引导出坐骨神经的复合动作电位。坐骨神经标本包括许多种类的神经纤维成分，其各自的兴奋阈值不同，传导速度各异，所引导的动作电位为各锋电位之总和，即复合动作电位，因而其幅值在一定范围内随刺激强度增加而增大。

神经纤维兴奋的标志是产生一个可以传导的动作电位，它通过局部电流或跳跃传导的方式沿神经纤维传导。其传导速度取决于神经纤维的直径和有无髓鞘等因素，可用电生理学方法测定该复合动作电位经过的距离和时间，即可计算出神经干兴奋传导的速度。

神经纤维在一次兴奋过程中，其兴奋性可发生周期性变化，包括绝对不应期、相对不应期、超常期和低常期。通过调整条件刺激和测试刺激之间的时间间隔，来测定坐骨神经干的绝对不应期。

实验实训内容

一、仪器与材料

蟾蜍（或蛙）。生物信号采集处理系统、蛙类手术器械 1 套、神经标本屏蔽盒、刺激电极。1% 普鲁卡因溶液和林格氏液。

二、步骤

（一）坐骨神经 - 腓神经标本制备

1. 脑脊髓破坏、剪除躯干上部及内脏并剥皮

（1）脑脊髓破坏：左手握住洗净的蟾蜍，示指压其头部前端，使头前倾（图 2-1）。可见头部背面正中线上有一凹陷处，即枕骨大孔，右手持探针由此垂直刺入 1 ～ 2 mm，再将探针尖端向头方向刺入颅腔，左右搅动，捣毁脑组织。而后退针尖至皮下，倒转针尖向下刺入椎管捣毁脊髓，至蟾蜍四肢瘫软，抽出探针。

（2）剪除躯干上部及内脏：用粗剪刀在骶髂关节水平以上 1 cm 处剪断脊柱，左手捏住脊柱下方断端，注意不要损伤腹侧面两侧的坐骨神经干，使蟾蜍头和内脏自然下垂，右手持粗剪刀沿脊柱两侧剪除一切内脏及头胸部，留下后肢、骶骨、部分脊柱及紧贴于脊柱两侧的坐骨神经。

（3）剥皮：先剪去肛门周围的皮肤，然后一手捏住脊柱断端，另一只手捏住断端边缘皮肤，向下剥掉全部后肢皮肤。

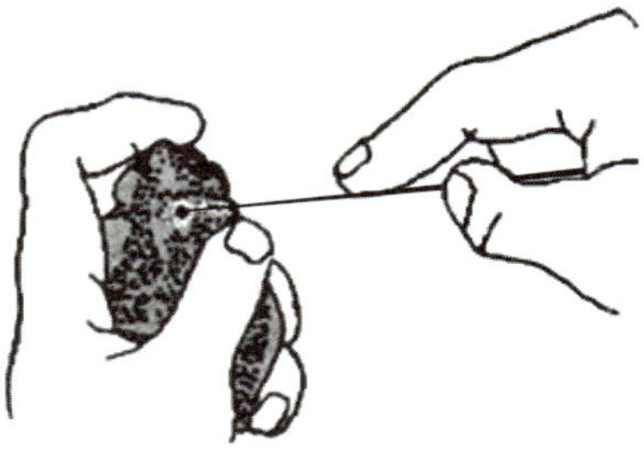

图 2-1　破坏蟾蜍脑和脊髓

2. 分离坐骨神经和腓神经

用粗剪刀沿脊柱正中至耻骨联合中央剪开成两半，浸于盛有林格氏液的烧杯中。分离两侧肌肉，剪断沿途分支直到腘窝。坐骨神经在腘窝上方分成胫神经和腓神经，沿腓神经分离至足部，剪断。将制成的坐骨神经 - 腓神经标本置于林格氏液中浸泡数分钟，备用。

（二）连接实验实训装置

1. 神经屏蔽盒的安装　一对刺激电极相互尽量靠近，两对记录电极尽可能分开，神经槽的所有电极都需要用小刀刮亮以除去锈蚀和氧化膜，并使各电极处于同一水平，以免接触不良。用镊子夹住神经标本一端的结扎线，将标本放置于电极上，方向是标本的近中端置于刺激电极上、远中端置于记录电极上。

2. 连接　刺激电极与计算机程控刺激器的输出端相连；距离刺激电极近的一对记录电极与计算机一通道相连，距离刺激电极远的一对记录电极与另一通道相连；两对记录电极引导的生物电信号输入计算机电位通道接口（图 2-2），经程控生物放大器放大，A/D 转换，计算机处理和显示。

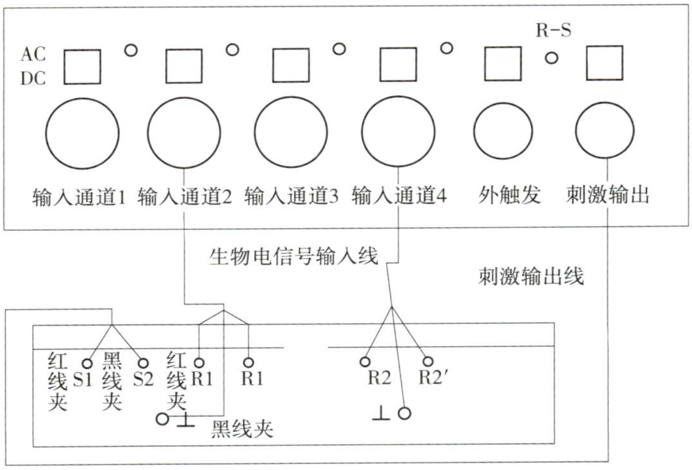

图 2-2　引导神经干动作电位的装置

三、项目和结果观察

开机后，双击桌面上生物信号采集处理系统快捷图标→进入 BL-420 菜单条，选择实验项目（单击）→肌肉神经实验→神经干动作电位引导（单击）→进入实验观察。

1. 神经干双相动作电位的观察　用单脉冲电刺激，程序参数已预先设置好，如有必要，可调节程控刺激器的波宽和幅度（波宽为 0.1 mV，初幅度为 0.05 V，末幅度为 2 ～ 3 V），随着刺激强度逐渐加大，观察动作电位幅度与刺激强度间的关系，直至动作电位最大。读出阈刺激值和最适刺激值。扫描时，可在屏幕上见到一个双相动作电位，即前面一个大的向上的波，后面一个向下的波。每次显示动作电位的同时，系统可立即计算出动作电位的幅值、波宽和潜伏期。

2. 麻醉药对兴奋传导阻滞作用的观察　将浸有 1% 普鲁卡因溶液的细棉条缠于两个记录电极之间的神

经干上，动作电位第二相便消失，屏幕上只呈现单相动作电位。

用高浓度氯化钾溶液滤纸片贴附神经干，观察双相动作电位的变化。

3. 神经干动作电位传导速度的测定

（1）调节两对记录电极的位置，使其尽量分开，并与神经干紧密接触。

（2）调节刺激器强度，以产生最大动作电位。

（3）量出两记录电极之间的距离（d）。

（4）测出动作电位传导所需要的时间：给神经纤维单脉冲刺激，该刺激经历时间 t_1 后，传至距刺激电极较近的记录电极 r_1，引导出第一个动作电位，同样，该刺激经历时间 t_2 后，传至距刺激电极较远的记录电极 r_2，引导出第二个动作电位；分别测出刺激传到引导电极 r_1（近）和引导电极 r_2（远）的时间（潜伏期 t_1 和 t_2），二者之差（t_2-t_1）就是动作电位传导距离（d）所消耗的时间。

（5）根据传导速度（v）$=d/(t_2-t_1)$，测算动作电位的传导速度，单位是 m/s。

4. 神经兴奋不应期的测定　选择双脉冲刺激，初始间隔时间为 10 ms，可见到与双脉冲刺激对应的两个动作电位。调节双脉冲间隔时间，从 5 ms 开始逐渐缩小，每次减少 0.1 ms，随着双脉冲间隔不断缩短，两个动作电位逐渐靠近，靠近到一定程度时，第二个动作电位的幅度开始减小，直至第二个动作电位不出现。此时，第二个刺激脉冲与第一个刺激脉冲间的时间间隔即为绝对不应期近似值。如果第一个刺激为条件刺激，第二个刺激则为测试刺激。在第二个动作电位消失后，加大测试刺激强度，若动作电位仍不出现，此时第二个刺激脉冲与第一个刺激脉冲间的时间间隔才是绝对不应期的确切值。

四、注意事项

1. 神经标本尽量分离长、分离干净，但不能损伤神经干。
2. 神经干的两端不要碰在屏蔽盒上，也不要把神经两端折叠在电极上，以免影响动作电位的大小。
3. 防止标本干燥，但同时注意电极间不要有过多的林格氏液，以免造成短路。
4. 刺激强度在开始时不要过强，先由弱强度开始，逐渐加至适宜强度，以免过强刺激伤害神经标本。

任务 2.2　刺激强度、频率对骨骼肌收缩的影响

实验实训目标

【知识目标】 掌握骨骼肌的收缩形式；了解实验实训情况下产生强直收缩的方法。

【能力目标】 学会制备腓肠肌标本，观察刺激强度和刺激频率对骨骼肌收缩张力和形式的影响，正确判断骨骼肌收缩的不同波形。

【素质目标】 具备较强的实验操作技能和动手能力；具备科学的思维方式和一定的分析问题、解决问题的能力及创新精神；具有良好的沟通协调能力、团结协作精神；具有优秀的职业道德和职业精神。

蟾蜍（或蛙）的离体组织生活条件简单、易控制，常用其神经肌肉标本来研究兴奋性、肌肉收缩的特点等。兴奋性的衡量指标是阈值。有效刺激须有一定的强度和时间。肌肉收缩强度与兴奋的肌细胞数目呈

正相关，因此，整块肌肉对刺激的反应不表现为“全或无”，而是表现出在一定范围内肌肉收缩力与刺激强度呈正比的关系。引起最大反应的最小刺激强度称为最适强度，该刺激为最适刺激。

在一定的刺激强度下，不同的刺激频率可使肌肉出现不同的收缩形式：①如果刺激的间隔时间大于肌肉收缩的收缩期与舒张期之和，刺激引起肌肉出现一连串的单收缩。②随刺激频率增加，刺激间隔时间缩短，如果刺激的间隔时间大于收缩期但小于收缩期与舒张期之和，则后一刺激引起的肌肉收缩落在前一刺激引起收缩过程的舒张期内，描记出锯齿状的不完全强直收缩波。③如果刺激的间隔时间小于收缩期，则后一刺激引起的肌肉收缩落在前一刺激引起收缩的缩短期内，各次收缩可以融合而叠加，锯齿波消失，出现完全强直收缩。

实验实训内容

一、仪器与材料

蟾蜍（或蛙）。蛙类解剖器械 1 套、生物信号采集处理系统、刺激电极、肌肉张力换能器、铁支架、双凹夹、小烧杯、滴管、线。林格氏液。

二、步骤

1. 制备腓肠肌标本

（1）破坏脑脊髓：方法见任务 2.1。

（2）剪开一侧下肢皮肤，暴露腓肠肌。脚趾部与股骨部用蛙钉固定于蛙板上。

（3）在跟腱下穿一丝线并结扎，在远端剪断跟腱。

（4）将结扎跟腱的线提起，用细剪使腓肠肌与胫骨分离。

2. 标本与仪器的连接　垂直提起腓肠肌上的结扎线，连接于肌张力换能器的取压头小孔上，将换能器输出连于计算机的输入通道，刺激电极固定在铁夹上，使其与腓肠肌接触良好，刺激电极的连线接于计算机程控刺激器输出端。

三、项目和结果观察

1. 观察项目

（1）刺激强度和肌肉收缩的关系：打开计算机，双击生物信号采集处理系统快捷图标，进入主界面。单击顶级菜单“实验项目”时，下拉式菜单将弹出。这时当选中“肌肉神经实验”时，会向右弹出具体实验的子菜单，选定“刺激强度与反应的关系”项单击，界面上出现参数选择对话框，根据实验实训需要填入合适的数据后单击确定，便开始记录结果。实验方式最好单击程控。

生物信号的观察：信号通道窗口可见当刺激器的电压强度调到最小，给予肌肉刺激时，肌肉未出现收缩反应，逐个增加刺激强度，刚好能使肌肉收缩的刺激强度为该标本的阈强度或阈值，此时的刺激就是阈刺激。在此之前的刺激均为阈下刺激。达到阈值后再逐个增加刺激强度，肌肉收缩的幅度也随之增大（因兴奋的肌细胞数目随之增多）。直至连续几次而收缩的幅度不再增大时（此时兴奋的肌细胞数目已达到最多），引起最大收缩的最小的一个刺激即最适刺激。

（2）刺激频率与反应的关系：单击顶级菜单“实验项目”，在“肌肉神经实验”中选定“刺激频率与反应的关系”项单击，出现对话框后，填入合适的数据（如单收缩、不完全强直收缩和完全强直收缩的刺激频率的设置可以分别是 1 次 / 秒、6 次 / 秒、20 次 / 秒）并单击现代实验或经典实验，便开始记录结果。

生物信号的观察：选择的实验类型不同，将记录出不同形式的结果（如果选择的是经典实验，它是指以对话框中设置的刺激强度和频率进行刺激，只画出三组图形；若选择的是现代实验，它是指刺激强度不变，每次刺激频率递增量按设置的量一次次递加，画出许多组图形）。为了把图形做得满意，可根据实验图形调节对话框的数据。经典实验主要是调节三种收缩形式的刺激频率（Hz）和刺激强度（V）；现代实验主要是进行刺激强度和刺激频率增量即频率阶梯的设置。调节或设置好后，即可记录出几个单收缩曲线和一段不完全强直收缩以及完全强直收缩的曲线。

2. 结果处理　将实验实训结果进行图形剪辑，并在剪辑页上书写实验实训标题，标出阈强度、最适刺激强度、单收缩、不完全强直收缩、完全强直收缩。

四、注意事项

1. 避免用手指和金属器械接触或夹持标本，避免损伤神经，并常滴林格氏液湿润肌肉，放置标本时要保持其自然长度。

2. 保持刺激电极与腓肠肌的良好接触，实验实训中要避免只有一根电极接触。

3. 每次连续刺激一般不要超过 3 ～ 4 秒。单刺激或连续刺激后，让肌肉短暂休息 0.5 ～ 1 分钟，以免肌肉疲劳。

任务 2.3　凝血时间测定及药物的体外抗凝血作用

实验实训目标

【知识目标】 掌握凝血时间测定的原理和方法；了解抗凝药物的作用机制和应用。

【能力目标】 能够准确测定凝血时间；能够根据实验结果评估抗凝药物的效果。

【素质目标】 具备较强的实验操作技能和动手能力；具备科学的思维方式和一定的分析问题、解决问题的能力及创新精神；具有良好的沟通协调能力、团结协作精神；具有优秀的职业道德和职业精神。

药物体外抗凝作用通常是基于凝血时间的测定。凝血时间是指血液从血管中流出后，在体外形成血凝块所需要的时间。抗凝药物可能通过抑制凝血因子的活性或干扰凝血过程来延长凝血时间。不同的药物在体外抗凝血时间会有所不同。本次将选取不同的药物来观察在体外的抗凝血时间的差异。

实验实训内容

一、仪器与材料

家兔。哺乳动物手术器械 1 套、离心机、恒温水槽、试管、移液器、计时器。生理盐水、2% 草酸钾、0.3% 氯化钙、1% 氯化钙、20% 乌拉糖、肝素、双香豆素、枸橼酸钠。

二、步骤

1. 取小试管 4 支，分别加入 0.1 mL 生理盐水、双香豆素、肝素、枸橼酸钠，再取 1 支大试管，加入 2%

草酸钾溶液 0.5 mL。

2. 取健康家兔 1 只，心脏内取血 5 mL，摘下针头，迅速注入已加有草酸钾溶液的大试管中，轻轻倒转混匀。立即向上述 4 支小试管各加入兔血 0.9 mL，同时加入 0.3% 氯化钙溶液 0.1 mL，混匀后放入 37 ℃ 恒温水浴中，启动秒表开始计时。

3. 每隔 30 秒将试管轻轻地倾斜一次，以倾斜时血液不再流动时作为该管的凝血时间，如有两管在 20 分钟内不出现凝血，则分别再加入 1% 氯化钙溶液 0.1 mL，混匀后依上述方法继续观察凝血时间。

4. 比较加入抗凝药物前后的凝血时间，评估抗凝药物的效果。

备注：取血方法也可采用颈总动脉放血法，即取家兔 1 只，耳缘静脉注射 20% 乌拉糖（1 g/kg）麻醉，固定于兔手术台，颈部正中切口，分离出一侧颈总动脉，结扎远心端，近心端用动脉夹阻断血流后沿向心方向插入一塑料管，松开动脉夹即可取血。

三、注意事项

1. 实验实训所用试管须管径均匀，清洁干燥。

2. 取血动作要快，以防凝血。实验实训前血液中若有出现凝血块，则不可再供使用。

3. 加钙后应立即放入水浴，并力求每管自加钙到放入水浴中的时间间隔要一致，一般时间不要超过 3 分钟。

任务 2.4　ABO 血型鉴定

实验实训目标

【知识目标】掌握血型鉴定与交叉配血的方法，了解本人的血型。

【能力目标】能够进行血型鉴定；能够解释血型和输血原则的重要性。

【素质目标】具备较强的实验操作技能和动手能力；具备科学的思维方式和一定的分析问题、解决问题的能力及创新精神；具有良好的沟通协调能力、团结协作精神；具有优秀的职业道德和职业精神。

ABO 血型系统，是根据红细胞膜上有无 A、B 抗原，将人类的血液分为 A、B、AB 和 O 型。ABO 血型鉴定是将受试者红细胞分别加入抗 A 血型定型试剂（蓝色）与抗 B 血型定型试剂（黄色）中，观察有无凝集现象，从而测知受试者红细胞上有无 A 或 / 和 B 抗原，以此来鉴定受试者的血型。

实验实训内容

一、仪器与材料

显微镜、离心机、采血针、玻片、滴管、1 mL 吸管、小试管、试管架、牙签、消毒注射器及针头。

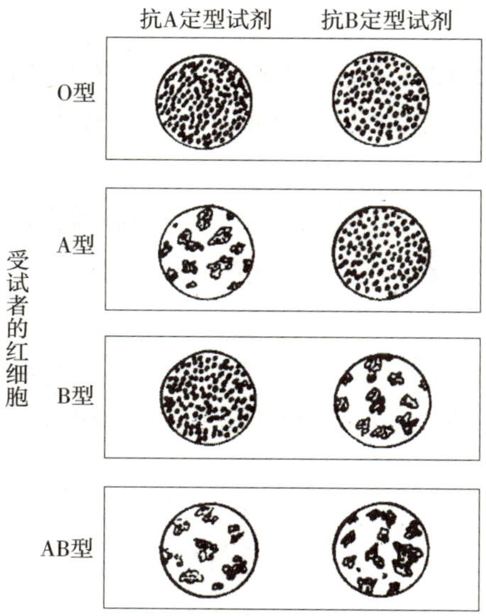

图 2-3 ABO 血型检查结果判断

抗 A 与抗 B 血型定型试剂、生理盐水、75% 乙醇、碘酒、棉球、消毒棉签。

二、步骤

ABO 血型鉴定玻片法

（1）取抗 A 与抗 B 定型试剂各 1 滴，滴在玻片的两侧，分别标明 A 与 B。

（2）用 75% 酒精棉球消毒左手无名指，用消毒采血针刺破皮肤。滴 1 滴血于盛有 1 mL 生理盐水的小试管中，混匀制成红细胞悬液（浓度为 5%）。

（3）用滴管吸取红细胞悬液，分别滴 1 滴于玻片两侧的血清上，用两支牙签分别混匀（注意严防两种血清接触）。

（4）5 ～ 10 分钟后肉眼观察有无凝集现象。根据图 2-3 判定血型。

三、注意事项

1. 实验实训用具严格消毒，请勿污染，采血针要做到一人一针，不可混用。

2. 取血不宜太少，以免影响观察结果。

3. 牙签搅动血清时，切不可使抗 A 和抗 B 两种试剂发生混合。

4. 注意区别凝集现象与红细胞叠连。红细胞叠连经搅动后呈烟雾状散开，而红细胞凝集则不散开，且液滴透亮，凝集块越来越大。

任务 2.5 期前收缩与代偿间歇

实验实训目标

【知识目标】 掌握期前收缩及代偿间歇的发生机制。

【能力目标】 学会活体蛙或蟾蜍心搏动曲线的记录方法；学会使用生物信号采集处理系统；在心脏活动的不同时期给予刺激时，观察并验证心肌兴奋性阶段性变化的特征；能够解释期前收缩的机制。

【素质目标】 具备较强的实验操作技能和动手能力；具备科学的思维方式和一定的分析问题、解决问题的能力及创新精神；具有良好的沟通协调能力、团结协作精神；具有优秀的职业道德和职业精神。

心肌的兴奋性呈周期性变化，特征是有效不应期长，几乎占据了整个心肌收缩期和舒张早期。在此期内给予任何刺激，心肌细胞不会再次兴奋和收缩。在心室肌有效不应期之后的相对不应期、超常期，心室处于舒张期，此时给予单个阈上刺激，产生一次正常节律以外的收缩反应，称为期前收缩。而后到达的正常节律恰好落在期前收缩的收缩期时，心室不再发生反应，须待下一次兴奋才能发生收缩反应。因此，在期前收缩之后，就会出现一个较长时间的舒张，称为代偿间歇。

实验实训内容

一、仪器与材料

蟾蜍（或蛙）。蛙类手术器械1套、单电极或双电极、生物信号采集处理系统、张力换能器、刺激器、橡皮泥或电极支架、滴管、双凹夹、蛙心夹、蛙板、蛙针。林格氏液。

二、步骤

1. 手术　取蟾蜍（或蛙）1只，破坏脑和脊髓后，仰卧位固定在蛙板上，开胸暴露心。用眼科剪剪开心包膜。

2. 仪器准备　接通电源，将张力换能器与所选通道连接，用带连线的蛙心夹在心脏舒张期夹住心尖约2 mm，将线连至张力换能器（图2-4）。调节灵敏度、速度，使记录的波形大小适中，清晰可辨。连接刺激器，使两极和心室肌密切接触。

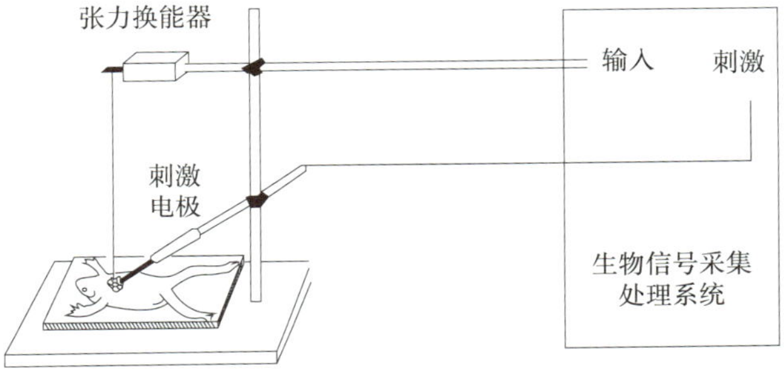

图2-4　蛙心与记录仪、张力换能器的连接装置

三、项目和结果观察

1. 描记正常心搏活动曲线，观察曲线与心室收缩、舒张的关系及频率。

2. 选择刚能引起心室发生期前收缩的刺激强度（于心室舒张期调试），分别在心室收缩的收缩期和舒张期给予单个刺激，观察心搏曲线有无变化。

3. 以同等刺激强度，分别在心室舒张的早期、中期和晚期给予单个刺激，观察心搏曲线的变化。

四、注意事项

1. 用蛙心夹夹心尖时勿损伤心室。
2. 刺激电极的两极在心缩期和心舒期均要与心室接触良好。
3. 实验实训中经常给蛙心滴加林格氏液，以防心肌组织干燥。
4. 引起期前收缩后，须间隔一段时间再给予心脏第二次刺激。

任务 2.6　哺乳动物实验的一般知识和基本操作技术

实验实训目标

【知识目标】掌握实验动物的选择、麻醉和固定方法，以及急性动物实验的基本操作技术。

【能力目标】能够团队协作完成动物实验的各项手术操作。

【素质目标】具备较强的实验操作技能和动手能力；具备科学的思维方式和一定的分析问题、解决问题的能力及创新精神；具有良好的沟通协调能力、团结协作精神；具有优秀的职业道德和职业精神。

实验实训内容

一、实验动物的选择、准备、麻醉和固定

（一）实验动物的选择和准备

为了获得理想的实验结果，必须选用健康的动物。健康的温血动物表现为行动活泼，反应灵活，毛色光泽，两眼明亮，眼、鼻无分泌物等。如果进行慢性实验，还应选择健壮的动物，因老弱动物往往反应迟钝或过敏，对麻醉和手术的耐受性差，术后也不易恢复健康。此外，还应根据实验的内容和要求对实验动物的种类和个体进行选择，使其基本状况和条件符合预定实验的要求。例如，要研究主动脉神经的作用时，常选用家兔，因为它的主动脉神经在颈部自成一束，便于分离和研究；如果进行生殖或性腺的研究，就要选用合适性别的动物。

一般动物在实验前禁食 12 小时，但饮水不限。如进行慢性实验，在手术前数天便应对动物进行训练，以了解该动物是否适合做此实验，并使其熟悉环境与实验者，同时应加强营养的补充。

手术前一天要给动物剃毛，必要时洗澡，以便于消毒处理。动物手术后，宜由实验者亲自护理和喂养，以及时了解术后动物的恢复情况。

（二）实验动物的麻醉

1. 麻醉物的选择及用法　在施行手术之前，需将动物麻醉。不同的麻醉药对动物生理功能的影响不同，其副作用和麻醉效果也不同。为了保证实验的顺利进行和获得正确的实验结果，要选择合适的麻醉药。理想的麻醉药应具备以下几个条件：①麻醉完善，使动物完全无痛，麻醉时间大体上能满足实验的要求。②对动物的毒性最小。③对所研究的功能影响最小。④使用方便。可用于生理学动物实验的麻醉药物种类较多，如乙醚、氨基甲酸乙酯、氯醛糖和巴比妥类等，现仅介绍其中三种。

（1）乙醚：乙醚是一种挥发性麻醉药，可用于各种动物的麻醉，尤其适用于狗、猫、兔等较大的动物。其用法一般采用开放式吸入，但不同动物使用的剂量和方法有所不同。由于乙醚具有刺激性，故一般应在麻醉前半小时左右，先给动物注射吗啡和阿托品等药物，以减少其副作用。采用乙醚麻醉的优点是麻醉的深度易掌握，比较完全，术后苏醒较快等；缺点是需要专人管理，在麻醉初期动物常出现强烈的兴奋现象，对呼吸道的刺激较强。

（2）氨基甲酸乙酯：又名乌拉坦，是一种非挥发性麻醉药，多数动物都可使用，常用于麻醉小动物。它对狗的作用较慢，对家兔的麻醉作用较强，故常用于家兔的急性实验。与乙醚相比较，氨基甲酸乙酯的优点是使用方法简便，一次给药便可维持较长时间的麻醉状态，手术或实验过程中无须专人管理麻醉，而且麻醉过程较平稳，动物无明显挣扎现象；缺点是苏醒缓慢。此药易溶于水，使用时常配成 20% ～ 25% 的溶液。兔、狗、猫的使用剂量为 0.7 ～ 1.0 g/kg，可采用静脉注射、腹腔注射或直肠灌注。值得注意的是，此药在低温下易形成结晶析出，使实际浓度降低，此时应加温溶解后使用。

（3）戊巴比妥钠：为白色粉末，用时配成 3% ～ 5% 的水溶液，由静脉或腹腔注射。一次给药的麻醉时间为 3 ～ 5 小时，对狗和鼠类的麻醉效果较好。狗和兔的使用剂量为 25 ～ 35 mg/kg，猫为 40 mg/kg，鼠为 35 ～ 50 mg/kg。高浓度的戊巴比妥钠对心肌和血管平滑肌有抑制作用，还能抑制心血管反射活动，不宜用于研究心血管功能的实验动物麻醉。戊巴比妥钠对其他各种平滑肌也有抑制作用。另外，它还能抑制呼吸中枢。注射速度不宜过快，使用剂量也不宜过大。

常用的非挥发性麻醉药如乌拉坦、氯醛糖和戊巴比妥钠等，其主要的给药途径为静脉注射、腹腔注射或肌内注射。兔、狗等动物常用静脉注射麻醉。

2. 常用实验动物的麻醉

（1）兔的麻醉：常用耳缘静脉（图 2-5）注射麻醉。先称量动物体重，再按所需麻醉药的剂量用注射器抽取药液。注射针头要与注射器的接头紧密相接；注射针头的斜面应与注射器上的刻度在同一方向，以便于观察注射的药量；抽取的药量最好比计算的药量略多一些，因为有些动物的实际需要量比所计算的药量大一些；注射前还要排尽注射器中的空气。兔耳外缘的血管为静脉，中央的血管为动脉。先拔去注射部位的毛，并轻揉局部使之充血。随后用左手示指和中指（也可用动脉夹）夹住耳缘静脉近心端，以阻断血液回流使血管充分充盈。再用左手的拇指和环指固定兔耳郭，右手持抽好麻醉药的注射器，将针头顺着静脉回流的方向刺入静脉内。确认针头在血管内后，再将针头向前推进几毫米，以防针头滑出血管，左手拇指和示指移至针头处以夹持固定静脉内的针头（如果使用了动脉夹，应将动脉夹取下来），右手缓慢将药液注入静脉内。注射时如阻力过大或局部肿胀，说明针头不在血管内，应拔出针头重新进行静脉穿刺。注射完毕拔出针头后，针孔处用棉球压迫止血。注射部位应从静脉的远心端（即耳尖部）开始，以便能进行多次重复注射。

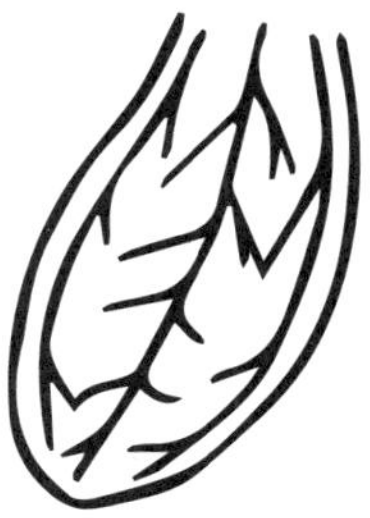

图 2-5　兔耳缘静脉

（2）狗的麻醉：常用前肢内侧的头静脉或后肢小腿外侧的小隐静脉注射麻醉。

（3）小白鼠的麻醉：根据需要选用吸入麻醉或注射麻醉，注射麻醉时多采用腹腔注射法。有时也可用乙醚吸入麻醉。

（4）大白鼠的麻醉：多采用腹腔注射麻醉，也可用吸入麻醉。

（5）豚鼠的麻醉：可进行腹腔注射麻醉，也可将药液注入背部皮下进行麻醉。

（6）猫的麻醉：猫易怒伤人，施行静脉麻醉较困难，故常采用腹腔注射麻醉。

3. 麻醉深度的判断　综合观察以下几项指标。

（1）呼吸：若动物呼吸加快或不规则，说明麻醉过浅；若呼吸由不规则转变为规则且平稳，表明已达到麻醉深度；若动物呼吸明显变慢且以腹式呼吸为主，说明麻醉过深。

（2）反射活动：主要观察角膜反射或睫毛反射。若动物的角膜反射仍然灵敏，说明麻醉过浅；若角膜反射迟钝，表明麻醉程度合适；若角膜反射消失伴瞳孔散大，表明麻醉过深。

（3）肌肉张力：若动物肌张力亢进，一般说明麻醉过浅；若全身肌肉松弛，表示麻醉合适。

（4）疼痛反应：麻醉过程中可随时用止血钳或有齿镊子夹捏动物趾部皮肤。若反应仍然灵敏，说明麻醉过浅；若反应非常迟钝，表示麻醉程度合适。

4. 使用麻醉药的注意事项

（1）要根据动物的品种、健康状况、实验内容等决定应用麻醉药的种类和剂量。

（2）静脉注射麻醉时，注射速度应前 2/3 量快、后 1/3 量慢，否则会导致动物强烈反应，甚至死亡。

（3）在整个麻醉过程中，必须密切注意动物的状况，随时观察判断动物麻醉程度的四项指标。当夹捏皮肤的反应消失，头颈及四肢肌肉松弛，呼吸深慢，角膜反射迟钝或消失，即应停止麻醉，可进行手术。

（4）麻醉过浅或实验过程中动物逐渐醒来，出现挣扎、呼吸急促及鸣叫等反应时，应补注麻醉药，但一次不宜超过原剂量的 1/5。待动物安静和肢体松弛后，继续进行实验。

（5）麻醉过量时，应根据动物不同情况灵活、及时地处理。若呼吸慢而不规则，但血压和心率基本正常，应进行人工呼吸，必要时给予苏醒剂。若动物呼吸停止，血压下降，心跳微弱或停止，则应迅速进行人工呼吸，如有条件可吸氧，静脉注射适量温热的 5% 葡萄糖溶液、1∶1 000 肾上腺素 0.1 ～ 0.3 mg（也可用长针头向心腔内注射肾上腺素）及苏醒剂。常用的苏醒剂有咖啡因（1 mg/kg）、尼可刹米（2 ～ 5 mg/kg）、山梗菜碱（0.3 ～ 1 mg/kg）等。必要时打开胸腔直接按摩心脏。

（三）实验动物的固定

在实验过程中，为了手术操作方便和观察记录，必须适当限制动物的活动。在做预备手术和急性实验时，需将麻醉后的动物固定在手术台或实验台上。一般多采用仰卧位或俯卧位，前者适用于做颈、胸、腹、股等部位的实验，后者适用于做脑和脊髓部位的实验。有时也采用侧卧位。

1. 兔的固定

（1）头部固定：如动物于仰卧位固定，可用一根粗棉线，一端牵拉着动物的两颗上门齿，另一端固定在手术台前端的支柱上。此固定法操作简便，头颈平直，故常在手术和急性实验中采用。此外还可用兔头夹固定头部。如做头颅部手术时，于俯卧位用马蹄形头固定器或脑立体定位仪固定头部。

（2）四肢固定：先用绳索打好固定四肢的活扣结，分别套在前肢腕关节的上部和后肢踝关节的上部，然后将扣结拉紧。如动物取仰卧位，则两前肢须平直放在两侧，再将固定左右两前肢的两根绳索从动物背后交叉穿过，压住对侧前肢小腿部，并固定在手术台两侧的固定孔上。将两后肢左右分开，绑在手术台两侧的固定孔上。如动物于俯卧位固定，则固定两前肢的两根绳不交叉，可直接固定在同侧手术台的固定孔上。

2. 猫、狗的固定　猫、狗的头部和四肢固定可参照兔的固定方法进行，其头部也可用猫头夹或狗头夹固定。

二、急性动物实验的基本操作技术

（一）切口和止血

用哺乳动物进行实验时，在做皮肤切口之前，应先将预定手术部位及其周围的长毛剪去。然后选好确切的切口部位和范围，必要时做标记。切口的大小要适当，既要便于实验操作，也不可损伤过大。术者先用左手拇指和另外四指将预定切口上端两侧的皮肤绷紧固定，右手持手术刀，以适当的力量一次全线切开皮肤和皮下组织，直至肌层表面。若肌纤维走行方向与切口方向一致，可剪开肌膜，用止血钳或手指将肌纤维钝性分离至所需长度，否则便需将肌肉横行切断，并用线结扎肌肉残端止血，切口由外向内，应外大内小，以便观察和止血。

在手术过程中，必须及时注意止血。如微血管渗血，用温热盐水纱布轻压即可止血。不可揩擦组织，以防组织损伤和血凝块脱落。如较大血管出血，需先用止血钳将出血点及其周围的少许部分组织一并夹住，然后用线结扎。如更大血管出血，或血管虽不很大但出血点较多且比较集中（如肌肉的横断面），最好用针线缝局部组织，进行贯穿结扎，以免结线松脱。大动脉破裂出血时，切不可用有齿的镊子或血管钳直接夹住管壁，而应先用纱布压住出血部位，吸干血后，小心移开纱布，观察出血点位置，迅速用动脉夹

（或止血钳）夹住血管残端，再进行结扎止血。

开颅过程中，如果颅骨出血，可用湿纱布吸去血液后，迅速用骨蜡涂抹止血。如遇硬脑膜上的血管出血，可结扎血管残端，或用烧灼器封口。如遇软脑膜上的血管出血，应该轻轻压上止血海绵，促进血液凝固而止血。

在实验间歇期间，应将创口暂闭合，或用温盐水纱布盖好，以防组织干燥和体内热量散失。

（二）肌肉、神经与血管的分离

分离肌肉时，应该用止血钳在整块肌肉与其他组织之间，顺着肌纤维方向，将肌肉一块块地分离。绝不能在一块肌肉的肌纤维间任意穿插。如果在肌纤维间操作，不仅容易损伤肌肉中的血管而引起出血，而且也很难将肌肉分离。若必须将肌肉切断，应先用两把止血钳夹住肌肉（对于小块或薄片肌肉，也可用两根丝线结扎），然后在两止血钳间切断肌肉，并结扎切断的肌肉残端。

神经和血管都是比较娇嫩的组织，因此在分离过程中要耐心、仔细、动作轻柔。切不可用带齿的镊子进行分离，也不许用止血钳或镊子夹持，以免其结构或功能受损。在分离粗大的神经干或血管时，应先用蚊式止血钳将神经或血管周围的结缔组织稍加分离，然后用玻璃分针或眼科镊将其从其周围的结缔组织中游离。游离段的长短，视需要而定。在分离细小的神经或血管时，要特别注意保持局部的自然解剖位置，不要把结构关系弄乱，同时需要用眼科镊或玻璃分针轻轻地进行分离。

分离完毕后，在神经或血管的下方穿以浸透生理盐水的缚线（根据需要穿 1 根或 2 根）备用。然后盖上一块浸以生理盐水的棉花或纱布，以防组织干燥，或在创口处滴加适量温热（37 ℃左右）的液状石蜡，使神经浸泡其中。

（三）气管切开及气管插管术

气管切开及气管插管术是哺乳类动物急性实验中常用的手术。一方面切开气管和插入气管插管可保证呼吸道通畅，另一方面为实验要求做准备。

气管位于颈部正中位，全部被胸骨舌骨肌与胸骨甲状肌覆盖。用止血钳分开左右胸骨舌骨肌，在正中线沿其中缝插入并向前后两端扩张，钝性分开肌肉。注意止血钳不能插入过深，以免损伤气管或其他小血管。也可用两示指沿左右胸骨舌骨肌中缝轻轻向上下拉开，此时即可见到气管。

在喉头以下气管处，分离一段气管与食管之间的结缔组织，并穿 1 根浸过生理盐水的棉线备用。于甲状软骨下 1 ～ 2 cm 处的两个软骨环之间，用手术刀或剪刀将气管横向切开，再向头端做一纵向小切口，使呈倒 T 形，将管径适当的气管插管由切口向胸端插入气管腔内，用备用线结扎，再在插管的侧管上打结固定，以防插管滑出（图 2-6）。

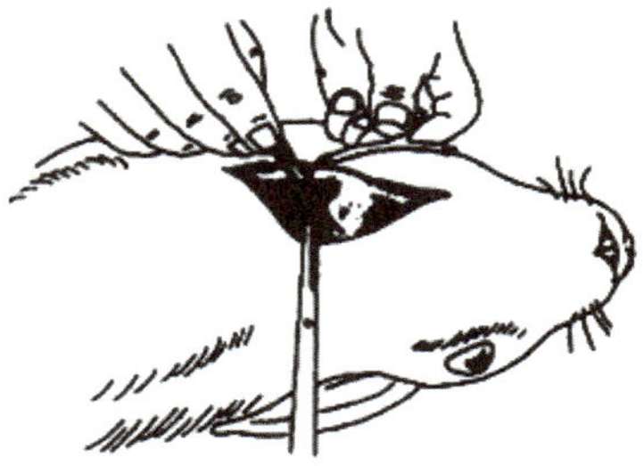

图 2-6 气管插管

插入插管后要仔细检查，若管内有血液，必须拔出插管，经止血处理后重新插管。

（四）颈总动脉的分离与插管

在急性实验中，颈总动脉插管作测量动脉血压或放血用。

颈总动脉位于气管外侧，其腹面被胸骨舌骨肌和胸骨甲状肌覆盖。分离两条肌肉之间的结缔组织，可找到呈粉红色较粗大的血管，用手指触之有搏动感，即为颈总动脉。

颈总动脉与颈部神经被结缔组织膜束在一起，称颈部血管神经束。用左手拇指和示指抓住颈皮和颈肌，以中指顶起外翻，手持蚊式止血钳或玻璃分针，顺血管神经的走行方向分离出颈总动脉。此时应注意，颈总动脉在甲状腺附近有一较大的侧支，为甲状腺前动脉，分离时勿将其切断。分离过程中，应不时地用生理盐水湿润手术野，并拭去附近的血液。为了便于插管或做颈总动脉减压反射等操作，颈总动脉应尽量分离得长一些，大白鼠、豚鼠为 2 ～ 3 cm，兔为 3 ～ 4 cm，狗为 4 ～ 5 cm。

颈总动脉插管时用导管内径为 0.1 ～ 0.2 cm 的塑料管或硅胶管，插入端剪成斜面，其内充满肝素生理盐水溶液。分离的颈总动脉下置两根备用线，用一根结扎动脉远心端，用动脉夹夹住近心端，另一根线打一活结于动脉夹与远心端结扎线之间。用眼科剪在颈总动脉上靠远心端结扎线处，呈45°剪一V形小口，约为管径的1/3或1/2，用导管插入动脉管腔1～2 cm，然后用线打结，其松紧以放开动脉夹后不致出血为度。结扎固定后再围绕导管打结固定，以免导管滑脱。未测量血压前暂勿放开动脉夹。

（五）胆总管插管

沿剑突下正中切开长约10 cm的切口，打开腹腔，沿胃幽门端找到十二指肠，于十二指肠上端背面可见一黄绿色较粗的肌性管道，即为胆总管。

在近十二指肠处仔细分离胆总管，并在其下方置一棉线，于靠近十二指肠处的胆总管上剪一小口，向胆囊方向插入细塑料管并结扎固定。塑料管插入胆总管后，立即可见绿色胆汁从插管流出，如不见胆汁流出，则可能是未插入胆总管内，应取出重插。

注意：插管应基本与胆总管相平行，才能使之引流通畅。

（六）膀胱与输尿管插管

常用狗、兔等做膀胱或输尿管插管手术。

1. 膀胱插管　于耻骨联合上方沿正中线做4～5 cm长切口，再沿腹白线切开腹壁，打开腹腔。暴露膀胱，将其上翻，结扎尿道。在膀胱顶部血管较少的部位剪一小口，插入膀胱插管，用线将切口处的膀胱壁结扎并固定于插管上。

注意：膀胱插管的另一端为尿液出口处，应低于膀胱水平。

2. 输尿管插管　手术基本同膀胱插管。

将膀胱翻至体外后，在膀胱底两侧辨认输尿管，在输尿管靠近膀胱处，轻轻分离周围组织，于两侧输尿管下方穿线打一松结，用眼科剪于输尿管上剪一小口，将充满生理盐水的细塑料插管向肾脏方向插入，扎紧松结，两侧输尿管均同样插入插管，连接一Y形管引出体外。此时可见尿液从插管中慢慢逐滴流出。

注意：①插管要插入输尿管管腔内，不要插入管壁肌层与黏膜之间。②插管方向应与输尿管方向一致，勿使输尿管扭转，以妨碍尿液的流出。③辨认输尿管，需与输精管加以区别。

任务2.7　影响家兔动脉血压的因素

实验实训目标

【知识目标】 掌握动脉血压的神经调节和体液调节。

【能力目标】 学会哺乳动物动脉血压的直接测量法；观察并分析神经体液因素对动脉血压的影响。

【素质目标】 具备较强的实验操作技能和动手能力；具备科学的思维方式和一定的分析问题、解决问题的能力及创新精神；具有良好的沟通协调能力、团结协作精神；具有优秀的职业道德和职业精神。

心血管活动受神经和体液因素的调节，动脉血压是心血管活动的指标。支配心血管的神经主要为心交感神经、心迷走神经和心交感缩血管神经。神经调节主要通过各种心血管反射实现，其中较重要的反射是颈动脉窦压力感受器反射和主动脉弓压力感受器反射。该反射的感受器位于颈动脉窦和主动脉弓，传入神经为主动脉神经与窦神经。家兔的主动脉神经在解剖上为独立的一条，称为减压神经。电刺激该神经，可观察动脉血压的波动。此外，动脉血压还受体液因素的调节，静脉注射某些受体激动剂或拟似药，可观察它们对动脉血压的调节。

实验实训内容

一、仪器与材料

家兔，体重为 2.5 ～ 3.0 kg。生物信号采集处理系统、血压换能器、手术台、哺乳动物常用手术器械、止血钳、眼科剪、双凹夹、动脉导管、动脉夹、保护电极、纱布、棉球、丝线、注射器。生理盐水、3.8% 枸橼酸钠、20% 氨基甲酸乙酯、肝素（300 U/mL）、肾上腺素（1∶10 000）、去甲肾上腺素（1∶10 000）等。

二、步骤

1. 仪器准备 将动脉导管与血压换能器相连，通过三通开关用肝素溶液充灌血压换能器和动脉导管，排尽血压换能器与动脉导管中的气泡，然后关闭三通开关备用。

2. 麻醉与固定 动物称体重。沿静脉注入 20% 氨基甲酸乙酯（1 g/kg）。待动物麻醉后，仰卧固定在手术台上。

3. 手术

（1）分离颈部的神经和血管：剪去颈部的兔毛，沿颈部正中线切开皮肤，钝性分离皮下组织和肌肉，暴露气管。在气管的两侧分离出两侧迷走神经、减压神经和颈总动脉，穿线备用。按 1 000 U/kg 静脉注射肝素。

（2）插颈总动脉插管：分离左侧颈总动脉，尽可能向头端游离，穿线并结扎头端血管。用动脉夹夹闭其近心端，结扎处与动脉夹之间的颈总动脉长度约需 2 cm，在血管下穿线备用。用眼科剪在头端结扎线下方 0.5 cm 处的动脉壁上向心脏方向剪一斜切口，切口约为管径的一半，然后把充满肝素生理盐水的动脉插管由切口处向心脏方向插入动脉内。用已穿好的备用线扎紧血管和已插入的动脉导管，使动脉导管与动脉保持在同一水平线上。动脉导管另一端为血压换能器（动脉导管、连接管和血压换能器内预先排尽空气）。血压换能器与动物心脏保持在同一水平。

4. 记录血压变化 血压换能器的输入线与生理记录仪相连，缓慢移去动脉夹，打开三通开关可见到记录的血压变化曲线。

三、项目和结果观察

1. 观察一段正常血压曲线，辨认血压的一级波和二级波。
2. 用动脉夹夹闭右颈总动脉（或提备用线），阻断血流 15 ～ 25 秒，观察血压变化。
3. 沿纵轴牵拉左侧颈总动脉，观察血压变化。
4. 刺激减压神经，观察血压变化。结扎两侧减压神经，分别刺激其中枢端和外周端，观察血压变化。
5. 结扎两侧迷走神经，在结扎处中枢端剪断神经，用保护电极刺激迷走神经外周端，观察血压变化。
6. 从耳缘静脉注入 1∶10 000 肾上腺素 0.3 mL，观察血压变化。
7. 从耳缘静脉注入 1∶10 000 去甲肾上腺素 0.2 mL，观察血压变化。
8. 从右颈总动脉插管放血 50 mL，观察心率、血压变化。快速输入生理盐水 50 mL 后，观察心率、血压变化。

四、注意事项

1. 每做完一个项目，应等待血压恢复到对照血压后再进行下一个项目的实验。
2. 实验实训中要经常观察动物呼吸是否平稳、手术区有无渗血等，如出现问题，应及时处理。
3. 如果刺激右侧某条神经出现的变化不明显，可改为刺激左侧相同神经，再行观察。

任务 2.8　人体动脉血压的测量、心音的听诊和心电图的描记

实验实训目标

【知识目标】掌握人体动脉血压概念、正常值，心音产生原理及意义；掌握人体心电图的主要波形和间期的意义。

【能力目标】学会人体动脉血压的测量方法，能够判断动脉血压是否正常；能够找准心音听取的部位，分辨第一和第二心音；能够操作心电图机，并在心电图纸上标记心电图的主要波形和间期。

【素质目标】具备较强的实验操作技能和动手能力；具备科学的思维方式和一定的分析问题、解决问题的能力及创新精神；具有良好的沟通协调能力、团结协作精神；具有优秀的职业道德和职业精神。

实验实训内容

子任务 2.8.1　人体动脉血压的测量

测量人体动脉血压最常用的方法是间接测量法，即用血压计的袖带在肱动脉外加压，根据血管音的变化来测量血压。通常血液在血管内连续流动时没有声音，当将空气打入缠绕于上臂的袖带内，使其压力超过收缩压时，便可完全阻断肱动脉内的血流。此时，用听诊器在其远端听不见声音，如缓慢放气以逐渐降低袖带内压力，当外加压力稍低于肱动脉收缩压而高于舒张压时，血液可断续流过被压血管，形成湍流而发出声音，所听见的第一声作为收缩压值。继续放气，当袖带内压力刚低于舒张压时，血管内的血流由断续变为连续，声音突然由强变弱或消失，此时的外加压力作为舒张压值。

一、仪器与材料

血压计、听诊器。

二、步骤

1. 熟悉血压计的结构　血压计有两种，即水银柱式和表式。这两种血压计都包括三部分：橡皮袖带、加压的橡皮球、检压计。检压计是一个标有压力刻度的玻璃管，上端通大气，下端和水银贮槽相通。橡皮

袖带是一个外包布套的长方形皮囊，借橡皮管分别和水银贮槽及橡皮球相通。橡皮球有螺旋阀，供充气或放气之用。检查检压部分是否准确，主要看袖带内与大气相通时，水银柱液面是否在零刻度处，若不在零刻度处，可加入或减少水银贮槽的水银，使之达到零刻度。表式血压计的测压部分是以压力推动指针在表盘上旋转。它容易失灵，须经常校正。

2. 用听诊法测量动脉血压（图 2-7）

（1）让受试者静坐 5 ～ 10 分钟，脱去一臂衣袖。

（2）松开加压气球上的螺旋阀，驱出袖带内的残留气体，然后将螺旋阀旋紧。

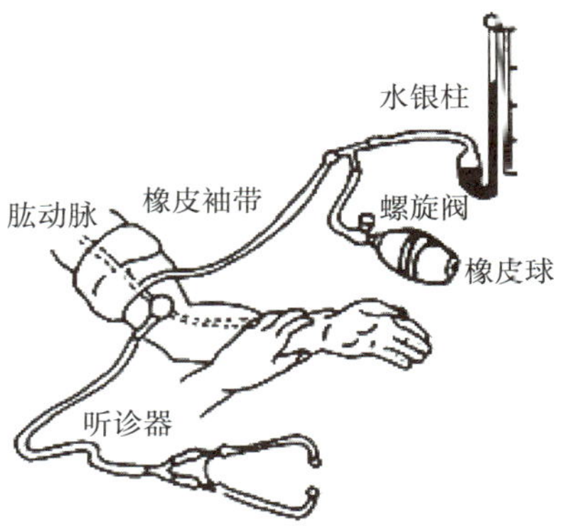

图 2-7　人体动脉血压测量方法示意图

（3）将听诊器两耳件放入外耳道，使耳件弯曲方向与外耳道一致。

（4）让受试者前臂平放于桌上，掌心向上，使上臂中段与心脏在同一水平，将袖带缠在上臂上，其下缘距肘窝上方 2 ～ 3 cm，松紧以能插入两个手指为宜。在肘窝内侧先触及肱动脉搏动，将听诊器胸件放在其上。

3. 观察项目

（1）测量收缩压：用橡皮球将空气打入袖带内，使检压计中水银逐渐上升到听诊器内听不到脉搏音为止，继续打气使水银再上升 20 mmHg 左右。随即松开气球螺旋阀，连续缓慢放气，减小袖带内压力，在水银柱缓慢下降的同时仔细听诊。突然出现“砰、砰”的脉搏音时，检压计上所表示水银柱刻度即代表收缩压。一般人收缩压为 90 ～ 139 mmHg。

（2）测量舒张压：继续缓慢放气，声音可有一系列变化，先由弱到强，然后由强突然变弱，最后完全消失。通常以声音由强突然变弱这一瞬间，检压计上所示的水银柱刻度为舒张压。也有以声音消失作为舒张压的。有少数人在血压计压力下降至零刻度时仍可听到声音。一般人舒张压为 60 ～ 89 mmHg。

（3）测量次数：动脉血压一般连续测量 2 ～ 3 次，以 2 次比较接近的数值取其平均数为准。血压记录用收缩压 / 舒张压 mmHg（或 kPa）表示。

（4）观察运动后的血压变化：将连接袖带的橡皮管接头摘开，令受试者以每秒一次的速度蹲起 50 次以上，运动完毕立即测量血压。（思考：与运动前的血压比较，有何差别？为什么？）

（5）观察半蹲位时的血压变化：令受试者将坐凳移开，半蹲位坚持 1 分钟，测量血压。（思考：与之前的血压比较，有何变化？为什么？）（最好将全部同学的结果进行统计学处理，这样更科学）

三、注意事项

1. 室内保持安静，以免影响听诊。

2. 无论采用何种体位测量血压，测量部位必须与心脏在同一水平。

3. 左右肱动脉常有 5 ～ 10 mmHg 压力差，须注意。

4. 发现血压超出正常范围时，可让受试者休息 10 分钟后复测。

子任务 2.8.2　人体心音的听诊

心音是由心脏瓣膜关闭和血液撞击心室壁、大动脉壁引起的振动所产生的。用听诊器在胸壁前听诊，在每个心动周期内可以听到两个心音。第一心音音调较低、历时较长、声音较响，是由房室瓣关闭和心室肌收缩振动所产生的，是心室收缩的标志，其响度和性质变化，常可反映心室肌收缩强、弱和房室瓣膜的机能状态。第二心音音调较高、历时较短、较清脆，主要是由半月瓣关闭产生振动造成的，是心室舒张的标志，其响度常可反映动脉血压的高低。

一、仪器与材料

听诊器或心音放大器。

二、步骤

1. 受试者安静端坐，胸部裸露。

2. 检查者戴好听诊器，注意听诊器的耳件应与外耳道开口方向一致（向前）。以右手示指、拇指和中指轻持听诊器胸件，将其紧贴于受试者胸部皮肤上，依次于二尖瓣听诊区→主动脉瓣听诊区→肺动脉瓣听诊区→三尖瓣听诊区（图 2-8）仔细听取心音，注意区分两个心音。

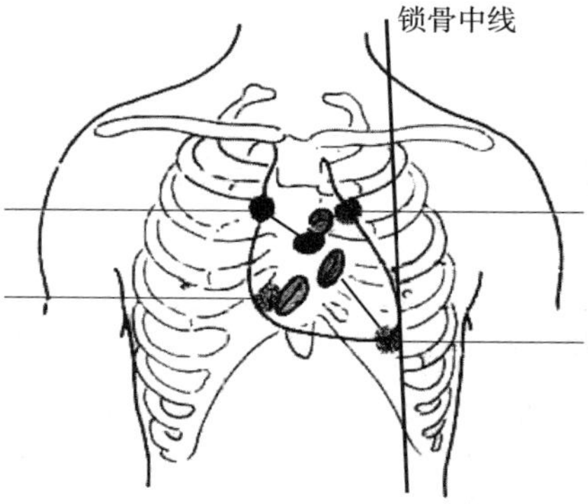

图 2-8　心脏瓣膜听诊区

3. 如难以区分两个心音，可同时用手指触诊心尖冲动或颈总动脉脉搏，此时出现的心音即为第一心音。然后再从心音音调高低、历时长短方面认真鉴别两个心音的不同，直至准确识别为止。

4. 听诊内容　包括心音、心率、心律、杂音等。

（1）受试者解开上衣，面向亮处坐好。检查者坐在对面。也可采取卧位听诊。

（2）望诊或触诊受试者心尖冲动的位置与范围。

（3）检查者在上述听诊部位顺次进行听诊。在心前区胸壁上的任何听诊区均可听到第一心音和第二心音。

（4）根据两个心音持续时间的长短、音调的高低、间隔时间与心尖冲动或颈总动脉脉搏的关系，仔细区分第一心音与第二心音。

（5）做蹲起 80 次后再听诊（思考：与运动之前比较，有何区别？）

三、注意事项

1. 室内必须保持安静，以利听诊。

2. 听诊器耳件应与外耳道方向一致。橡皮管不得交叉、扭结，切勿与其他物摩擦，以免产生摩擦音影响听诊。

3. 如呼吸音影响听诊，可令受试者暂停呼吸片刻。

子任务 2.8.3　人体心电图的描记

心肌在发生兴奋时首先出现电变化，心脏的兴奋有一定的顺序，出现一系列电位变化，这些电位变化通过心脏周围的组织和体液传到全身。在体表，按一定的引导方法把这些电位变化记录下来，所得图形即为心电图。心电图分析有助于临床某些心脏病变的辅助诊断。

一、仪器与材料

心电图机、导联线及地线、导电糊、分规（每组 1 个）。

二、步骤

1. 连接好心电图机的电源线、导联线和地线。打开电源开关预热 5 分钟。

2. 受试者静卧，放松肌肉。在手腕、足踝和胸前安放电极的部位涂少许导电糊，连接好电极和导联线。方法：红色—右手，黄色—左手，绿色—左足，黑色—右足，白色—胸前导线。

3. 调整心电图机放大倍数，使 1 mV 电压推动描笔向上移动 10 mm，此时，纵坐标每小格（1 mm）代表 0.1 mV。测量波幅时，凡向上的波形应从基线上缘测量至波峰的顶点，向下的波形应从基线下缘测量至波谷的底点。心电图纸的横坐标表示时间，受走纸速度的影响。常用走纸速度是 25 mm/s，横坐标每小格（1 mm）代表 0.04 秒。

4. 观察项目　在记录的心电图中辨认 P 波、QRS 波群、T 波、P-R 间期、Q-T 间期，进行下列项目的分析。

（1）心率的测定：测量相邻两个心动周期 P 波或 R 波的间隔时间，代入下面公式进行计算，求出心率。如心动周期之间的时间间距显著不等，可取 5 个心动周期的 R-R 间隔时间（或 P-P 间隔时间），求得平均值代入公式。

$$\text{心率（次/分）}=\frac{60}{\text{R-R}_{\text{隔}}(\text{或P-P}_{\text{隔}})}$$

（2）心律的分析

①主导节律的判定。

②心律是否规则整齐，有无期前收缩或异位节律。

③窦性心律的心电图表现：P 波在Ⅰ导联、Ⅱ导联、aVF 导联中直立，aVR 导联中倒置；正常 P-R 间期为 0.12 ～ 0.20 秒。最大的 P-P 间隔和最小的 P-P 间隔时间相差在 0.12 秒以上，称为心律不规整。成年人正常窦性心律在 60 ～ 100 次 / 分。

（3）心电图各波段的分析。

三、注意事项

1. 在描记心电图时，受试者的呼吸应保持平稳，肌肉放松，避免肌肉震颤；引导电极与皮肤应紧密接触。

2. 记录完毕，先切断电源，将电极擦净，各旋钮转回关的位置。

任务 2.9 急性心肌梗死模型制备及检验

实验实训目标

【知识目标】 掌握冠状动脉血液循环的特点。

【能力目标】 学会大鼠冠状动脉左降支结扎法制备大鼠急性心肌梗死模型；能够比较并分析结扎前后心电图的变化。

【素质目标】 具备较强的实验操作技能和动手能力；具备科学的思维方式和一定的分析问题、解决问题的能力及创新精神；具有良好的沟通协调能力、团结协作精神；具有优秀的职业道德和职业精神。

冠状动脉结扎法能人为地仿造临床心肌梗死过程的冠状动脉梗死，其梗死部位、分布范围稳定。通过模拟心肌梗死，可以充分说明冠脉血流特点：突然梗死时，难以建立侧支循环。

急性心肌梗死心电图变化

实验实训内容

一、仪器与材料

SD 大鼠（Sprague-Dawley 大鼠）1 只，雌雄不限，体重 200 g 左右。动物呼吸机、心电图机、哺乳动物手术器械、手术台、气管插管（直径 2 mm 左右普通塑料管，消毒）、1.5% 戊巴比妥钠、一次性注射器、无菌手套、缝线、无菌棉球等。

二、步骤

1. 麻醉及心电图记录　大鼠称重后用 1.5% 戊巴比妥钠（0.2 mL/100 g）腹腔注射，麻醉后仰卧固定于手术台板上。手术野皮肤去毛。同时连心电图机，皮下进针插入电极，右前肢红色电极；左后肢绿色电极；右后肢黑色电极，记录Ⅱ导联心电图。

2. 气管插管　大鼠仰卧固定于手术台上。沿颈部中线切开皮肤，分离组织暴露气管，沿第 3 ～ 4 气管软骨环剪一倒 T 字形切口，插入气管插管，并固定好。

3. 开胸及冠状动脉结扎　人工呼吸下，在胸骨左缘扪及心脏搏动处纵行切开皮肤约 3 cm，逐层分离皮下组织、肌肉，于第 4 肋间开胸，剪开心包，挤压右侧胸腔使心脏暴露于胸腔外，或用小药匙将心脏小心移出胸腔。在肺动脉圆锥和左心耳之间，以左冠状静脉主干为标志，于左心耳根部下方 2 mm 处进针，进针深度 0.5 mm；以缝线穿过心肌表层在肺动脉圆锥旁出针，结扎左冠状动脉前降支。

4. 观察心电图变化　10 ～ 30 分钟后，观察心电图的变化情况并记录。

任务 2.10 影响呼吸运动的因素

实验实训目标

【知识目标】掌握 PCO_2、PO_2 及血液中氢离子浓度改变和迷走神经对呼吸运动的影响。

【能力目标】学会耳缘静脉注射法；能够进行颈部手术；能够进行血型鉴定；学会气管插管和神经血管分离术。

【素质目标】具备较强的实验操作技能和动手能力；具备科学的思维方式和一定的分析问题、解决问题的能力及创新精神；具有良好的沟通协调能力、团结协作精神；具有优秀的职业道德和职业精神。

机体通过规律的呼吸运动来满足并能适应机体代谢的需要，而这种有规律的呼吸运动的稳定有赖于呼吸中枢的调节。体内、外各种刺激可以作用于呼吸中枢，或通过不同的感受器反射性地影响呼吸运动。呼吸运动受到神经和体液因素的影响。体液因素主要通过化学因素（如 O_2、CO_2、H^+ 等）的变化，刺激化学感受器反射性调节呼吸运动。

实验实训内容

一、仪器与材料

家兔。生物信号采集处理系统、哺乳类动物手术器具 1 套，兔手术台、气管插管、注射器（5 mL、20 mL 各 1 支），50 cm 长橡胶管、纱布、手术丝线。20% 氨基甲酸乙酯、3% 乳酸、CO_2 气袋、钠石灰瓶（缺氧装置）、生理盐水。

二、步骤

1. 家兔称重。

2. 麻醉与固定　将家兔用 20% 氨基甲酸乙酯（1 g/kg 体重）耳缘静脉缓慢注入，背位固定于手术台上。

3. 颈部手术　颈部剪毛，于颈部正中切开皮肤，钝性分离肌肉组织，暴露并分离气管，在第 3 ～ 4 气管环之间切开气管，做一倒 T 形切口，气管插管后用手术丝线固定，两侧迷走神经穿线备用。

4. 使用 BL-420 生物信号采集处理系统　选择“实验项目”菜单中的“呼吸实验”菜单项，以弹出“呼吸实验”子菜单。在“呼吸实验”子菜单中选择“呼吸运动的调节”实验模块。根据信号窗口中显示的波形，再适当调节实验参数以获得最佳实验效果。以上步骤可由下面四步代替：①选择“输入信号”菜单中的“1 通道”菜单项，以弹出“1 通道”子菜单。②在“1 通道”子菜单中选择“呼吸”信号。③基本参数设置：增益 500 ～ 2 000；高频滤波 3 Hz；直流（DC）输入。④使用鼠标单击工具条上的“开始”命令按钮。

三、项目和结果观察

1. 记录正常呼吸曲线　记录并判断呼吸时相与曲线图形的关系。

2. 吸入气中 CO_2 浓度增多　将装有 CO_2 的球胆管口和气管插管侧管共同置于一倒置的烧杯内，并将球胆的夹子逐渐松开，使 CO_2 气流不宜过急地随吸气进入气管。此时观察高浓度 CO_2 对呼吸运动的影响。夹闭 CO_2 球胆管，观察呼吸恢复的过程。

3. 缺 O_2　将气管插管的侧管通过钠石灰与盛有一定容量空气的球胆相连，家兔呼吸球胆中的空气。动物呼出的 CO_2 可被钠石灰吸收，故随着呼吸的进行，球胆中的 O_2 愈来愈少，观察其呼吸运动的变化情况。待呼吸运动恢复正常后再进行下一项观察。

4. 增大无效腔　把 50 cm 长的橡皮管连接在侧管上，家兔通过这根长管进行呼吸，观察经一段时间后呼吸运动有何变化，呼吸发生明显变化后即去掉橡皮管，使其恢复正常。

5. 注射乳酸　用 5 mL 注射器由耳缘静脉较快地注入 3% 乳酸 2 mL，观察此时呼吸运动的变化过程。

6. 剪断迷走神经　将刺激电极插头与电脑 BL-420 系统的前面板刺激接口相连。描记一段对照呼吸曲线，先剪断一侧迷走神经，观察呼吸运动有何变化，再剪断另一侧迷走神经，观察呼吸运动有何变化。

7. 刺激迷走神经中枢端　以不同刺激强度和频率刺激一侧迷走神经的中枢端，再观察呼吸运动的变化。

模块二

四、注意事项

1. 气管插管前，一定注意对气管切口进行止血和气管内清理，再进行插管。

2. 经耳缘静脉注射乳酸时，要选择静脉远端，注意不要刺破静脉，以免乳酸外漏，引起动物挣扎躁动。

3. 用保护电极刺激迷走神经中枢端之前，一定先检查刺激的输出。

4. 气管插管侧管的夹子在实验全过程中不得更动，以免影响振幅的前后比较。

任务 2.11　胃肠运动的观察

实验实训目标

【知识目标】 掌握交感神经和副交感神经对胃肠运动的作用；掌握体液因素对胃肠运动的影响。

【能力目标】 学会耳缘静脉注射法；能够进行颈部、腹部手术；学会神经血管分离术、气管插管术。

【素质目标】 具备较强的实验操作技能和动手能力；具备科学的思维方式和一定的分析问题、解决问题的能力及创新精神；具有良好的沟通协调能力、团结协作精神；具有优秀的职业道德和职业精神。

胃肠道平滑肌受交感神经和迷走神经的双重支配。迷走神经兴奋时，通过其节后纤维末梢释放的神经递质乙酰胆碱与平滑肌细胞膜上的 M 受体结合，产生兴奋性效应，使胃肠运动加强。肾上腺素能与平滑肌细胞膜上的 β_2 受体结合，产生抑制性效应，使胃肠运动减弱。

实验实训内容

一、仪器与材料

家兔。哺乳动物手术器械、手术台、电刺激器、刺激电极、保护电极、20 mL 注射器、1 mL 注射器、玻璃分针、纱布、小烧杯。生理盐水、20% 氨基甲酸乙酯、10^{-5} mol/L 乙酰胆碱、10^{-4} mol/L 肾上腺素、阿托品注射液。

二、步骤

1. 麻醉与固定　将家兔用20% 氨基甲酸乙酯（1 g/kg 体重）耳缘静脉缓慢注入，背位固定于手术台上。

2. 颈部手术　沿颈正中线切开皮肤，分离气管，插气管插管；分离左侧迷走神经（左侧迷走神经分支支配肝脏），穿线备用。

3. 腹部手术　沿将腹部毛剪净，从胸骨剑突下沿腹中线剖开腹壁，长约 10 cm。打开腹腔，将胃移出至体外。为防止热量散失和干燥，切口周围可用温热生理盐水纱布围裹。

三、项目和结果观察

1. 仔细观察正常情况下的胃肠运动。注意胃肠的紧张度和蠕动，以及小肠的分节运动。

2. 剪断左侧迷走神经，用中等强度和频率的电脉冲间断刺激左侧迷走神经外周端 1 ～ 3 分钟，再观察胃肠的运动变化。

3. 耳缘静脉注射 0.5 mL 10^{-4} mol/L 肾上腺素溶液，观察胃的蠕动和小肠的活动有何变化。

4. 耳缘静脉注射 0.5 mL 10^{-5} mol/L 乙酰胆碱溶液，观察胃的蠕动和小肠的活动有何变化。

5. 先间断刺激迷走神经外周端 1 ～ 3 分钟，待胃肠运动加强后停止刺激，如不明显，可多刺激几次，然后耳缘静脉注射阿托品 1 mL，再刺激迷走神经外周端，观察胃肠运动有无加强。

四、注意事项

1. 为了较好地观察胃肠蠕动和分节运动，实验前 2 小时要给动物喂食。

2. 实验实训过程中应注意腹腔内脏器的保温。

3. 注射肾上腺素和乙酰胆碱不宜过多，否则易引起动物死亡。

任务 2.12　影响尿生成的因素

实验实训目标

【知识目标】 掌握影响尿生成的各种因素对尿生成的具体影响。

【能力目标】 能够相互配合完成影响尿生成的动物实验。

【素质目标】 具备较强的实验操作技能和动手能力；具备科学的思维方式和一定的分析问题、解决问题的能力及创新精神；具有良好的沟通协调能力、团结协作精神；具有优秀的职业道德和职业精神。

尿生成的过程包括肾小球的滤过，以及肾小管与集合管的重吸收和分泌，任何影响这些过程的因素都会影响尿的生成。尿生成的调节包括肾内自身调节、神经调节、体液调节。

本次目的在于观察若干因素对尿生成的影响，加深对理论知识的理解。

实验实训内容

一、仪器与材料

家兔、体重 2.0 ～ 3.0 kg。生物信号采集与处理系统、电磁流量计、压力换能器、电子刺激器、刺激电极、计滴器、手术台、兔麻醉固定器、兔哺乳动物常用手术器械 1 套、动脉插管、动脉夹、铁支架、培养皿、试管、酒精灯、注射器（1 mL、20 mL）、静脉滴注管。20% 氨基甲酸乙酯、20% 葡萄糖溶液、10^{-4} mol/L 去甲肾上腺素、0.5% 肝素生理盐水、垂体后叶素、呋塞米、0.6% 酚红溶液、生理盐水、10%NaOH 溶液和班氏试剂。

二、步骤

1. 麻醉与固定　家兔称重后，耳缘静脉注入 20% 氨基甲酸乙酯（1 g/kg），待动物麻醉后，仰卧固定在手术台上。剪去颈部、左腰背部和下腹部的毛。

2. 手术

（1）分离颈部的神经和血管、颈总动脉插管：沿颈部正中切开皮肤 8 ～ 10 cm，钝性分离皮下组织和肌肉，暴露气管。在气管的两侧，分离出右侧迷走神经和两侧颈总动脉，穿线备用。把充满肝素生理盐水的动脉插管插到左侧颈总动脉内，结扎固定，记录血压的变化。

（2）分离输尿管及输尿管插管：于耻骨联合上方沿腹正中线切开皮肤 4 ～ 8 cm，剪开腹壁（勿损伤腹腔脏器），在膀胱底部找出两侧输尿管，将充满生理盐水的输尿管插管插入一侧输尿管，结扎固定后将另一端置入培养皿。按相同方法，进行另一侧输尿管插管。手术完毕后，用 38 ℃生理盐水纱布覆盖腹部创口。

3. 装置的连接与使用　启动生物信号采集与处理系统，把计滴器的输入线与生物信号采集与处理系统相连，同时用线把双侧输尿管插管的另一端开口连结在一起，接入计滴器的玻管内，记录尿滴数。将刺激电极的一端连接电脑主机面板上的刺激输出插口进入实验记录界面，在菜单栏选择“实验项目”进入实验模块，打开刺激器控制窗口，选择连续刺激，调整刺激强度。刺激颈部切开的皮肤，检查电刺激是否有效。

三、项目和结果观察

（1）记录尿量、血压的正常数据。

（2）耳缘静脉缓慢输入 38 ℃生理盐水 20 mL，观察血压、尿量的变化。

（3）尿量基本恢复后，剪断右侧迷走神经，电刺激迷走神经外周端，使血压下降大约 10 mmHg 后 15 ～ 20 秒，观察血压、尿量的变化。

（4）静脉注射 20% 葡萄糖溶液 5 mL，观察血压、尿量的变化，并用班氏法进行尿糖定性实验。

（5）静脉注射 10^{-4} mol/L 去甲肾上腺素 0.2 mL，观察血压、尿量的变化。

（6）静脉注射呋塞米 5 mg/kg，观察尿量的变化。
（7）静脉注射垂体后叶素 2 单位，观察血压、尿量的变化。
（8）右侧颈总动脉插管，结扎固定。放血至血压明显下降，观察尿量的变化。
（9）右侧颈总动脉回输所放的血，观察输血过程中尿量的变化。

四、注意事项

1. 严格按照操作顺序做实验。
2. 在前一项处理的作用基本消失后，再做下一项。
3. 注射 20% 葡萄糖后，应用新的容器来盛尿，以便做尿糖测定。
4. 盛接动脉放血的容器应加入一定量的肝素抗凝，并在放血过程中轻轻摇动容器，以使肝素与血液均匀混合。

任务 2.13　视野测量、声波传导途径检测

实验实训目标

【知识目标】掌握视野测量、声波传导途径的方法，了解本人的视野和听力。
【能力目标】能够进行视野测量、声波传导途径检测。
【素质目标】具备较强的实验操作技能和动手能力；具备科学的思维方式和一定的分析问题、解决问题的能力及创新精神；具有良好的沟通协调能力、团结协作精神；具有优秀的职业道德和职业精神。

子任务 2.13.1　视野测量

视野是指单眼固定注视正前方一点不动时，所能看到的空间范围。测定视野有助于了解视网膜、视觉传导和视觉中枢的功能。在同一光照条件下，用不同颜色的光测得的视野不同，白色视野最大，黄色、蓝色次之，绿色视野最小。此外，由于受面部结构的影响，颞侧视野大、鼻侧视野小，下方视野大、上方视野小。临床上检查视野，有助于诊断视网膜或视觉传导通路的病变。

实验实训内容

一、仪器与材料

视野计、各色视标、视野图。红、黑、蓝色笔。

二、步骤

1. 观察视野计的结构，了解其使用方法。

2. 受检者背光而坐，下颌放在托颌架上，眼眶下缘靠在眼眶托上。调整托颌架高度，使眼恰好与弧架的中心点位于同一水平面上。一眼凝视弧架的中心点，一眼遮住。

3. 检查者持视标，沿弧架从周边向中央慢慢移动，移到刚能看见视标，记下视标所在处度数，再重复一次，取平均值，画在视野图纸上。

4. 弧架从 0° 开始，依次转动半圆弧，每移动 45° 测定一次，在视野表上得出 8 个点，依次连接起来，即成视野范围。

5. 依次测定白、红、黄、绿各色视野。

子任务 2.13.2 声波传导途径检测

声波传向内耳有气传导和骨传导两种途径，正常情况下，声波是经气传导传至内耳而引起听觉的。当气传导途径发生障碍时，临床检查可见气传导效应减弱或消失，而骨传导效应相对提高。借此，有助于区分听力障碍的性质。通过本次，让学生比较气传导和骨传导的听觉效果，了解其意义。

实验实训内容

一、仪器与材料

音叉、橡皮锤、棉球。

二、步骤

1. 比较同侧耳的气传导和骨传导（任内氏试验或称气导、骨导比较试验）

（1）室内保持安静，受试闭目静坐。测试者用橡皮锤叩击音叉后，立即将振动的音叉柄置受试者一侧颞骨乳突处，受试者此时可听到音叉振动声音。以后声音逐渐减弱。当受试者刚刚听不到声音时，立即将音叉移至同侧外耳道口，询问受试者是否能重新听得到音叉振动声音。如又可重新听到声音，说明骨传导敏感性 < 气传导，称为任内试验阳性。反之，先将音叉置于受试者外耳道口，当刚听不到音叉振动声音时，移至颞骨乳突处，观察此时受试者是否听得到音叉振动声音。

（2）用棉球塞住受试者一侧外耳道，重复上述操作，气传导≤骨传导，称为任内试验阴性。

2. 比较两耳骨传导（韦伯氏试验或称骨导偏向试验）

（1）将振动的音叉柄置于受试者前额正中发际处，比较受试者两耳所听到的声音强度是否相同。正常人两耳听到的声音强度相同。

（2）将棉球塞住受试者一侧外耳道，重复上述操作，询问受试者所听到声音偏向哪一侧。用棉球塞住一侧耳孔，模拟传导性耳聋时，声音强度未偏向任何一侧，两边的声音强度大致相等，说明受试者听力正常。

三、注意事项

1. 音叉不可在坚硬的物体上敲打，叩击音叉不可用力过猛，以免将其损坏。

2. 叩击音叉的部位在距离音叉顶端 1/3 处。

3. 音叉置于外耳道口时不要触及耳廓或头发等，同时要使音叉振动的方向正对外耳道口。

任务 2.14　人体腱反射检查、蛙屈腿反射观察及反射弧分析

实验实训目标

【知识目标】掌握腱反射的检查方法与意义；通过实验分析组成反射弧的五个部分，探讨反射弧的完整性与反射活动的关系。

【能力目标】能够熟练使用四种方式的腱反射检查；能够掌握脊蟾蜍标本的制备方法，利用反射弧分析神经调节的各类问题。

【素质目标】具备较强的实验操作技能和动手能力；具备科学的思维方式和一定的分析问题、解决问题的能力及创新精神；具有良好的沟通协调能力、团结协作精神；具有优秀的职业道德和职业精神。

子任务 2.14.1　人体腱反射检查

脊髓是躯体运动的最基本反射中枢，通过脊髓可以完成一些简单的反射活动。腱反射是其中的一种，它是指快速牵拉肌腱引起的牵张反射。临床上常用检查某些腱反射来了解神经系统的功能。本次目的是使学会人体肱二头肌反射、肱三头肌反射、膝跳反射和跟腱反射的检查方法，了解腱反射检查的临床意义。

实验实训内容

一、仪器与材料

叩诊锤。

二、步骤

1. 肱二头肌反射　受试者取坐位，检查者左手托住受试者屈曲的肘部，并用左前臂托住受试者前臂，将左手拇指按在受试者肘窝肱二头肌肌腱上，然后右手持叩诊锤快速叩击检查者的左拇指，正常反应为肘关节快速屈曲。

2. 肱三头肌反射　受试者取坐位，检查者用左手托住受试者屈曲的肘部，右手持叩诊锤叩击受试者鹰嘴上方约 2 cm 处的肱三头肌肌腱，正常反应为肘关节伸直。

3. 膝跳反射　受试者取坐位，两小腿自然下垂悬空，检查者持叩诊锤快速叩击膝盖稍下方的股四头肌肌腱，正常反应为膝关节伸直。

4. 跟腱反射　受试者一腿跪在凳子上，踝关节以下悬空，检查者右手持叩诊锤快速叩击其跟腱，正常反应为足向跖面屈曲。

子任务 2.14.2　蛙屈腿反射观察及反射弧分析

反射的结构基础是反射弧，反射活动的完成必须要求反射弧结构与功能的完整，反射弧任何一部分受损，反射活动将不能进行。本次目的是通过分析反射弧五个部分，观察反射弧的完整性与反射活动的密切关系。

稀硫酸刺激青蛙右脚趾

实验实训内容

一、仪器与材料

蟾蜍（或蛙）。蛙类手术器械 1 套、电子刺激器、铁支架、肌夹、双凹夹、小烧杯、培养皿、滤纸片、药用棉球、0.5%H_2SO_4 和 1%H_2SO_4、清水。

二、步骤

1. 制备脊蛙（两种方法）

（1）去脑法：左手握住蛙体，右手将粗剪刀从口裂插入，沿两眼后缘剪去蛙头。此法操作简单，但出血较多。

（2）破坏脊髓法：左手握住蛙体与前肢，用示指按压蛙头前端，使头前俯。右手持探针垂直刺入枕骨大孔，后向前刺入颅内，将针左右搅动，捣毁脑组织。

2. 制备完成　制备好脊蛙后用肌夹将蛙下颌夹住，挂在铁支架上。

三、项目和结果观察

1. 用培养皿中 0.5%H_2SO_4 浸没蟾蜍左脚趾，观察有无屈肌反射，出现反应后，立即用清水洗净脚趾，再用纱布轻轻擦干。

2. 在左踝关节处做一环形切口，剥去左脚趾皮肤，重复前一项操作，观察结果。

3. 用 0.5%H_2SO_4 浸没蟾蜍右脚趾，观察结果，出现反应后立即用清水洗净。

4. 剪断左侧坐骨神经。在左后腿背面做一纵向切口，用玻璃分针分开股二头肌和半膜肌，找出坐骨神经并剪断。再用 0.5%H_2SO_4 刺激该侧脚趾，观察并记录结果。同法将右侧坐骨神经找出并进行双结扎，在结扎线之间剪断神经，再用 0.5%H_2SO_4 刺激右侧脚趾，观察结果。

5. 将浸泡 1%H_2SO_4 溶液的滤纸片贴于蟾蜍的腹部皮肤，观察结果。

6. 破坏脊髓。用探针向下插入脊蛙椎管内，捣毁脊髓，重复上述第 5 项实验，观察四肢反应。

7. 以电脉冲刺激右侧坐骨神经外周端，观察同侧腿有无反应。

8. 以电脉冲直接刺激腓肠肌，观察肌肉有无反应。

四、注意事项

1. 剥脱脚趾皮肤要完全，不能剩留皮肤。

2. 分离坐骨神经应尽量向上，并尽量剪断与其相连的分支。

任务 2.15　破坏动物一侧迷路的效应、动物去大脑僵直的观察、破坏动物一侧小脑的观察

实验实训目标

【知识目标】观察动物在迷路损伤后的表现，理解前庭器官的功能；观察去大脑僵直的现象，了解中枢对肌紧张的调节作用；破坏小鼠一侧小脑，观察其运动的改变，加深理解小脑的功能。

【能力目标】能够使用小脑的绒球（部分蚓部）对肌紧张和平衡的作用分析问题；学习哺乳动物的开颅方法；掌握小脑对躯体运动的调节功能。

【素质目标】具备较强的实验操作技能和动手能力；具备科学的思维方式和一定的分析问题、解决问题的能力及创新精神；具有良好的沟通协调能力、团结协作精神；具有优秀的职业道德和职业精神。

子任务 2.15.1　破坏动物一侧迷路的效应

实验实训内容

一、仪器与材料

蛙或豚鼠。小动物解剖器械 1 套、氯仿、面盆及纱布。

二、步骤

1. 将蛙躯干用纱布包裹，腹部向上握于左手手掌，拉开下颌并以左手拇指压住舌及下颌。
2. 用解剖刀于颅底的口腔黏膜做一横切口，剥开黏膜，即可见十字形的副蝶骨，其左右两条的横突，即迷路的所在部位。
3. 用手术刀削去一侧横突的骨膜，可见到一粟粒大的小白点，即为半规管，将探针刺入小白点约 2 mm 并转动，以破坏半规管。
4. 比较已破坏一侧迷路的蛙与正常蛙静止时的姿势状态。
5. 比较此二蛙爬行或跳跃时的姿势与方向。

如用豚鼠，使动物保持侧卧位，提起一侧耳廓，用滴管滴入氯仿 2 滴。使动物保持侧卧位，不让头部扭动 10 分钟左右，动物的头开始偏向迷路被麻醉的一侧。随即出现眼球震颤并可持续半小时之久。若任其自由活动，则可见动物偏向麻醉迷路一侧做旋转。

三、注意事项

用豚鼠时，氯仿一定要滴入外耳道深处，如果 2 滴不出现任何改变，可再滴入 2 滴。

子任务 2.15.2　动物去大脑僵直的观察

实验实训内容

脑干网状结构易化区和抑制区对肌紧张的调节作用受高位中枢的影响。如果脑干网状结构抑制区与大脑皮质运动区和纹状体失去联系，则易化区作用占优势，可引起牵张反射过度增强，出现去大脑僵直现象。

中脑上下丘之间切断脑干

一、仪器与材料

家兔。哺乳动物常用手术器械 1 套、20% 氨基甲酸乙酯、生理盐水、骨钻、小咬骨钳、骨蜡（或止血海绵）、电刺激器、皮层电极、纱布、液状石蜡。

二、步骤

1. 麻醉。取家兔 1 只，称重后从耳缘静脉注射 20% 氨基甲酸乙酯（1 g/kg）进行浅麻醉，仰卧位固定于手术台上。

2. 颈部手术。剪去颈部的毛，自正中线切开皮肤，分离气管和两侧颈总动脉，行气管插管术和颈总动脉结扎术。

3. 将兔改为俯卧位固定在手术台上，剪去颅顶部的毛，沿矢状缝将头皮纵向切开，用刀柄剥离肌肉，暴露出颅骨。

4. 在一侧顶骨上用骨钻钻孔（勿损伤脑组织），再以小咬骨钳小心伸入孔内，逐渐向四周咬骨，将孔扩大到枕骨结节，暴露双侧大脑半球的后缘（勿损伤矢状窦和横窦，以避免大出血），随时用骨蜡或止血海绵止血。

5. 松开家兔四肢，左手将兔头托起并向前屈曲，右手用手术刀柄从大脑半球后缘轻轻翻开枕叶，露出四叠体（上丘较大、小丘较小）。在上下丘之间横切一刀，同时向左右拨动将脑干完全切断。

6. 观察结果。几分钟后，可见兔四肢伸直、头尾昂起，呈现角弓反张的现象。

三、注意事项

1. 麻醉宜浅，如果麻醉过深，动物不容易出现去大脑僵直现象。

2. 切断后需要等待 10 分钟左右，如仍不能观察到去大脑僵直现象，可将离断水平略向后移，再次离断。但不能过分偏后，以免损伤延髓。

3. 在离断脑干时，要牢牢握住动物，以避免离断部位和方向不准确。

子任务 2.15.3　破坏动物一侧小脑的观察

实验实训内容

小脑具有调节肌紧张、协调随意运动和维持身体平衡的功能，如果小脑被破坏，这些功能将受到影响。

一、仪器与材料

小白鼠。蛙类手术器械 1 套、烧杯（200 mL）、乙醚、棉球。

二、步骤

1. 取小鼠 1 只，观察其在实验台上的正常活动情况，然后将小鼠放入倒置的烧杯内，同时放进一个浸透乙醚的棉球，麻醉小鼠。

2. 将小鼠俯卧位固定在蛙板上，沿头颅正中线切开头皮直达耳后部，用左手拇指、示指捏住其头部两侧，右手持干棉球将顶间骨上一层薄肌往后推压分离，尽量暴露出顶间骨，通过透明的颅骨即可看到小脑（图 2-9）。

3. 在远离中线处，用探针穿透一侧顶间骨，进针 1 ～ 2 mm 深，破坏一侧小脑。取出探针，用干棉球止血，放开缚绳。

4. 待小鼠清醒后，观察其姿势平衡及活动状况，比较两侧肢体的屈伸和肌张力情况。

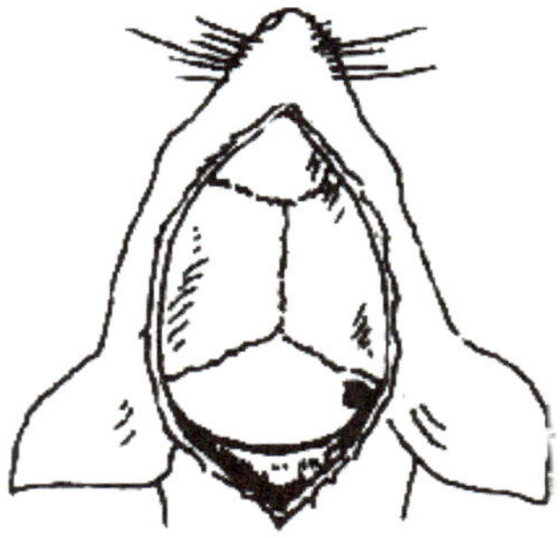
图 2-9　小鼠小脑位置示意图

三、注意事项

1. 麻醉宜浅，麻醉过程中注意观察小鼠的呼吸情况。如果手术过程中小鼠苏醒挣扎，可将装有乙醚棉球的试管套在嘴上补充麻醉。

2. 破坏小脑选用 9 号注射针头为宜，进针要垂直，深度适宜，不能刺入太深，以免损伤中脑，但太浅也没有破坏小脑的作用。

3. 实验结束后，应将小鼠处死后再抛弃。

任务 2.16　肾上腺摘除动物的观察

实验实训目标

【知识目标】 肾上腺皮质和髓质的功能。

【能力目标】 能够进行动物的麻醉及常见的外科操作。

【素质目标】 具备较强的实验操作技能和动手能力；具备科学的思维方式和一定的分析问题、解决问题的能力及创新精神；具有良好的沟通协调能力、团结协作精神；具有优秀的职业道德和职业精神。

肾上腺包括皮质和髓质，皮质部分主要分泌糖皮质激素、盐皮质激素和少量的性激素，参与物质代谢、水盐代谢及应激反应；髓质分泌肾上腺素和去甲肾上腺素。动物摘除双侧肾上腺后，48 小时出现严重代谢紊乱症状，1 ～ 2 周内动物死亡。如仅切除肾上腺髓质，动物可以存活较长时间，说明肾上腺皮质是维持生命所必需的。

本次目的是观察摘除小白鼠双侧肾上腺后，小白鼠存活时间及应激反应时的功能变化。

实验实训内容

一、仪器与材料

小白鼠。哺乳动物常用手术器械 1 套、乙醚、碘伏、75% 乙醇、棉球、缝合针、缝合线、10%NaCl、大玻璃缸、鼠饲料、鼠饲养箱。

二、步骤

1. 肾上腺摘除对生命维持的影响

（1）取小白鼠 10 ～ 16 只，分三组，每组 5 ～ 8 只。第一组为假手术对照组（保留肾上腺），第二、第三组摘除肾上腺，注意做好标记。

（2）肾上腺摘除术：用乙醚麻醉动物后取俯卧位，剪去背部的毛，沿正中线切开皮肤约 1.5 cm，把皮肤切口拉向一侧后，在脊长肌与最下肋骨角上向尾端做一 0.5 cm 的纵向切口，用眼科镊扩大切口便可找到深红色的肾脏，在肾脏的上方可见一淡黄粟状大小的肾上腺，用眼科镊将肾上腺夹除。用同样的方法摘除另一侧的肾上腺，最后缝合皮肤切口，伤口擦上碘伏消毒。

（3）术后第一、第二组动物以清水喂饲，第三组以 10%NaCl 作为饮水。第一、第二、第三组其他的饲养条件相同。

（4）观察三组动物在 1 周内体重变化、死亡率、肌肉紧张度和食欲的差别。

2. 肾上腺摘除动物在应激状态时的变化

（1）取小白鼠 10 ～ 16 只，随机分为两组，每组 5 ～ 8 只。按上述的方法手术和饲养，第一组为假手术对照组，第二组摘除肾上腺（以 10%NaCl 作为饮水），环境温度保持在 20 ℃左右，课前将第二组的饮水改为清水，两组动物均停止供食。

（2）将两组动物各取 3 ～ 4 只同时置于水温 4 ℃以下的大玻璃缸内，小白鼠即在水中游泳，同时计时，观察动物游泳和溺水情况。当有一组动物全部溺水下沉时，记录时间，然后将动物全部取出，观察溺水动物的恢复情况。比较其他动物的姿势、活动情况、肌肉紧张度。

三、注意事项

1. 术后动物喂以同样量的食物，注意保温。

2. 实验结束后迅速将动物处死，检查实验组动物的肾上腺是否完全摘除。

实验实训报告

任务 2.1　神经干动作电位引导、兴奋传导速度及不应期的测定

姓名__________　　指导教师__________　　分数__________

班级__________　　学　　号__________　　日期__________

一、结果及分析

1. 报告双相动作电位波形图，测出其最大幅值和持续时间。

2. 计算并报告神经兴奋的传导速度。

3. 报告神经兴奋的绝对不应期。

二、思考与拓展

1. 神经干动作电位为什么不是“全或无”的？

2. 用高浓度氯化钾溶液滤纸片贴附神经干，双相动作电位有何变化？为什么？

3. 简述神经兴奋性周期变化的规律。

实验实训报告

任务 2.2　刺激强度、频率对骨骼肌收缩的影响

姓名＿＿＿＿＿＿＿＿　指导教师＿＿＿＿＿＿＿＿　分数＿＿＿＿＿＿＿＿

班级＿＿＿＿＿＿＿＿　学　　号＿＿＿＿＿＿＿＿　日期＿＿＿＿＿＿＿＿

一、结果及分析

1. 描述刺激强度与肌肉收缩的关系。

2. 描述刺激频率与反应的关系。

二、思考与拓展

1. 一定范围内刺激强度增加，肌肉收缩的幅度有何变化？为什么？

2. 随着刺激频率的增高，肌肉收缩的形式有何变化？为什么？

3. 神经干的兴奋是如何引起肌细胞收缩的？

实验实训报告

任务 2.3　凝血时间测定及药物的体外抗凝血作用

姓名__________　　指导教师__________　　分数__________

班级__________　　学　　号__________　　日期__________

一、结果及分析

药物	家兔凝血时间 / 分钟
生理盐水	
双香豆素	
肝素	
枸橼酸钠	

二、思考与拓展

比较三种抗凝药的抗凝血特点，并分析其抗凝机制。

实验实训报告

任务 2.4　ABO 血型鉴定

姓名________________　指导教师________________　分数________________

班级________________　学　　号________________　日期________________

一、结果及分析

二、线上考核

上传自己的血型检测结果图片。

三、思考与拓展

1. ABO 血型相同时，为什么还要做交叉配血试验?

2. 简述输血的基本原则。

实验实训报告

任务 2.5　期前收缩与代偿间歇

姓名＿＿＿＿＿＿＿＿　指导教师＿＿＿＿＿＿＿＿　分数＿＿＿＿＿＿＿＿

班级＿＿＿＿＿＿＿＿　学　　号＿＿＿＿＿＿＿＿　日期＿＿＿＿＿＿＿＿

一、结果及分析

二、思考与拓展

1. 为何心室有时对刺激有反应而有时则无反应？

2. 心肌兴奋性特点对心泵功能有何生理意义？

3. 试述期前收缩和代偿间歇产生的机制。当心率很慢时，期前收缩后是否还会出现代偿间歇？为什么？

实验实训报告

任务 2.7　影响家兔动脉血压的因素

姓名________________　指导教师________________　分数________________

班级________________　学　　号________________　日期________________

一、结果及分析

二、思考与拓展

1. 颈动脉窦压力感受器反射和主动脉弓压力感受器反射的过程及意义是什么？

2. 肾上腺素和去甲肾上腺素对心血管的作用如何？

实验实训报告

任务 2.8　人体动脉血压的测量、心音的听诊和心电图的描记

姓名__________________　　指导教师__________________　　分数__________________

班级__________________　　学　　号__________________　　日期__________________

一、结果及分析

二、思考与拓展

1. 何谓收缩压和舒张压？其正常值是多少？

2. 如何测定收缩压和舒张压？其原理是什么？

3. 测量血压时，为什么听诊器胸件不能压在袖带底下？

4. 为什么不能在短时间内反复多次测量血压？

5. 第一心音和第二心音是怎样形成的？它们有何临床意义？

6. 标准Ⅱ导联正常心电图的基本波形有哪几个波？各有何意义？

7. 当心率低于 60 次 / 分，应注意观察心电图的哪个部分？有何意义？

8. 何谓导联？常用的心电图导联有哪些？为什么各导联心电图波形不一样？

实验实训报告

任务 2.9　急性心肌梗死模型制备及检验

姓名＿＿＿＿＿＿＿＿＿＿　指导教师＿＿＿＿＿＿＿＿＿＿　分数＿＿＿＿＿＿＿＿＿＿

班级＿＿＿＿＿＿＿＿＿＿　学　　号＿＿＿＿＿＿＿＿＿＿　日期＿＿＿＿＿＿＿＿＿＿

一、结果及分析

二、思考与拓展

1. 简述心脏冠脉循环的特点。

2. 比较冠脉结扎前后心肌表面的颜色变化。

3. 分析结扎左冠状动脉前降支后心肌的病理变化。

实验实训报告

任务 2.10 影响呼吸运动的因素

姓名____________ 指导教师____________ 分数____________

班级____________ 学　　号____________ 日期____________

一、结果及分析

二、思考与拓展

1. 缺 O_2、PCO_2 升高和血中 H^+ 浓度升高对呼吸有什么影响？它们影响呼吸活动的机制有何异同？

2. 观察切断迷走神经后动物呼吸运动的变化，推断迷走神经在节律性呼吸运动中起到哪些作用。

实验实训报告

任务 2.11 胃肠运动的观察

姓名____________ 指导教师____________ 分数____________

班级____________ 学 号____________ 日期____________

一、结果及分析

二、思考与拓展

1. 交感神经、副交感神经对消化活动的作用是什么？

2. 说出三种胃肠激素的主要作用。

实验实训报告

任务 2.12　影响尿生成的因素

姓名__________________　　指导教师__________________　　分数__________________

班级__________________　　学　　号__________________　　日期__________________

一、结果及分析

项目	结果		分析
	血压	尿量	
正常尿量、血压			
输入生理盐水 20 mL			
电刺激迷走神经			
注射 20% 葡萄糖			
注射去甲肾上腺素			
注射呋塞米			
注射垂体后叶素			
颈总动脉放血			
颈总动脉输血			

二、思考与拓展

1. 一次性大量静脉输入生理盐水 1 500 mL，尿量有何变化？影响该变化的因素有哪些？

2. 肾通过哪些方面调节机体水、电解质平衡？

实验实训报告

子任务 2.13.1　视野测量

姓名__________　　指导教师__________　　分数__________

班级__________　　学　　号__________　　日期__________

一、结果及分析

二、思考与拓展

绘出视觉传导通路图。

实验实训报告

子任务 2.13.2　声波传导途径检测

姓名____________　　指导教师____________　　分数____________

班级____________　　学　　号____________　　日期____________

一、结果及分析

二、思考与拓展

在韦伯实验中，传导性耳聋和神经性耳聋的实验结果有何不同？

实验实训报告

子任务 2.14.1 人体腱反射检查

姓名＿＿＿＿＿＿＿＿ 指导教师＿＿＿＿＿＿＿＿ 分数＿＿＿＿＿＿＿＿

班级＿＿＿＿＿＿＿＿ 学　　号＿＿＿＿＿＿＿＿ 日期＿＿＿＿＿＿＿＿

一、结果及分析

名称	检查方法	中枢部位	效应
肱二头肌腱反射			
肱三头肌腱反射			
膝跳反射			
跟腱反射			

二、思考与拓展

腱反射检查有哪些临床意义？

实验实训报告

子任务 2.14.2 蛙屈腿反射观察及反射弧分析

姓名____________ 指导教师____________ 分数____________

班级____________ 学　　号____________ 日期____________

一、结果及分析

二、思考与拓展

各项实验实训结果出现的机制如何？反射弧的完整性与反射活动有何关系？

实验实训报告

子任务 2.15.1　破坏动物一侧迷路的效应

姓名＿＿＿＿＿＿＿＿　指导教师＿＿＿＿＿＿＿＿　分数＿＿＿＿＿＿＿＿

班级＿＿＿＿＿＿＿＿　学　　号＿＿＿＿＿＿＿＿　日期＿＿＿＿＿＿＿＿

一、结果及分析

破坏前动物的姿势和活动情况	破坏后动物的姿势和活动情况

二、思考与拓展

为什么破坏动物一侧迷路后，其头及躯干皆偏向迷路被破坏的一侧？

实验实训报告

子任务 2.15.2　动物去大脑僵直的观察

姓名＿＿＿＿＿＿＿＿　指导教师＿＿＿＿＿＿＿＿　分数＿＿＿＿＿＿＿＿

班级＿＿＿＿＿＿＿＿　学　　号＿＿＿＿＿＿＿＿　日期＿＿＿＿＿＿＿＿

一、结果及分析

破坏前动物的姿势和活动情况	破坏后动物的姿势和活动情况

二、思考与拓展

去大脑僵直现象产生的机制是什么？

实验实训报告

子任务 2.15.3　破坏动物一侧小脑的观察

姓名__________　指导教师__________　分数__________

班级__________　学　　号__________　日期__________

一、结果及分析

破坏前动物的姿势和活动情况	破坏后动物的姿势和活动情况

二、思考与拓展

破坏小鼠一侧小脑后，为什么会出现上述现象？

实验实训报告

任务 2.16　肾上腺摘除动物的观察

姓名__________________　　指导教师__________________　　分数__________________

班级__________________　　学　　号__________________　　日期__________________

一、结果及分析

二、思考与拓展

动物摘除双侧肾上腺后，为什么会在 1 ～ 2 周内死亡？

教学课件

模块三

生物化学实验实训

序号	主要内容
1	任务 3.1　氨基酸及蛋白质的性质
2	任务 3.2　电泳技术（血清蛋白醋酸纤维薄膜电泳）
3	任务 3.3　影响酶促反应速度的因素
4	任务 3.4　血糖的测定（改良的磷甲苯硼酸法）
5	任务 3.5　酶的竞争性抑制作用（琥珀酸脱氢酶）
6	任务 3.6　血清总胆固醇的测定（硫磷铁法）
7	任务 3.7　血清尿酸的测定（磷钨酸还原法）
8	任务 3.8　蛋白质含量的测定（考马斯亮蓝法）
9	任务 3.9　酮体生成
10	任务 3.10　血清转氨酶 ALT 的测定（赖氏比色法）

生物化学实验实训目的和方法

一、实验实训目的

生物化学是医学生必修的医学基础课程，主要阐述构成生命的物质基础和生物体内复杂的化学变化规律。作为现代生命科学的基础学科，生物化学有助于从分子水平探讨病因，为疾病的防治和增进健康做出贡献，从而推动医学的不断进步。

生物化学发展非常迅速，新理论、新发现层出不穷，而这些都必须依赖于科学实验和资料的积累，才能探知生命的奥秘。生物化学实验实训的目的在于让学生掌握实验的基本原理、基本操作和基本技能，将课堂的理论和实验操作联系起来，既可以丰富相关的理论知识，如蛋白质性质、蛋白质含量、蛋白质电泳、酶促反应的影响因素、血糖血脂尿酸的正常值等，又可学会基础实验方法，同时熟悉相关生化仪器、设备的使用，如离心机、电泳仪、微量移液器、分光光度计等。提高学生的动手能力和医学职业素养，培养学生独立分析问题和解决问题的能力，树立严谨、求实的科学态度。

二、实验实训方法

1. 蛋白质性质实验　内容主要包括蛋白质的显色反应、蛋白质的沉淀反应等。主要有试管清洗；正确使用微量移液管、移液管、滴管吸取溶液完成相关化学反应。

2. 醋酸纤维薄膜电泳实验　内容主要包括利用电泳分离血清蛋白。主要有醋酸纤维薄膜的准备；血清点样、电泳、漂洗、干燥及结果分析。

3. 血清中物质含量测定实验　内容主要包括血清葡萄糖、胆固醇、尿酸的测定，充分彰显了生物化学知识的临床应用。主要有试管清洗；正确使用微量移液管、移液管、滴管吸取溶液完成相关化学反应；使用离心机分离胆固醇；分光光度计吸光度的测定与记录；结果计算与分析。

4. 酶学实验

（1）影响酶促反应的因素：内容分别设计了温度、酸碱度、激活剂和抑制剂对酶促反应的影响三组实验。包括稀释唾液的制备；试管清洗；正确使用滴管吸取溶液完成相关化学反应；恒温水浴锅的使用；试管反应颜色的分析等。

（2）酶的竞争性抑制：内容主要是验证对琥珀酸脱氢酶活性的竞争性抑制。有动物肝糜液的制备；试管清洗；正确使用微量移液管、移液管、滴管吸取溶液完成相关化学反应；恒温水浴锅的使用；试管反应颜色的分析等。

（3）血清转氨酶活性的测定：内容主要是采用赖氏比色法测定血清中 ALT 的活性。分为 ALT 校正曲线的绘制和标本的测定。利用比色分析原理将样品显色与丙酮酸标准品配制成的系列标准液比较，求出样品中 ALT 酶活性。有试管清洗；正确使用微量移液管、移液管、滴管吸取溶液完成相关化学反应；分光光度计吸光度的测定与记录；结果计算与分析。

5. 动物实验　内容主要包括进行动物的耳缘静脉空气注射，解剖动物取肝脏、肌肉等组织。

生物化学实验实训要求

1. 实验实训室是进行实践教学活动的重要场所，学生应积极参加教学计划规定的各项实验实训，服从教师的指导，严格遵守各项制度和操作规程，保持室内肃静、整洁，不准高声谈话和乱丢纸屑杂物。

2. 进入实验实训室应按规定穿戴工作衣帽，着装整洁、大方。

3. 实验实训前应对实验实训内容进行认真预习，明确目的、要求、方法及步骤。

4. 应按要求规范操作，仔细观察实验实训现象，详细记录实验实训结果。

5. 不得随意动用与实验实训无关的其他仪器、设备、器皿、工具、文件与材料；不得使用其他组的仪器、设备及材料；不得随意做规定以外的其他实验实训。

6. 要认真分析实验实训结果及内容，按时按要求完成实验实训报告，交教师批阅，不得无故不写或不交实验实训报告。

7. 自觉爱护仪器、设备、爱惜实验实训材料，不得将室内物品乱拿、乱用、乱拆、乱装、私自带到室外。

8. 要注意安全，遇到事故时立即切断电源、火源，向教师报告并采取紧急处理措施。

9. 实验实训完毕后，须经教师检查仪器、工具及实验实训记录，并整理好实验实训用品，搞好环境卫生，关闭电源、水源后，方可离开实验实训室。

生物化学实验实训考核与评价标准

评分内容			分值
测评（100 分）	实验实训原理与步骤	能够说出实验实训设计的原理	20 分
		能够说出实验实训步骤	
	实验实训操作	实验实训方法得当	30 分
		实验实训操作认真、规范	
		仪器使用正确	
	线上考核	实验实训图片、视频上传	10 分
		线上讨论	
	结果及分析	实验实训结果呈现	10 分
		实验实训结果分析准确	
	思考与拓展	善于归纳和总结实验实训成功与失败的原因	10 分
		学以致用，理论联系医学实践	
	职业素养	学习认真、积极主动	20 分
		团队协作	
		克服困难	

（程小萍、沈红元、张剑德）

任务 3.1 氨基酸及蛋白质的性质

实验实训目标

【知识目标】加深理解所学有关的蛋白质性质的理论知识。

【能力目标】掌握氨基酸和蛋白质常用定性、定量分析的方法及原理。

【素质目标】培养医学生的动手能力和职业素养；培养严谨求实、团结协作、勇于创新的科学态度；培养尊重患者、关爱生命的人文精神。

一、蛋白质显色反应

蛋白质显色反应是指蛋白质所含的某些氨基酸及其特殊结构，在一定条件下可与某些试剂发生生成有色物质的反应。

不同蛋白质分子所含的氨基酸残基也是不完全相同，因此所发生的成色反应也不完全一样。此外，显色反应并不是蛋白质的专一反应，某些非蛋白质类物质（含有—CS—NH、$—CH_2—NH_2$、—CRH—NH_2、—CHOH—CH_2NH_2 等基团的物质）也能发生类似的颜色反应。因此，不能仅仅根据显色反应的结果为阳性来判断被测物质一定是蛋白质。

注意：本次为定性实验，试剂的量取用滴管完成。

二、蛋白质沉淀反应

蛋白质是亲水胶体，当其稳定因素被破坏或与某些试剂结合成不溶性盐类后，即自溶液中沉淀析出，此现象称为蛋白质的沉淀反应。

子任务 3.1.1 双缩脲反应

当尿素经加热至 180 ℃左右时，2 分子尿素脱去 1 分子氨，进而缩合成 1 分子双缩脲。其在碱性条件下，双缩脲与铜离子结合成红紫色络合物，此反应称为双缩脲反应。其反应过程如下：

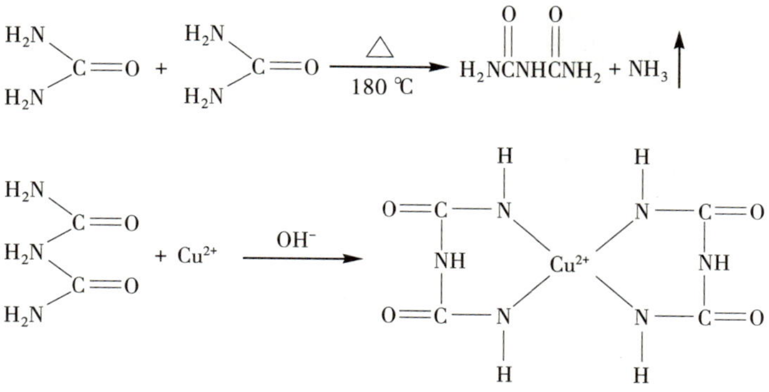

多肽及蛋白质分子结构中均含有许多肽键，其结构与双缩脲分子中的亚酰胺键相同。因此，在碱性条件下与铜离子也能呈现出类似于双缩脲的显色反应。其反应过程如下：

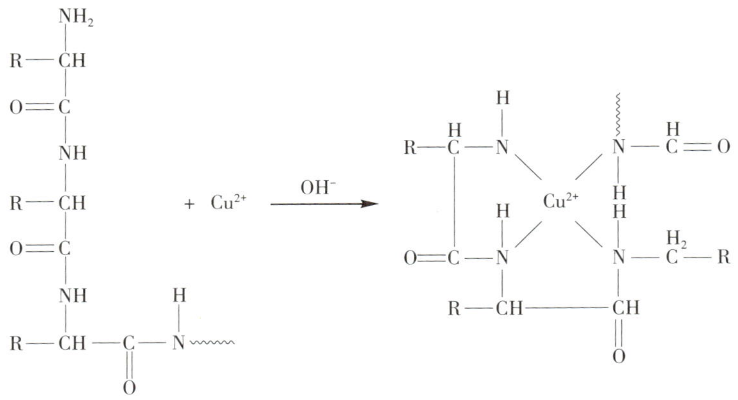

实验实训内容

一、仪器与材料

蛋白质溶液（鸡蛋清用蒸馏水稀释 10 倍，通过 2 ～ 3 层纱布滤去不溶物）、0.1% 甘氨酸溶液、0.01% 精氨酸溶液、10%NaOH 溶液、1%$CuSO_4$ 溶液、尿素结晶。

二、步骤

1. 双缩脲的制备　取少许尿素结晶（约火柴头大小）放入干燥的试管中，微火加热至尿素熔解至硬化，刚硬化时立即停止加热，此时双缩脲即已形成。冷却后加 10% 氢氧化钠溶液约 1 mL 并震荡，再加入 1% 硫酸铜溶液 2 滴，再震荡，观察颜色的变化。

注意：

（1）在操作过程中试管不能冲向其他人，以防止烫伤。

（2）控制加热的时间既不能过长也不能过短。

（3）加热时火不能太大，防止碳化。

2. 观察现象　另外取试管 4 支，按照下表加入各种试剂，观察并解释现象。

试剂 /mL	1 号	2 号	3 号	4 号
蛋白质样液	—	1.0	—	—
0.01% 精氨酸溶液	—	—	1.0	—
0.1% 甘氨酸溶液	—	—	—	1.0
10%NaOH 溶液	2.0	2.0	2.0	2.0
蒸馏水	1.0	—	—	—
现象				

子任务 3.1.2　茚三酮反应

在弱酸条件下（pH 值为 5 ～ 7），蛋白质或氨基酸与茚三酮共热，可生成蓝紫色缩合物。此反应为一切蛋白质和 α - 氨基酸所共有（亚氨基酸如脯氨酸和羟脯氨酸产生黄色化合物）。含有氨基的其他化合物也可发生此反应。

第一步：

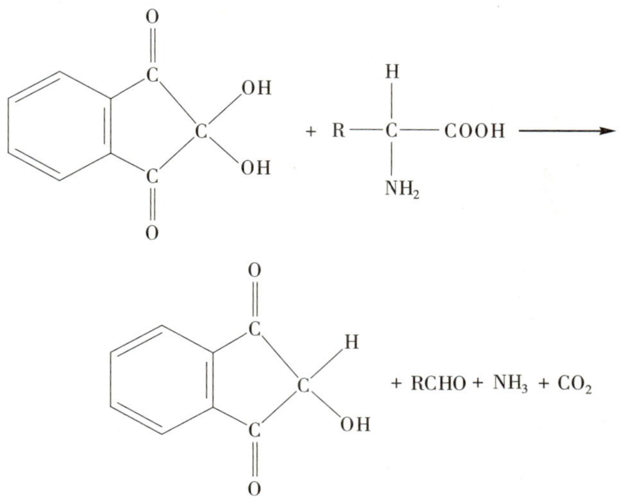

第二步：

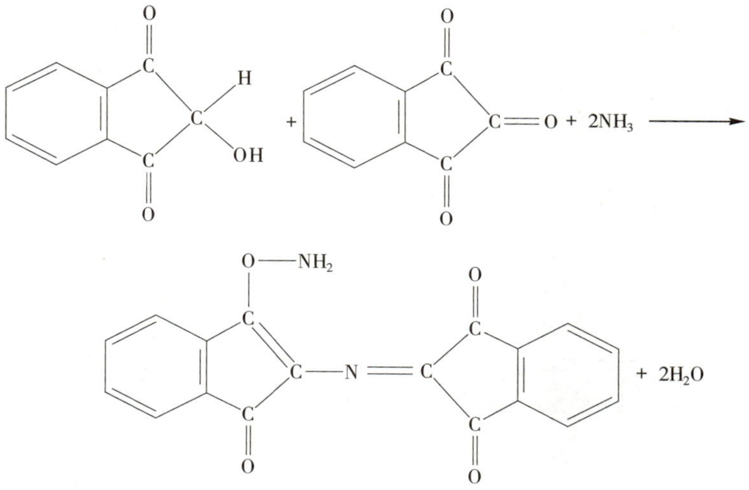

实验实训内容

一、仪器与材料

蛋白质样液（与双缩脲反应相同）、0.1% 甘氨酸溶液（与双缩脲反应相同）、0.2% 茚三酮溶液。

二、步骤

取试管 2 支，分别加入蛋白质样液及 0.1% 甘氨酸溶液 1 mL，然后各加入茚三酮溶液 0.5 mL，混匀后于沸水浴中加热数分钟，观察现象，记录结果并解释原因。

子任务 3.1.3 蛋白质的盐析作用

盐析现象是指一般蛋白质在高浓度盐溶液中溶解度下降，故向其溶液中加入中性盐至一定浓度时，蛋白质即自溶液中沉淀析出。盐析作用与两种因素有关：①蛋白质分子被浓盐脱水；②分子所带电荷被中和。

蛋白质的盐析作用是可逆过程，用盐析方法沉淀蛋白质时，较少引起蛋白质变性，经透析或用水稀释时又可溶解。

盐析不同的蛋白质所需中性盐浓度与蛋白质种类及 pH 值有关。分子量大的蛋白质（如球蛋白）比分子量小的蛋白质（如清蛋白）易于析出。球蛋白在半饱和硫酸铵溶液中即可析出，而清蛋白需在饱和硫酸铵溶液中才能析出。

实验实训内容

一、仪器与材料

鸡蛋清氯化钠溶液（1 份鸡蛋清加 10 份 0.9% 氯化钠溶液）、固体硫酸铵、10% 氢氧化钠溶液、1% 硫酸铜溶液。

二、步骤

1. 取鸡蛋清氯化钠溶液约 2 mL 于试管中，加入硫酸铵粉末，至硫酸铵饱和不再溶解为止，此时溶液颜色为乳白色，用滤纸过滤。
2. 取滤液做双缩脲反应，检查滤液中有无蛋白质存在。
3. 蛋白质沉淀用 1 mL 蒸馏水溶解后做双缩脲反应，证明盐析的蛋白质重新溶解于水而未引起变性。

子任务 3.1.4 重金属盐类沉淀蛋白质

溶液 pH 值在蛋白质等电点以上时，重金属盐类（如 Pb^{2+}、Cu^{2+}、Hg^{2+}、Ag^{+} 等）易与蛋白质结合成不溶性盐而沉淀。

重金属盐类沉淀蛋白质通常比较完全，故常用重金属盐除去液体中的蛋白质。但应注意，在使用某些重金属盐（如硫酸铜或醋酸铅）沉淀蛋白质时不可过量，否则将引起沉淀再溶解。

实验实训内容

一、仪器与材料

蛋白质溶液（与双缩脲反应相同）、5%$CuSO_4$ 溶液、3%$AgNO_3$ 溶液。

二、步骤

1. 取试管 2 支，各加蛋白质溶液 1 mL。
2. 向各管分别滴加 2 ～ 3 滴 5%$CuSO_4$ 溶液、3%$AgNO_3$ 溶液，观察各管所生成的沉淀。

3. 在硫酸铜产生蛋白质沉淀的试管中，倒掉大部分沉淀，留少量沉淀，继续加入 5%$CuSO_4$ 溶液，观察沉淀的溶解。

子任务 3.1.5 有机酸沉淀蛋白质

生物碱是植物中具有显著生理作用的一类含氮碱性物质。凡能使生物碱沉淀，或能与生物碱作用产生颜色反应的物质，称为生物碱试剂。如鞣酸、苦味酸和磷钨酸等。当蛋白质溶液 pH 值低于其等电点时，蛋白质为阳离子，能与生物碱试剂的阴离子结合成性盐而沉淀。溶液中的蛋白质也能被有机酸沉淀，其中以三氯醋酸的作用最为灵敏而且特异，因此被广泛用于沉淀蛋白质。

实验实训内容

一、仪器与材料

蛋白质溶液（与双缩脲反应相同）、10% 三氯醋酸溶液、20% 水杨磺酸溶液。

二、步骤

1. 取蛋白质溶液 1 mL 于试管中，加数滴三氯醋酸溶液，观察现象。
2. 取蛋白质溶液 1 mL 于试管中，加数滴水杨磺酸溶液，观察现象。

模块三

子任务 3.1.6 加热沉淀蛋白质

大多数蛋白质在加热时，由于空间结构被破坏而丧失其稳定性，因此变性凝固。蛋白质的热变性作用与加热时间平行，并随温度的升高而加快。短时间加热可引起凝固。加热时，盐类的存在及溶液酸碱度对蛋白质的凝固有很大影响。处于等电点状态的蛋白质加热时凝固最完全、最迅速。在强酸强碱溶液中，蛋白质分子带有正电荷或负电荷，虽加热也不凝固。但溶液中若有中性盐存在，则蛋白质可因加热而凝固。

实验实训内容

一、仪器与材料

蛋白质溶液（与双缩脲反应相同）、1% 醋酸溶液、10% 醋酸溶液、10% 氢氧化钠溶液、饱和氯化钠溶液。

二、步骤

取试管 4 支，依下表所示添加试剂。

试剂	1 号	2 号	3 号	4 号
蛋白质样液 /mL	1.0	1.0	1.0	1.0
1% 醋酸溶液	1 滴	—	—	—
10% 醋酸溶液	—	10 滴	—	—

续表

试剂	1号	2号	3号	4号
10% NaOH 溶液	—	—	10 滴	—
蒸馏水	10 滴	1 滴	1 滴	11 滴
现象				

加毕混匀，观察各管的情况。然后放入沸水浴中加热 10 分钟，注意观察比较各管的沉淀情况。其中 2 号管溶液接近于蛋白质等电点，最不稳定，最先沉淀；其次是 1 号管；3 号和 4 号管因在较强的酸或碱环境下，蛋白质带有大量的电荷，虽然加热也不沉淀。向 3 号管中加入少许饱和氯化钠溶液，立即出现白色沉淀。

任务 3.2　电泳技术（血清蛋白醋酸纤维薄膜电泳）

实验实训目标

【知识目标】掌握电泳法分离血清蛋白质的原理、操作方法及临床意义。

【能力目标】能够进行血清蛋白醋酸纤维薄膜电泳技术操作。

【素质目标】培养医学生的动手能力和职业素养；培养严谨求实、团结协作、勇于创新的科学态度；培养尊重患者、关爱生命的人文精神。

电泳图谱

带电粒子在电场中向异性电极移动的现象称为电泳。许多生物分子都带有电荷，例如：蛋白质具有两性电离性质，当溶液 pH 值大于蛋白质等电点时，蛋白质带负电荷，在电场中向正极移动；反之则带正电荷，向负极移动。由于混合物中各组分所带电荷性质、电荷数量以及分子量各不相同，在同一电场作用下，各组分泳动方向和速度不同，所以经过一段时间后，即可达到分离鉴定的目的。清蛋白分子小、带负电荷多，泳动快；球蛋白分子大、带负电荷少，则泳动慢。因此，可将血清蛋白质分为清蛋白、α_1、α_2、β 和 γ 球蛋白五条区带。

醋酸纤维薄膜电泳以醋酸纤维薄膜为支持物，具有微量、快速、简便及分辨率高等优点。该技术已广泛应用于血清蛋白、血红蛋白、糖蛋白、脑蛋白、同工酶的分离和测定。将醋酸纤维薄膜浸入 pH 值为 8.6 的缓冲液后吸去多余液体。将微量血清点于膜上，电泳后将薄膜置染色液中，使蛋白质固定并染色，洗去多余染料。

实验实训内容

一、仪器与材料

1. 电泳仪　包括直流电源整流器和电泳槽两个部分，电泳槽用有机玻璃或塑料等制成。它有两个电极，用白金丝制成。

2. 巴比妥缓冲液（pH 值为 8.6，离子强度 0.06）（配法：巴比妥钠 12.76 g、巴比妥 1.66 g 于蒸馏水中加热溶解后，再加水至 1 000 mL）。

3. 氨基黑 10 B 染色液（配法：氨基黑 10 B 0.5 g、甲醇 50 mL、冰醋酸 10 mL、蒸馏水 40 mL）。

4. 漂洗液（配法：95% 乙醇 45 mL、冰醋酸 5 mL、蒸馏水 50 mL）。

二、步骤

1. 准备与点样

（1）将薄膜切成 2.5 cm × 8 cm 的小片。在薄膜无光泽面（正面）的一端约 2 cm 处用铅笔划一线，以标明点样位置。同时在一端边沿写上操作者的学号或姓名。

（2）将薄膜无光泽面向下，漂浮于巴比妥缓冲液面上（缓冲液盛于培养皿中），使膜条自然浸湿下沉。

（3）将充分浸透（膜上没有白色斑痕）的膜条取出，用滤纸吸去多余的缓冲液，把膜条两端各贴于两块玻片上，使点样线架空。

（4）用血红胆白吸管吸取新鲜血清 3 ～ 5 μL，涂于载玻片末端处，或用载玻片在血清上蘸一下，使载玻片下端粘上一薄层血清，然后紧按在薄膜点相关线上，待血清全部透入膜内，移开载玻片。

2. 电泳　将点样后的膜条置于电泳槽架上，放置时，无光泽面（即点样面）向下，点样端置于阴极槽架上，以四层滤纸作桥垫，膜条与滤纸需贴紧，待平衡 5 分钟后通电，电压为 110 V，电流为 0.4 ～ 0.6 mA/cm，通电 1 小时左右关闭电源。

3. 染色　通电完毕后用镊子将薄膜取出，直接浸于盛有氨基黑 10 B 染色液中，染色 5 分钟后取出，立即浸入盛有漂洗液的培养皿中，反复漂洗数次，直至背景漂净为止。用滤纸吸干薄膜。

4. 定量　本次不要求进行定量分析，如有需要，可采用薄层扫描仪进行扫描定量，或采用洗脱后再进行比色的方法进行定量。下面为后者的具体操作步骤：

取试管 6 支，编好号码，分别用吸管吸 0.4 mol/L 氢氧化钠 40 mL，剪开薄膜上各条蛋白色带，另于空白部位剪一平均大小的薄膜条，将各条分别浸于上述试管内，不时摇动，使蓝色洗出。约 30 分钟后，用分光光度计进行比色，波长用 650 nm，以空白薄膜条洗出液为空白对照，读取清蛋白及 α_1、α_2、β、γ 球蛋白各管的光密度。

三、附录

光密度总和　$T = A + \alpha_1 + \alpha_2 + \beta + \gamma$

各部分蛋白质的百分数　清蛋白 % = $\frac{A}{T} \times 100\%$　　α_1 球蛋白 % = $\frac{\alpha_1}{T} \times 100\%$

α_2 球蛋白 % = $\frac{\alpha_2}{T} \times 100\%$　　β 球蛋白 % = $\frac{\beta}{T} \times 100\%$　　γ 球蛋白 % = $\frac{\gamma}{T} \times 100\%$

四、临床意义及分析

1. 正常值　清蛋白 57% ～ 72%；α_1 球蛋白 2% ～ 5%；α_2 球蛋白 4% ～ 9%；β 球蛋白 6.5% ～ 12%；γ 球蛋白 12% ～ 20%。

2. 肝硬化时清蛋白显著降低，γ 球蛋白升高 2 ～ 3 倍，肾病综合征和慢性肾小球肾炎可见清蛋白降低，α_2 和 β 球蛋白升高。

3. 正常人血清总蛋白含量为 60 ～ 80 g/L，分为两部分：清蛋白（A）含量为 38 ～ 48 g/L，球蛋白（G）含量为 15 ～ 30 g/L。A/G 比值为 1.5 ～ 2.5。

任务 3.3　影响酶促反应速度的因素

实验实训目标

【知识目标】 通过观察温度、pH、激活剂、抑制剂对唾液淀粉酶活性的影响，加深理解、分析酶促反应的影响因素。

【能力目标】 能够进行唾液淀粉酶催化淀粉技术操作。

【素质目标】 培养医学生的动手能力和职业素养；培养严谨求实、团结协作、勇于创新的科学态度；培养尊重患者、关爱生命的人文精神。

酶促反应 1　　酶促反应 2　　酶促反应 3

酶是生物来源的特殊化学催化剂。它的作用是加速化学反应速度，但不能改变化学反应的平衡点。

唾液淀粉酶可催化淀粉逐步水解，生成分子大小不同的糊精，最后水解成麦芽糖。淀粉及糊精遇碘各呈不同的颜色反应。直链淀粉（即可溶性淀粉）遇碘呈蓝色，糊精按分子的大小遇碘可呈现蓝色、紫色、暗褐色或红色。最小的糊精和麦芽糖遇碘不显色。根据颜色反应，可以了解淀粉被水解的程度。另外，有些物质可作为激活剂，能提高酶活性；有些物质可作为抑制剂，能降低酶活性，也能影响淀粉被水解的程度。因此，通过与碘产生的颜色反应，可判断淀粉被水解的程度，了解温度、pH、激活剂、抑制剂对酶促作用的影响。

淀粉水解：淀粉 → 大分子糊精 → 中分子糊精 → 小分子糊精 → 麦芽糖 ＋ 葡萄糖

遇碘：（蓝色）　（紫蓝色）　（紫红色）　（粉红色）　（黄色或无色）

实验实训内容

一、仪器与材料

1% 淀粉溶液、稀释唾液、不同 pH 值缓冲液（pH 6.8 缓冲液、pH 5.0 缓冲液、pH 8.0 缓冲液）、0.9%NaCl 溶液）、0.1%$CuSO_4$ 溶液、0.1%Na_2SO_4 溶液、10 mm × 100 mm 试管、试管架、恒温水浴、沸水浴、冰浴、蜡笔。

二、步骤

1. 温度对酶促作用的影响

（1）取试管 3 支，用蜡笔编号，每管各加入 pH 6.8 缓冲液 20 滴、1% 淀粉 10 滴。

（2）1 号管放入 37 ℃恒温水浴，将 2 号管放入沸水浴，将 3 号管放入冰浴。

（3）5 分钟后，分别向各管加入稀释唾液 5 滴，再放回原处。

（4）10 分钟后，分别向各管加碘液 1 滴，观察 3 支试管中颜色的区别，说明温度对酶促作用的影响。

2. pH 值对酶促作用的影响

（1）取试管 3 支，编号后按下表加入各种试剂。

编号	pH 5.0 缓冲液	pH 6.8 缓冲液	pH 8.0 缓冲液	1% 淀粉溶液	稀唾液
1 号	20 滴	—	—	10 滴	5 滴
2 号	—	20 滴	—	10 滴	5 滴
3 号	—	—	20 滴	10 滴	5 滴

（2）将以上 3 管放入 37 ℃恒温水浴中保温。

（3）5 ～ 10 分钟后，取出各管，分别加入碘液 1 滴，观察 3 支试管颜色的区别，说明 pH 值对酶促作用的影响。

3. 激活剂与抑制剂对酶促作用的影响

（1）取试管 4 支，编号后按下表加入各试剂。

编号	pH 6.8 缓冲溶液	1% 淀粉溶液	蒸馏水	0.9%NaCl 溶液	0.1%$CuSO_4$ 溶液	0.1Na_2SO_4 溶液	稀唾液
1 号	20 滴	10 滴	10 滴	—	—	—	5 滴
2 号	20 滴	10 滴	—	10 滴	—	—	5 滴
3 号	20 滴	10 滴	—	—	10 滴	—	5 滴
4 号	20 滴	10 滴	—	—	—	10 滴	5 滴

（2）将上列各管放入 37 ℃恒温水浴中保温。

（3）5 ～ 10 分钟后，取出各管，各加入碘液 1 滴，观察各管颜色并记录。说明哪种离子为激活剂，哪种离子为抑制剂。

三、注意事项

1. 如室温太低，以上反应管也可置于 37 ℃恒温水浴中保温，在此温度下，酶反应很迅速。
2. 试管要冲洗干净，否则影响结果。

任务 3.4　血糖的测定（改良的磷甲苯硼酸法）

实验实训目标

【知识目标】 掌握测定血糖的原理、方法及临床意义。

【能力目标】 能够进行血糖测定技术操作。

【素质目标】 培养医学生的动手能力和职业素养；培养严谨求实、团结协作、勇于创新的科学态度；培养尊重患者、关爱生命的人文精神。

糖类测定主要是测定体液（血、尿、脑脊液）中葡萄糖的含量，正常人血液中葡萄糖浓度在神经、激素调节下很恒定，但在这种调节作用失常时，则可使血糖增高或降低。脑脊液是血浆的超滤液，故脑脊液中葡萄糖含量随血糖浓度变化而变化，正常时为血糖的 50% ～ 80%。但在某些病理情况下，脑脊液中的葡萄糖含量可增高或降低，故测定其含量，有助于对某些疾病的诊断。正常人由于肾小管细胞可将原尿中的葡萄糖几乎全部重吸收入血，故尿液中含葡萄糖量极少，不能被一般定性试验检查出。当血糖增高超过肾糖阈或肾小管重吸收障碍时，尿糖试验才为阳性。尿糖阳性最常见于糖尿病患者，故在临床治疗糖尿病患者过程中，血糖和尿糖是经常检查的项目。如果空腹血糖正常或偏高，偶尔出现糖尿，临床症状又不太明显，可进行糖耐量试验，以观察机体有无糖代谢异常及调节血糖浓度的机制是否健全。

葡萄糖为一含醛基的已糖，在酸性条件下加热，可脱水生成 5- 羟甲基 -2- 呋喃甲醛，后者与邻甲苯胺缩合成一绿青色的化合物，其颜色的深浅与样品中葡萄糖的含量成正比，与进行同样处理的葡萄糖标准液相比较，可求出样品中葡萄糖的含量。正常血糖水平为 80 ～ 120 mg/100 mL，在糖尿病及肾上腺皮质功能亢进等患者血中，葡萄糖含量可显著升高，饥饿时血糖水平可下降。

实验实训内容

一、仪器与材料

1. 葡萄糖标准液（1.0 mg/mL）。

2. 硬质中试管 3 支。

3. 刻度吸管（0.1 mL 3 支，5 mL 1 支）。

4. O-TB 试剂（配法：冰醋酸 883.2 mL、硫脲 1.5 g、邻甲苯胺 76.8 mL）。

硫脲在冰醋酸中溶解后加邻甲苯胺混合，再加饱和硼酸溶液 40 mL。充分混匀后，放入褐色瓶内贮存备用，一般可贮存几个月。（饱和硼酸溶液：称取硼酸 6 g 溶于 100 mL 蒸馏水中，放置一夜过滤即可使用）

5. 葡萄糖标准应用液　每毫升 4.0 mg，用 0.25% 安息酸溶液配制。（3% 三氯醋酸可代替安息香酸溶液）

二、步骤

取硬质中试管 3 支，分别标以 1、2、3 号，按下表操作。混匀后同时将 3 支试管置于 100 ℃水浴中，预热 5 ～ 6 分钟后，取出和冷水冷却，在 30 分钟内用 721 型分光光度计在 620 nm 比色，以空白管调零，分别测得 $A_{样}$和 $A_{标}$。

试剂 /mL	1 号（空白管）	2 号（样品管）	3 号（标准管）
蒸馏水	0.1	—	—
血浆	—	0.1	—
葡萄糖标准液	—	—	0.1
O-TB 试剂	3.0	3.0	3.0

$$每\ 100\ mL\ 血浆中葡萄糖含量（mg）= \frac{A_{样}}{A_{标}} \times 0.1 \times 1\,000 = \frac{A_{样}}{A_{标}} \times 100$$

如血中葡萄糖量过高，颜色太深，可于样品管中加倍加入 0-TB 试剂，加热冷却后比色，并将最后的计算结果乘 2，即得每 100 mL 血浆中葡萄糖的含量。

任务 3.5　酶的竞争性抑制作用（琥珀酸脱氢酶）

实验实训目标

【知识目标】 掌握组织中琥珀酸脱氢酶的活性以及草酸对琥珀酸脱氢酶有竞争性抑制作用。

【能力目标】 能够进行从活体小白鼠肝脏提取琥珀酸脱氢酶及草酸对琥珀酸脱氢酶活性抑制的对比技术操作。

【素质目标】 培养医学生的动手能力和职业素养；培养严谨求实、团结协作、勇于创新的科学态度；培养尊重患者、关爱生命的人文精神。

在化学结构上与底物类似的抑制，能与底物竞争和酶分子的活性中心结合，抑制酶的活性。其抑制的程度随抑制剂与底物两者浓度的比例而定。如果底物浓度不变，酶活性的抑制程度随抑制剂的浓度增加；反之，若抑制剂的浓度不变，则酶活性随底物浓度的增加而逐渐恢复。这种类型的抑制称为竞争性抑制。

酶竞

草酸与琥珀酸的结构相似，能竞争性抑制琥珀酸脱氢酶的活性。琥珀酸脱氢酶属于黄素酶类脱氢酶，其作用是催化琥珀酸（即丁二酸）脱氢氧化成延胡索酸（即反丁烯二酸）。在生理情况下，脱下的氢可经呼吸链的传递，最后与氧结合成水，并释放出能量。但在体外可用甲烯蓝（蓝色）作为氢受体，接受琥珀酸脱下的氢而被还原成甲烯白（白色）。借其颜色的消退可鉴定琥珀酸脱氢酶的作用。且可通过其颜色消退的快慢来观察该酶活性的抑制程度。根据这一原理，本次观察草酸对琥珀酸脱氢酶活性的影响。

实验实训内容

一、仪器与材料

pH 7.4 磷酸缓冲液、0.25% 琥珀酸钠溶液、5% 草酸钠溶液、0.01% 甲烯蓝溶液、小白鼠若干只。

二、步骤

1. 肝糜液的制备　取小白鼠 1 只，断头处死，立即剖腹将肝脏全部取出，置于一研钵中，加入玻璃砂少许，充分研碎至糊状，加入 pH 7.4 磷酸缓冲液 7 mL，搅匀后倒入一圆底离心管中，离心约 2 分钟（3 000 r/min），将上清液倒于另一试管中备用。此即为含有琥珀酸脱氧酶的肝糜液。

2. 另取中试管 5 支，标号，按下表操作。摇匀，静置于 37 ℃的水浴中（此后勿再摇动！），注意观察各管的颜色变化，记录各管颜色消退的顺序和时间，并进行分析。

试剂 /mL	1 号	2 号	3 号	4 号	5 号
0.25% 琥珀酸钠溶液	0.5	—	0.5	2	0.5
5% 草酸钠溶液	—	0.5	0.5	0.5	2
蒸馏水	2	2	1.5	—	—
肝糜液	1	1	1	1	1
甲烯蓝溶液	5 滴	5 滴	5 滴	5 滴	5 滴

任务 3.6　血清总胆固醇的测定（硫磷铁法）

实验实训目标

【知识目标】 掌握胆固醇测定的原理、操作方法及临床意义。

【能力目标】 能够进行测定血清总胆固醇的技术操作。

【素质目标】 培养医学生的动手能力和职业素养；培养严谨求实、团结协作、勇于创新的科学态度；培养尊重患者、关爱生命的人文精神。

血清总胆固醇测定，目前已被大多数临床生化实验室列为血脂分析的常规项目。

以无水乙醇提取血清中的胆固醇（游离胆固醇胆固醇酯），并同时将血清蛋白质沉淀，提取液中加入硫磷铁显色剂，其中的胆固醇和浓硫酸、高铁离子发生作用，产生较为稳定的殷红色。其呈色深浅与胆固醇含量呈正比关系，以同样的方法处理参考标准液，进行比色，即可求得其含量。

实验实训内容

一、仪器与材料

1. 胆固醇标准贮存液（1.0 mg/mL） 准确称取经过重结晶的纯净胆固醇 100 mg，溶入约 80 mL 无水乙醇（AR）中（可稍加温助溶），待冷至 20 ℃时，移入 100 mL 容量瓶中，并以少量无水乙醇冲洗容器，洗液并入容量瓶中，最后以无水乙醇补足至刻度，贮存于棕色瓶中，密塞瓶口，置 4 ℃冰箱保存，可长期使用。

2. 胆固醇标准应用液（0.04 mg/mL） 取标准贮存液少量（6 ～ 8 mL），升温至 20 ℃，量取 4.0 mL 放入 100 mL 容量瓶中，加无水乙醇至刻度，充分混匀，贮存于棕色瓶中，置冰箱内保存备用（注意：每次使用前应升至室温，并充分混匀后才能使用）。

3. 铁贮存液　称取三氯化铁（$FeCl_3 \cdot 6H_2O$）2.5 g，溶于约 50 mL 87% 浓磷酸内，移入 100 mL 容量瓶，并加浓磷酸至刻度，混匀，贮存于棕色瓶中，塞紧，室温内可长期保存。

4. 显色剂　取铁贮存液 8 mL 放于烧杯内，加入浓硫酸（AR）至 100 mL，混匀，此液在室温中可保存

6～8周。

5. 无水乙醇（AR）。

6. 分光光度计。

二、步骤

1. 取血清0.1 mL，放于15 mm×100 mm试管底部，向试管内加入无水乙醇4.9 mL（注意：要直接冲入试管内，务使血清蛋白质分散成匀细颗粒）。置室温10分钟后，以2 000 r/min速度离心沉淀3～5分钟，上清液为胆固醇提取液。

2. 取16 mm×150 mm试管3支，分别标记“空白”“标准”“测定”，按顺序排列在试管架上，然后按下表操作。

加入物 /mL	空白管	标准管	测定管
提取液	—	—	2.0
标准应用液	—	2.0	—
无水乙醇	2.0	—	—
显色剂（沿管壁缓缓加入）	2.0	2.0	2.0

3. 将各管立即振摇混匀，放置10分钟待管内反应液冷却至室温，进行比色测定，在分光光度计上用550 nm波长（或使用光电比色计，可选用绿色滤片），以“空白”调零点，读取各管吸光度（a）。

$$血清胆固醇含量=\frac{测定管吸光度(A_N)}{标准管吸光度(A_S)}\times0.04\times2\times\frac{100}{0.04}=\frac{A_N}{A_S}\times200\ (\mathrm{mg/dL})$$

三、附录

1. 正常参考范围　150～220 mg/dL。

2. 临床意义

（1）增高：①代谢障碍性疾病，如动脉粥样变、重症糖尿病。②肝胆系统疾病，如肝细胞性黄疸、阻塞性黄疸等。③肾脏病，如肾病综合征等。

（2）减低：甲状腺功能亢进，严重贫血，急性感染等。

此外，肝脏是合成胆固醇的重要场所，并分泌卵磷脂胆固醇基转移酶，使胆固醇酯化，故当肝脏实质细胞功能减退，胆固醇的酯化将受到影响，因而严重肝硬化、肝炎等患者，血清内胆固醇的比例可明显下降。

模块三

任务 3.7 血清尿酸的测定（磷钨酸还原法）

实验实训目标

【知识目标】掌握磷钨酸还原法测定尿酸的原理、操作方法及临床意义。
【能力目标】能够进行磷钨酸还原法测定尿酸的技术操作。
【素质目标】培养医学生的动手能力和职业素养；培养严谨求实、团结协作、勇于创新的科学态度；培养尊重患者、关爱生命的人文精神。

去蛋白血滤液中的尿酸在碱性溶液中被钨酸氧化成尿囊素及二氧化碳，磷钨酸在此反应中则被还原成钨兰，钨兰的生成量与反应液中尿酸的含量成正比，可进行比色测定。

实验实训内容

一、仪器与材料

1. 磷钨酸贮存液　称取钨酸钠 50 g，溶于约 400 mL 蒸馏水，加浓磷酸 40 mL 及玻璃数粒，煮沸回流水冷却至室温，用蒸馏水稀释至 1 L，贮存在棕色试剂瓶中。

2. 磷钨酸应用液　取 10 mL 磷钨酸贮存液，以蒸馏水稀释至 100 mL。

3. 0.3 mol/L 钨酸钠溶液　称取钨酸钠（$Na_2WO_4 \cdot 2H_2O$，MW329.36）100 g，用蒸馏水溶解后稀释至 1 L。

4. 0.33 mol/L 硫酸　取 18.5 mL 浓硫酸，加入 500 mL 蒸馏水中，然后用蒸馏水稀释至 1 L。

5. 钨酸试剂　在 800 mL 蒸馏水中，加入 50 mL 0.3 mol/L 钨酸钠溶液，0.05 mL 浓磷酸和 50 mL 0.33 mol/L 硫酸溶液，混匀，在室温中可稳定数月。

6. 1 mol/L 碳酸钠溶液　称取 10.6 g 无水磷酸钠溶液于蒸馏水中，并稀释至 1 L，置烧瓶内，如有混浊，可过滤后使用。

7. 6.0 mol/L 尿酸标准贮存液　取 60 mg 碳酸锂（AR）溶解在 40 mL 蒸馏水中，加热到 60 ℃，使其完全溶解，准确称取尿酸（MW168.11）100.9 mg，溶解于碳酸锂溶液中，冷却至室温，移入 1 000 mL 容量瓶中，用蒸馏水稀释至刻度，贮存在棕色瓶中。

二、步骤

取 3 支 16 mm × 100 mm 试管（标明测定、标准和空白管），各加入 4.5 mL 钨酸试剂，分别加入 0.5 mL 血清、0.5 mL 标准应用液和 0.5 mL 蒸馏水，混匀后静止 5～10 分钟，离心沉淀。另取试管 3 支，标号后按下表操作。

加入物 /mL	测定管	标准管	空白管
测定管上清液	2.5	—	—
标准管上清液	—	2.5	—

续表

加入物 /mL	测定管	标准管	空白管
空白管上清液	—	—	2.5
碳酸钠溶液	0.5	0.5	0.5
混匀后室温下放置 10 分钟			
磷钨酸应用液	0.5	0.5	0.5

各管混匀，室温放置 20 分钟后，用分光光度计在波长 660 nm、比色杯光径 1.0 cm，以空白管调零，读取各管吸光度。

三、计算

$$血清尿酸（\mu mol/L）= 测定管吸光度 / 标准管吸光度 \times 300$$

参考值：男性 149 ～ 461 μmol/L（2.57 ～ 7 mg/dL）。

女性 89 ～ 357 μmol/L（1.5 ～ 6 mg/dL）。

四、注意事项

1. 红细胞内存在多种非特异性还原物质，因此用血清或血浆测定比用全血好。

2. 用草酸钾与钨酸钠容易形成不溶性磷钨酸钾，造成显色液混浊，不能用草酸钾抗凝剂。

3. 血清与尿液标本中的尿酸在室温可稳定 3 天，尿液标本冷藏后，可引起尿酸盐沉淀，此时可调节 pH 值至 7.5 ～ 8.0，并将标本加热至 50 ℃，待沉淀溶解后再进行测定。

4. 尿酸在水中溶解度极低，但易溶于碳酸盐溶液中，配制标准液时，加入碳酸锂并加热助溶，如无碳酸锂，可用碳酸钾或碳酸钠代替。

临床意义：

（1）血清尿酸测定对痛风诊断最有帮助。

（2）在核酸代谢增加时，见于白血病、多发性骨髓瘤、真性红细胞增多症、地中海贫血、传染性单核细胞增多症等，血清尿酸值也见增高。

（3）在肾功能减退时，尿酸排泄减少，血清尿酸增高。

（4）氯仿中毒、四氯化碳中毒、铅中毒、妊娠反应及食用富含核酸的食物等，均可引起血清尿酸增高。

任务 3.8　蛋白质含量的测定（考马斯亮蓝法）

实验实训目标

【知识目标】 掌握考马斯亮蓝 G-250 法测定蛋白质的原理及方法。

【能力目标】 学会分光光度计的使用及标准曲线的绘制。

【素质目标】 培养医学生的动手能力和职业素养；培养严谨求实、团结协作、勇于创新的科学态度；培养尊重患者、关爱生命的人文精神。

考马斯亮蓝 G-250 在酸性溶液中时呈茶棕色，最大吸收峰在 465 nm。当与蛋白质结合后变成深蓝色，最大吸收峰转至 595 nm，在 10 ～ 1 000 μg/mL 蛋白质浓度范围内，蓝色强度与蛋白质质量成正比。该方法简便迅速，消耗样品量少，染料与蛋白质结合后 2 ～ 5 分钟即呈现最大光吸收，至少稳定 1 小时。高浓度的 Tris、EDTA、尿素、甘油、蔗糖、丙酮等对测定有干扰。

实验实训内容

一、仪器与材料

1. 试剂

（1）考马斯亮蓝 G-250 染色液：称 100 mg 考马斯亮蓝，溶于 50 mL 95% 乙醇中，加蒸馏水约 700 mL，加 85% 磷酸 100 mL，最后补足水到 1 000 mL。

（2）标准蛋白溶液：100 μg/mL 牛血清白蛋白（BSA）。

2. 仪器　试管、722 分光光度计、研砵、离心机等。

二、步骤

1. 标准曲线的制定　取 7 支 250 mm × 250 mm 试管编号，分别按下表加入试剂。

项目	0 号	1 号	2 号	3 号	4 号	5 号	6 号
标准蛋白溶液 /mL	0	0.1	0.2	0.4	0.6	0.8	1.0
相当蛋白量 /μg	0	10	20	40	60	80	100
蒸馏水 /mL	1.0	0.9	0.8	0.6	0.4	0.2	0
考马斯亮蓝 G-250 染色液 /mL	5.0	5.0	5.0	5.0	5.0	5.0	5.0
A_{595} 值							

将各管溶液混合均匀，放置 5 分钟，测 A_{595} 值。

2. 样品（包菜）液的提取　称取包菜 2 g 左右，剪碎置于研砵中，加水 5 mL，冰浴中研磨成匀浆，移至 50 mL 容量瓶中定容，然后用两层纱布过滤，将滤液（约 5 mL）于 3 000 r/min 离心 20 分钟，取上清液待用。

3. 样品中蛋白质含量的测定　取 4 支试管编号，按下表操作。

项目	0 号	1 号	2 号	3 号
样品溶液 /mL	0	0.5	0.5	0.5
蒸馏水 /mL	1.0	0.5	0.5	0.5
考马斯亮蓝 G-250 染色液 /mL	5.0	5.0	5.0	5.0
A_{595} 值				

将各管溶液混合均匀，放置 5 分钟，测 A_{595} 值。

三、数据处理

1. 以蛋白质含量为横坐标、A_{595} 值为纵坐标，绘制标准曲线，或者用归一法求曲线方程。
2. 计算样品中蛋白质的含量：取样品的 A_{595} 平均值，在标准曲线上查出相应的蛋白质量。

任务 3.9　酮体生成

实验实训目标

【知识目标】掌握酮体的组成及肝脏中酮体生成的作用。

【能力目标】能够进行酮体生成相关技术操作。

【素质目标】培养医学生的动手能力和职业素养；培养严谨求实、团结协作、勇于创新的科学态度；培养尊重患者、关爱生命的人文精神。

利用丁酸作为底物，与肝组织匀浆（含有酮体生成酶系）保温后即有酮体生成。酮体可与含亚硝基铁氰化钠的显色粉反应产生紫红色化合物。经同样处理的肌肉匀浆，则不产生酮体，因此与显色粉作用不产生显色反应。

实验实训内容

一、仪器与材料

1. 0.9% 氯化钠溶液。

2. 洛克溶液　取氯化钠 0.9 g、氯化钾 0.042 g、氯化钙 0.024 g、碳酸氢钠 0.02 g、葡萄糖 0.1 g，混合溶于水中，溶解后加水至 100 mL。

3. 0.5 mol/L 丁酸溶液　取 44.0 g 丁酸溶于 0.1 mol/L NaOH 溶液中，并用 0.1 mol/L NaOH 溶液稀释至 1 000 mL。

4. 0.1 mol/L 磷酸盐缓冲液（pH 值为 7.6）　称取磷酸氢二钠（$Na_2HPO_4 \cdot 2H_2O$）7.74 g、磷酸二氢钠（$NaH_2PO_4 \cdot H_2O$）0.897 g，用蒸馏水稀释至 500 mL，准确测定 pH 值。

5. 15% 三氯醋酸溶液。

6. 显色粉（取亚硝基铁氰化钠 1 g、无水碳酸钠 30 g、硫酸铵 50 g，混合后研碎）。

7. 小鼠若干只。

二、步骤

1. 肝匀浆和肌匀浆的制备。取小鼠 1 只，断头处死，迅速剖腹，取出肝和肌肉组织，剪碎，分别放入匀浆器中，加入生理盐水（重量∶体积 =1∶3），研磨成匀浆。

2. 取试管 4 支，编号后按下表加入各种试剂。

加入物	1 号	2 号	3 号	4 号
洛克溶液	15 滴	15 滴	15 滴	15 滴
0.5 mol/L 丁酸溶液	30 滴	—	30 滴	30 滴
0.1 mol/L 磷酸盐缓冲液	15 滴	15 滴	15 滴	15 滴
肝匀浆	20 滴	20 滴	—	—
肌匀浆	—	—	—	20 滴
蒸馏水	—	30 滴	20 滴	—

3. 将上列 4 支试管摇匀后，置于 37 ℃恒温水浴中保温 30 分钟。

4. 取出各管，各加入 15% 三氯醋酸 20 滴，摇匀混合，离心 5 分钟（3 000 r/min）。

5. 分别取出上述各管离心液滴于有凹白瓷反应板中，每凹放入显色粉一小匙（约 0.1 g），观察所产生的颜色反应，并说明原因。

任务 3.10　血清转氨酶 ALT 的测定（赖氏比色法）

实验实训目标

【知识目标】 掌握血清 ALT 比色法的原理、操作方法及临床意义。

【能力目标】 能够进行血清 ALT 比色法测定的技术操作。

【素质目标】 培养医学生的动手能力和职业素养；培养严谨求实、团结协作、勇于创新的科学态度；培养尊重患者、关爱生命的人文精神。

L- 丙氨酸 +α- 酮戊二酸⟶α- 丙酮酸 +L- 谷氨酸

α- 丙酮酸 +2,4- 二硝基苯肼⟶2,4- 二硝基苯腙（红棕色，$\lambda=505$ nm）

利用比色分析原理将样品显色与丙酮酸标准品配制成的系列标准液比较，求出样品中丙氨酸氨基转移酶（ALT）活性。

实验实训内容

一、仪器与材料

1. 0.1 mol/L 磷酸二氢钾溶液　称取 KH_2PO_4 13.61 g，溶解于蒸馏水中，稀释至 1 000 mL，4 ℃保存。

2. 0.1 mol/L 磷酸氢二钠溶液　称取 Na_2HPO_4 14.22 g，溶解于蒸馏水中，稀释至 1 000 mL，4 ℃保存。

3. 0.1 mol/L 磷酸盐缓冲液（pH 值为 7.4）　取 420 mL 0.1 mol/L 磷酸氢二钠溶液和 80 mL 0.1 mol/L 磷酸

二氢钾溶液，混匀，即为pH值7.4的磷酸盐缓冲液。加氯仿数滴，4 ℃保存。

4. 基质缓冲液　精确称取D-L-丙氨酸1.79 g、α-酮戊二酸29.2 mg，先溶于0.1 mol/L磷酸盐缓冲液约50 mL中，用1 mol/L NaOH调pH值为7.4，再加磷酸盐缓冲液至100 mL，4～6 ℃保存，该溶液可稳定2周。每升底物缓冲液中可加入麝香草酚0.9 g或氯仿防腐，4 ℃保存。配成200 mmol/L丙氨酸与2.0 mmol/L α-酮戊二酸基质缓冲液。

5. 1.0 mmol/L 2,4-二硝基苯肼溶液　称取2,4-二硝基苯肼（AR）19.8 mg，溶于1.0 mol/L盐酸100 mL，置棕色玻璃瓶中，室温保存，若冰箱保存可稳定2个月。若有结晶析出，应重新配制。

6. 0.4 mol/L NaOH溶液　称取NaOH 1.6 g溶解于蒸馏水中，并加蒸馏水至100 mL，置具塞塑料试剂瓶内，室温中可长期稳定。

7. 2.0 mmol/L丙酮酸标准液　准确称取丙酮酸钠（AR）22.0 mg，置于100 mL容量瓶中，加0.05 mol/L硫酸至刻度。此液不稳定，应临用前配制。丙酮酸不稳定，开封后易变质（聚合），相互聚合为多聚丙酮酸，需干燥后使用。

8. 待测标本　患者血清或质控血清。

二、步骤

1. ALT校正曲线的绘制

（1）按下表向各管加入相应试剂（ALT各标准管的配制方法）。

加入物 /mL	1号	2号	3号	4号	5号
0.1 mol/L 磷酸盐缓冲液	0.1	0.1	0.1	0.1	0.1
2.0 mmol/L 丙酮酸标准液	0	0.05	0.10	0.15	0.20
基质缓冲液	0.50	0.45	0.40	0.35	0.30
2,4-二硝基苯肼溶液	0.5	0.5	0.5	0.5	0.5
混匀后，置37 ℃水浴20分钟					
0.4 mol/L NaOH 溶液	5.0	5.0	5.0	5.0	5.0
相当于酶活性浓度（卡门氏单位）	0	28	57	97	150

（2）混匀，放置5分钟，在波长505 nm处以蒸馏水调零，读取各管吸光度，各管吸光度均减1号管吸光度后，为该标准管的吸光度值。

（3）以吸光度值为纵坐标，对应的酶卡门氏活性单位为横坐标，各标准管代表的活性单位与吸光度值作图，即成校正曲线。

2. 标本的测定

（1）在测定前取适量的底物溶液和待测血清，37 ℃水浴预温5分钟后使用，具体操作按下表进行（赖氏法测定ALT操作步骤）。

加入物 /mL	对照管	测定管
血清	0.1	0.1
基质缓冲液	—	0.5
混匀后，置37 ℃保温30分钟		
2,4-二硝基苯肼溶液	0.5	0.5

续表

加入物 /mL	对照管	测定管
基质缓冲液	0.5	—
混匀后，置 37 ℃保温 20 分钟		
0.4 mol/L NaOH 溶液	5.0	5.0

（2）室温放置 5 分钟，在波长 505 nm 处以蒸馏水调零，读取各管吸光度。

三、计算

测定管吸光度减去样本对照管吸光度的差值，为标本的吸光度。该值在校正曲线上查得 ALT 的卡门氏单位。

参考范围：血清 ALT 为 5 ～ 25 卡门氏单位。

四、临床意义

ALT 在肝细胞中含量较多，且主要存在于肝细胞的可溶性部分。当肝脏受损时，此酶可释放入血，致血中该酶活性浓度增加，故测定 ALT 常作为判断肝脏受损指标。

1. 肝细胞损伤的灵敏指标　急性病毒性肝炎转氨酶阳性率为 80% ～ 100%，肝炎恢复期，转氨酶转入正常，但如在 100 U 左右波动或再度上升，为慢性活动性肝炎；重症肝炎或亚急性肝坏死时，再度上升的转氨酶在症状恶化的同时，酶活性反而降低，使肝细胞坏死后增生不良，预后不佳。以上说明，监测转氨酶可以观察病情的发展，并作预后判断。

2. 慢性活动性肝炎或脂肪肝转氨酶轻度增高（100 ～ 200 U），或属正常范围，且 AST＞ALT。肝硬化、肝癌时，ALT 有轻度或中度增高，提示可能并发肝细胞坏死，预后严重。其他原因引起的肝脏损害，如心功能不全时，肝淤血导致肝小叶中央带细胞的萎缩或坏死，可使 ALT、AST 明显升高；某些化学药物如异烟肼、氯丙嗪、苯巴比妥、四氯化碳、砷剂等，可不同程度地损害肝细胞，引起 ALT 的升高。

3. 其他疾病或因素也会引起 ALT 不同程度的增高，如骨骼肌损伤、多发性肌炎等。

五、注意事项

1. 丙酮酸标准液的配制　丙酮酸不稳定，见空气易发生聚合反应，生成多聚丙酮酸，而失去其化学性质。在配制校正曲线时，不会出现显色反应。此时应将变性的丙酮酸放在干燥箱（40 ～ 55 ℃）2 ～ 3 小时，或干燥器中过夜后再使用。

2. 基质液中 α - 酮戊二酸和显色剂 2,4- 二硝基苯肼均为呈色物质，称量必须很准确，每批试剂的空白管吸光度上下波动不应超过 0.015 A，如超出此范围，应检查试剂及仪器等方面问题。

3. 血清中 ALT 在室温（25 ℃）可以保存 2 天，在 4 ℃可保存 1 周，在 −25 ℃可保存 1 个月。一般血清标本中内源性酮酸含量很少，血清对照管吸光度接近于试剂空白管（以蒸馏水代替血清，其他和对照管同样操作）。所以，成批标本测定时，一般不需要每份标本都做自身血清对照管，以试剂空白管代替即可，但对超过正常值的血清标本应进行复查。严重乳糜血（脂血）、黄疸及溶血血清可引起测定的吸光度增高；糖尿病酮症酸中毒患者血中因含有大量酮体，能和 2,4- 二硝基苯肼作用呈色，也会引起测定管吸光度增加。因此，检测此类标本时，应做血清标本对照管。

4. 赖氏法考虑到底物浓度不足，酶作用产生的丙酮酸的量不能与酶活性成正比，故没有制定自身的单位定义，而是以实验数据套用速率法的卡门氏单位。赖氏法校正曲线所定的单位是用比色法的结果和卡门分光光度法的结果作对比后求得的，以卡门氏单位报告结果。卡门法是早期的酶偶联速率测定法，卡门氏单位是分光光度单位。定义为血清 1 mL，反应液总体积 3 mL，反应温度 25 ℃，波长 340 nm，比色杯光径 1.0 cm，每分钟吸光度下降 0.001 A 为 1 卡门氏单位（相当于 0.48 U）。赖氏法的测定温度原为 40 ℃，校正曲线只到 97 卡门氏单位，后来改用 37 ℃测定将校正曲线延长至 150 卡门氏单位。赖氏比色法测定由于受底物 α-酮戊二酸浓度和 2,4-二硝基苯肼浓度的不足以及反应产物丙酮酸的反馈抑制等因素影响，校正曲线不能延长至 200 卡门氏单位。当血清标本酶活力超过 150 卡门氏单位时，应将血清用 0.145 mol/L NaCl 溶液稀释后重测，其结果乘以稀释倍数。

5. 加入 2,4-二硝基苯肼溶液后，应充分混匀，使反应完全。加入 NaOH 溶液的方法和速度要一致，如液体混合不完全或 NaOH 溶液的加入速度不同，均会导致吸光度读数的差异。呈色的深浅与 NaOH 的浓度也有关系，NaOH 浓度越大呈色越深。NaOH 溶液浓度小于 0.25 mol/L 时，吸光度下降变陡，因此 NaOH 浓度要准确。

六、评价

1. 重复性差　其原因有三：①由于限制底物 α-酮戊二酸的用量，如一般采用 2.0 mmol/L 浓度，反应速度只有最大反应速度的 65%，使产物生成量与酶的活性之间不能呈现良好的线性关系。② 2,4-二硝基苯肼在碱性条件下也能显色，为了降低试剂空白的吸光度而不得不使用低浓度 2,4-二硝基苯肼（1.0 mmol/L）。此种水平的 2,4-二硝基苯肼仅能与反应体系中的两种酮酸的一半反应。酶促反应中 2,4-二硝基苯肼与这两种酮酸的结合显色度不易控制。低浓度 2,4-二硝基苯肼使校正曲线弯曲呈非线性也影响测定结果。③产物旁路效应，即 ALT 催化生成的产物丙酮酸，在乳酸脱氢酶催化下而消耗，从而影响测定结果。这种现象称为产物旁路效应。

2. 准确性差　①由于线性范围狭窄，测定温度为 40 ℃，校正曲线只到 97 卡门氏单位，测定温度为 37 ℃时校正曲线延长至 150 卡门氏单位。但临床患者标本多见为 200 卡门氏单位以上。尽管采用标本稀释后再测定，结果乘以稀释倍数，但偏差大。②影响实验条件的因素多，且不易控制，系统误差大。

3. 试剂稳定性差　基质液不易保存（易长菌），易失效，故保存期短。影响试剂批间结果的一致性。

4. 操作简便　实验条件要求不高，便于基层医疗单位开展。

5. 赖氏法是比色法中比较合理的方法　可以理解为它最大限度地减小了比色法所固有的缺点，使测定结果能较好地反映酶的真实活性。但从总体上说，由于设计原理的不足，使赖氏法不能成为 ALT 的理想测定方法，并终将被连续监测法或其他先进方法所取代。

实验实训报告

任务 3.1　氨基酸及蛋白质的性质

姓名____________________　指导教师____________________　分数____________________

班级____________________　学　　号____________________　日期____________________

一、结果及分析

1. 蛋白质显色反应

（1）双缩脲反应。

（2）茚三酮反应。

2. 蛋白质沉淀反应

（1）蛋白质盐析作用。

（2）重金属盐类沉淀蛋白质。

（3）有机酸沉淀蛋白质。

（4）加热沉淀蛋白质。

二、线上考核

上传实验实训结果。

三、思考与拓展

1. 氨基酸或蛋白质显色原理是什么？

2. 能否举出生活中蛋白质沉淀的实例？

3. 如果人发生重金属中毒，采用什么方法解毒既容易又有效？

实验实训报告

任务 3.2　电泳技术（血清蛋白醋酸纤维薄膜电泳）

姓名__________________　　指导教师__________________　　分数__________________

班级__________________　　学　　号__________________　　日期__________________

一、结果及分析

二、线上考核

上传实验实训结果。

三、思考与拓展

1. 正确绘制血清醋酸纤维薄膜电泳图谱。

2. 电泳缓冲液 pH 值为 8.6 时，蛋白质为什么向正极移动？

3. 请总结实验实训成功的经验与失败的教训。

实验实训报告

任务 3.3　影响酶促反应速度的因素

姓名__________　　指导教师__________　　分数__________

班级__________　　学　　号__________　　日期__________

一、结果及分析

1. 温度。

2. pH 值。

3. 激活剂和抑制剂。

二、线上考核

上传实验实训结果。

三、思考与拓展

1. 温度和 pH 如何影响酶促反应的速度?

2. 唾液淀粉的最适 pH 值是________，最适温度是________，Na^+ 对此酶起________作用，Cl^- 对此酶起________作用，Cu^+ 对此酶起________作用。

实验实训报告

任务 3.4 血糖的测定（改良的磷甲苯硼酸法）

姓名______________ 指导教师______________ 分数______________

班级______________ 学　号______________ 日期______________

一、结果及分析

二、线上考核

上传实验实训结果。

三、思考与拓展

1. 简述血糖的来源与去路。

2. 使用分光光度计测定吸光度时为什么要调零？

3. 血糖测定的颜色深浅与葡萄糖的含量是什么关系？

实验实训报告

任务 3.5　酶的竞争性抑制作用（琥珀酸脱氢酶）

姓名＿＿＿＿＿＿＿＿　指导教师＿＿＿＿＿＿＿＿　分数＿＿＿＿＿＿＿＿

班级＿＿＿＿＿＿＿＿　学　　号＿＿＿＿＿＿＿＿　日期＿＿＿＿＿＿＿＿

一、结果及分析

二、线上考核

上传实验实训结果。

三、思考与拓展

1. 过程中第 3 支试管有何意义？

2. 举例说明竞争性抑制作用在临床上的应用。

实验实训报告

任务 3.6　血清总胆固醇的测定（硫磷铁法）

姓名________________　指导教师________________　分数________________

班级________________　学　　号________________　日期________________

一、结果及分析

二、线上考核

上传实验实训结果。

三、思考与拓展

1. 加显色剂时要沿管壁缓缓加入，为什么？

2. 血清胆固醇异常的临床意义有哪些？

实验实训报告

任务 3.7 血清尿酸的测定（磷钨酸还原法）

姓名__________ 指导教师__________ 分数__________

班级__________ 学　　号__________ 日期__________

一、结果及分析

二、线上考核

上传实验实训结果。

三、思考与拓展

1. 尿酸测定的临床意义是什么？

2. 血清尿酸增高的原因有哪些？如何预防？

实验实训报告

任务 3.8　蛋白质含量的测定（考马斯亮蓝法）

姓名＿＿＿＿＿＿＿＿　指导教师＿＿＿＿＿＿＿＿　分数＿＿＿＿＿＿＿＿

班级＿＿＿＿＿＿＿＿　学　　号＿＿＿＿＿＿＿＿　日期＿＿＿＿＿＿＿＿

一、结果及分析

1. 标准曲线的绘制。

2. 结果及分析。

二、线上考核

上传实验实训结果。

三、思考与拓展

考马斯亮兰法测定蛋白质含量的原理是什么？应如何克服不利因素对测定结果的影响？

实验实训报告

任务 3.9 酮体生成

姓名__________ 指导教师__________ 分数__________

班级__________ 学　　号__________ 日期__________

一、结果及分析

二、线上考核

上传实验实训结果。

三、思考与拓展

1. 什么是酮体？在何处生成？何处利用？

2. 酮体生成利用有何意义？

实验实训报告

任务 3.10 血清转氨酶 ALT 的测定（赖氏比色法）

姓名__________ 指导教师__________ 分数__________

班级__________ 学　　号__________ 日期__________

一、结果及分析

1. ALT 测定校正曲线的绘制。

2. 结果及分析。

二、线上考核

上传实验实训结果。

三、思考与拓展

血清转氨酶 ALT 的测定有什么临床意义？

教学课件

模块四 病原生物与免疫学实验实训

序号	主要内容
1	任务 4.1　细菌的形态与结构
2	任务 4.2　细菌的生长繁殖与代谢
3	任务 4.3　消毒与灭菌
4	任务 4.4　免疫细胞
5	任务 4.5　免疫学应用
6	任务 4.6　球菌和肠道菌
7	任务 4.7　其他细菌
8	任务 4.8　病毒及其他微生物
9	任务 4.9　人体寄生虫

病原生物与免疫学实验实训目的与策略

一、实验实训目的

病原生物与免疫学是一门实验性较强的学科，实验的目的是使学生牢固掌握理论课所讲知识，加深学生对病原生物与免疫学基本理论的理解；培养学生的动手能力，熟悉微生物检查的方法，会进行一般的消毒操作，验证理论知识，熟悉免疫防治方法。同时培养学生观察问题、提出问题、分析问题和解决问题的能力；培养学生实事求是、严谨踏实的科学态度和良好作风，以及敢于创新的开拓精神；也为学生进一步深入学习其他医学相关学科奠定基础。

二、实验实训策略

实验实训中注重自主学习，让学生积极参与、乐于探索、勇于实验、勤于思考。注重学习本课程的知识技能，培养其科学探究能力，逐渐形成科学态度与科学精神。

本课程与日常生活及临床疾病关系密切。故在学习过程中应多注意理论联系实际，充分利用学校实验实训室满足学生的实践需求，通过教学实验及实习，培养在工作中运用微生物免疫学知识解决问题的能力。在生活中遇到一些与微生物相关的现象，试着用书本上的理论知识去解释这些现象。多读书、看报或看新闻，注意一些地区发生灾难等时的免疫防御措施，将现实中发生的事情与书本知识联系起来，巩固所学理论的同时，又能加强对知识的运用能力。

病原生物与免疫学实验实训要求

1. 实验实训室是进行实践教学活动的重要场所，学生应积极参加教学计划规定的各项实验实训，服从教师的指导，严格遵守各项制度和操作规程，保持室内肃静、整洁，不准高声谈话和乱丢纸屑杂物。

2. 进入实验实训室应按规定穿戴工作衣帽，着装整洁、大方。非实验实训必备物品，不准带入。

3. 实验实训室内绝对禁止饮食、吸烟或舔铅笔等。

4. 实验实训前应对实验实训内容进行认真复习，明确目的、要求、方法以及操作中的注意事项，保持思路清晰。

5. 应按要求规范操作，仔细观察实验实训现象，详细记录实验实训结果，认真分析，并以实事求是的科学态度填入实验实训报告，力求简明准确，并及时汇交教师批阅。如实验实训结果与理论不符，应分析原因，训练科学思维的能力。

6. 凡具有传染性的培养物、带菌材料、动物、器具等，均按要求处理，不得随便乱放或用水冲洗。实验实训室内的任何物品不得携出室外。

7. 实验实训中一旦发生意外，如划破皮肤，细菌污染实验台、地面、手或衣物时，应及时报告教师，按有关程序妥善处理。

8. 要注意安全，遇到事故时立即切断电源、火源，向教师报告并采取紧急处理措施。

9. 实验实训完毕后，须经教师检查仪器、工具及实验实训记录，并整理好实验实训用品，搞好环境卫生，关闭电源、水源后，方可离开实验实训室。

病原生物与免疫学考核与评价标准

评分内容			分值
测评（100分）	实验实训原理与步骤	能够说出实验实训设计的原理	20分
		能够说出实验实训步骤	
	实验实训操作	实验实训方法得当	30分
		实验实训操作认真、规范	
		仪器使用正确	
	线上考核	实验实训图片、视频上传	10分
		线上讨论	
	结果及分析	实验实训结果呈现	10分
		实验实训结果分析准确	
	思考与拓展	善于归纳和总结实验实训成功与失败的原因	10分
		学以致用、理论联系医学实践	
	职业素养	学习认真、积极主动	20分
		团队协作	
		克服困难	

（李文敏、董熙铭、文雪、胡逸晨、郑清平）

任务 4.1　细菌的形态与结构

实验实训目标

【知识目标】掌握细菌的基本形态和特殊结构，熟悉光学显微镜油镜的使用原理。

【能力目标】学会细菌涂片的制作及进行革兰氏染色；学会显微镜油镜的使用及保护；能够正确辨认并描述细菌的染色性、形态和特殊结构。

【素质目标】具有敬业精神、责任意识和慎独精神；具有关爱生命的人文精神；具有辩证思维的品质，具有吃苦耐劳、勇于创新的精神；培养学生正确的学习态度、良好的学习习惯、严谨的科学态度。

细菌形体微小、结构简单，在适宜的条件下有相对恒定的形态和结构，可用光学显微镜或电子显微镜观察与识别。了解细菌的形态和结构，对研究细菌的生理活动、致病性、免疫性以及鉴别细菌、诊断和防治细菌性感染具有重要的意义。

实验实训内容

一、仪器与材料

光学显微镜，香柏油，二甲苯，擦镜纸，牙签，牙垢，生理盐水，载玻片，吸水纸，酒精灯，火柴，结晶紫液（Ⅰ液），卢戈氏碘液（Ⅱ液），95% 乙醇（Ⅲ液），稀释复红（Ⅳ液），细菌标本片等。

二、步骤

（一）镜头的识别

显微镜的接物镜有低倍镜、高倍镜、油镜三种，放大倍数依次增高，其识别方法如下。

1. 低倍镜　镜头标志为 10× 或 10/0.25，镜头最短，其上常刻有黄色环圈。

2. 高倍镜　镜头标志为 40× 或 40/0.65，镜头较长，其上常刻有蓝色环圈。

3. 油镜　镜头标志为 100× 或 100/1.30，镜头最长，其上常刻有白色环圈，或“oil”。

（二）油镜的原理

油镜的放大倍数高而透镜很小，自标本片透过的光线，因玻片和空气的折光率不同（玻璃 $n=1.52$，空气 $n=1.0$），部分光线经载玻片进入空气后发生折射，不能进入接物镜，致使射入光线较少，物像不清晰。在油镜和载玻片之间滴加和玻璃折光率相近的香柏油（香柏油 $n=1.515$），则使进入油镜的光线增多，视野光亮度增强。物像清晰光路图，如图 4-1 所示。

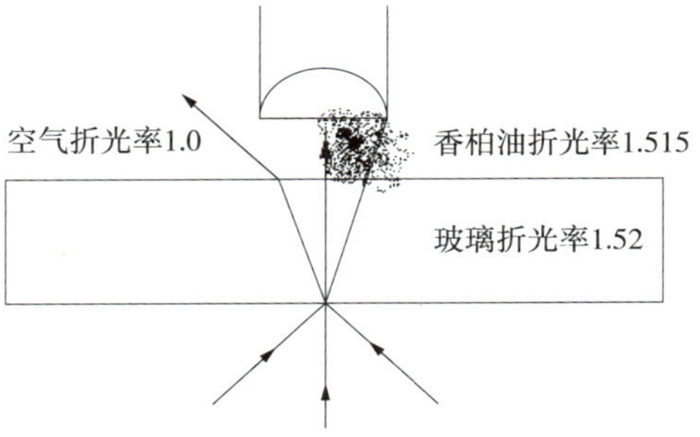

图 4-1　物像清晰光路图

（三）油镜的使用和维护

1. 将显微镜平置，光圈最大，用反光镜凹面采光，光线调到最亮。

2. 在低倍镜下找到一染色均匀视野。

3. 升高镜筒，滴 1 滴香柏油在标本区中央。

4. 换油镜，用粗螺旋缓缓降下镜筒，使镜头刚好接触油面。

5. 用细螺旋调节视野，使镜下观察物清晰。

6. 观察标本时，宜两眼同时睁开，以减少眼睛疲劳。最好用左眼看镜筒，右眼配合绘图或记录。

7. 使用完毕，取下标本片，立即用蘸少许二甲苯的擦镜纸将镜头上的镜油擦干净，再用擦镜纸将残存的二甲苯擦干净。

注意：①勿使镜台倾斜，以免镜油流出。②勿用力旋粗螺旋，以免压破标本片，损伤油镜头。③使用完毕，一定要用二甲苯清洗油镜头。

（四）细菌的基本形态和特殊结构观察（示教）

1. 基本形态观察

（1）球菌：金黄色葡萄球菌。

（2）杆菌：大肠杆菌（或痢疾杆菌）。

（3）弧菌：水弧菌。

2. 特殊结构观察

（1）荚膜：肺炎链球菌的荚膜。

（2）鞭毛：变形杆菌的鞭毛。

（3）芽胞：破伤风梭菌的芽胞。

（五）革兰氏染色法

1. 制片　涂片→干燥→固定。

（1）涂片：取洁净玻片 1 张，加 1 滴生理盐水（如为液体标本或液体培养物，可不加生理盐水）置玻片中央。将洁净牙签从口腔中取牙垢，与生理盐水混匀，涂成云雾状薄膜（直径约 1 cm）。

（2）干燥：一般在室温中使其自然干燥。若须加速干燥，可在火焰上方的热空气中加温干燥，但勿紧靠火焰，以免标本烤焦而无法检视。

（3）固定：将干燥的标本片通过火焰 3 次，予以固定（以玻片反面接触皮肤，热而不烫为宜）。

固定目的：①杀死细菌。②使菌体与玻片黏附更牢固，保持细菌固有形态。③提高菌体对染料的通透性。

2. 染色　初染→媒染→脱色→复染。

（1）Ⅰ液（结晶紫液）：1 ～ 2 滴，初染 1 分钟→水洗。

（2）Ⅱ液（卢戈氏碘液）：1 ～ 2 滴，媒染 1 分钟→水洗。

（3）Ⅲ液（95% 乙醇）：1 ～ 2 滴，脱色 30 秒→水洗。

（4）Ⅳ液（稀释复红）：1 ～ 2 滴，复染 1 分钟→水洗→用吸水纸吸干。

3. 观察　在显微镜油镜下观察细菌的染色性、形态及排列方式。

4. 结果　革兰氏阳性菌染成紫色；革兰氏阴性菌染成红色。

三、注意事项

1. 制片时涂片的厚薄要适当，不宜太厚或太薄。

2. 染色作用时间要适宜，否则不利观察和判断细菌的染色性。

3. 脱色是关键，乙醇量的多少与脱色时间的长短，直接影响染色的结果。

4. 水洗时水量要小，不宜用水猛冲；操作时玻片略倾斜，使水从玻片上端缓缓向下流。

5. 用完油镜后，一定要用擦镜纸擦拭油镜头。

实验实训报告

任务 4.1　细菌的形态与结构

姓名__________________　指导教师__________________　分数__________________

班级__________________　学　　号__________________　日期__________________

一、结果及分析

（一）细菌的形态与结构

1. 绘制细菌的三种基本形态及染色性。

葡萄球菌　　肠道杆菌　　弧菌

2. 绘制细菌的特殊结构。

芽胞　　荚膜　　鞭毛

（二）革兰氏染色

绘制牙垢中细菌的形态及染色性，并说明。

说明：

二、线上考核

拍照并上传图片：①葡萄球菌镜下图；②芽胞镜下图；③鞭毛镜下图。

三、思考与拓展

1. 在革兰氏染色过程中，为什么脱色是关键？

2. 与细菌致病性有关的特殊结构有哪些？分别可以起到什么作用？

任务 4.2　细菌的生长繁殖与代谢

实验实训目标

【知识目标】熟悉细菌生长繁殖的条件；掌握细菌在各种培养基中的生长现象；掌握细菌的分解代谢与生化反应现象。

【能力目标】初步学会细菌的人工培养，并能够正确描述出细菌在各种培养基中的生长现象及生化反应现象；能够结合细菌接种技术操作，严格消毒灭菌和无菌操作的理念。

【素质目标】培养学生树立牢固的无菌观念，具有对患者人文关怀的情怀；具有良好的职业素质，理论联系实践；具有团结协作、严谨求实的科学态度和遵守实验实训室规章制度的良好作风。

细菌是单细胞原核生物，具有独立的生命活动能力，需要不断地从外界环境摄取营养物质，合成自身组成成分并获得能量，进行新陈代谢及生长繁殖。细菌的表面积大，代谢活动十分活跃而且多样化，生长繁殖迅速，可产生各种代谢产物。了解细菌生长繁殖条件、生命活动规律及其代谢产物，有助于细菌的人工培养、分离鉴定及判断病原菌的致病性，同时对细菌性疾病的诊断、治疗及预防都有重要的意义。

实验实训内容

一、仪器与材料

牛肉膏，蛋白胨，氯化钠，蒸馏水，pH 测定计，0.1 mol/L 氢氧化钠溶液，1 mol/L 氢氧化钠溶液，0.02% 酚红指示剂，刻度吸管，三角烧瓶，天平，接种环，接种针，酒精灯，培养皿，试管，发酵管，菌种等。

二、步骤

（一）常用培养基的制备（示教）

基本程序：调配→混合溶解→测定及矫正 pH →过滤→分装→灭菌→检定→保存备用。

（二）细菌接种方法

接种程序（无菌操作）：灭菌接种环→待冷→蘸取细菌标本→进行接种（包括启盖或塞、接种划线、加盖或塞）→灭菌接种环。

1. 普通琼脂平板培养基划线接种法　主要用于分离培养，最常用的是分段划线法。

（1）右手执笔式持接种环，火焰中烧灼灭菌，待冷，取混合菌液一环。

（2）左手持普通琼脂平板，以左手拇指与食指将平皿盖半开，左手稍高，右手稍低，将取菌液的接种环伸入平板，与平板培养基呈 45°，左右划线，划线要密，第一段划线面积约为培养基面积的 1/4。

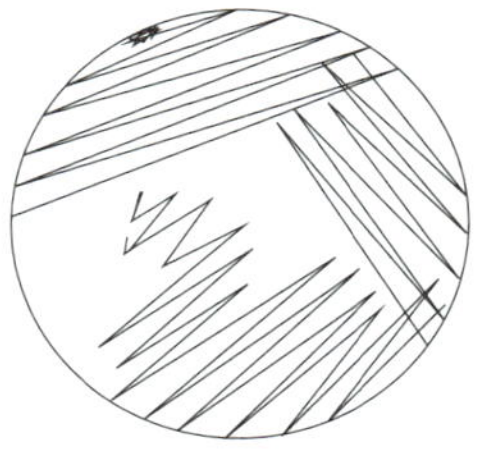

图 4-2　分段划线法

（3）烧灼接种环，待冷，转动平板培养基的方向，按图 4-2 所示方向，依次在平板其余部分继续划线，每次划线要与前次划线重叠 2 ～ 3 条，并要烧灼接种环。

（4）划线完毕，盖好平板，接种环烧灼灭菌后放回原处，在培养皿底背面贴上标签（写明班级、姓名、日期、菌名等），置 37 ℃温箱中培养 24 小时后观察结果。

（5）划线接种时，角度、力度应掌握好，以腕力轻轻在平皿表面作滑行划线，不可划破培养基表面；划线要密而不重复，充分利用平板表面；严格无菌操作。

2. 倾注培养法　主要用于饮水、牛乳及尿液标本的细菌计数，也适用于厌氧菌的培养。

3. 液体培养基接种法　主要用于增菌培养及检查细菌的生化反应。

4. 半固体培养基接种法　主要用于检查细菌动力和保存菌种。

（三）细菌在培养基中生长现象的观察（示教）

观察不同的细菌在液体、固体、半固体中的生长现象。

1. 液体培养基　均匀混浊生长（葡萄球菌）、形成菌膜（枯草芽孢杆菌）、沉淀生长（链球菌）。

2. 半固体培养基　可用于观察细菌有无动力。

（1）动力阴性：葡萄球菌沿穿刺线生长，穿刺线清晰，周围培养基仍为透明。

（2）动力阳性：伤寒杆菌沿穿刺线向周围扩散生长，穿刺线模糊，整个培养基变成混浊。

3. 固体培养基　形成菌落和菌苔。观察菌落的大小、形态、透明度、颜色、湿润度、表面和边缘情况及菌落周围有无溶血环等。

（四）细菌代谢产物的观察

不同的细菌具有不同的酶系统，其分解物质的能力及代谢产物也不同，可通过生化试验来检测细菌对各种基质的代谢作用，从而协助鉴别细菌的种类。

1. 糖发酵试验　不同细菌分解糖类的能力及代谢产物不同。将大肠埃希菌和伤寒沙门菌分别生产接种于葡萄糖、乳糖发酵培养基中，置 37 ℃温箱中培养 24 小时后观察结果。大肠埃希菌分解葡萄糖、乳糖，产酸产气；伤寒沙门菌分解葡萄糖，产酸不产气，不分解乳糖。

2. 硫化氢试验　某些细菌（如乙型副伤寒沙门菌等）能分解培养基中含硫氨基酸生成硫化氢，硫化氢遇铅离子或铁离子则生成黑色的硫化铅或硫化亚铁，为硫化氢试验阳性。

实验实训报告

任务 4.2　细菌的生长繁殖与代谢

姓名________________　　指导教师________________　　分数________________

班级________________　　学　　号________________　　日期________________

一、结果及分析

1. 细菌的生长现象

（1）细菌在固体培养基上的生长现象为________________、________________。

菌落描述（大小、形状、突起、边缘、表面、颜色、透明度等方面）：

（2）细菌在液体培养基中的生长现象为________________、________________、________________。

（3）细菌在半固体培养基中的生长现象为________________、________________。

2. 生化反应

（1）硫化氢试验。

菌种	结果	分析
大肠杆菌		
伤寒杆菌		

（2）糖发酵试验。

菌种	乳糖	葡萄糖
大肠杆菌		
伤寒杆菌		

二、线上考核

拍照并上传图片：①普通琼脂平板培养基分段划线法接种细菌的视频；②接种细菌 18 ～ 24 小时培养结果。

三、思考与拓展

1. 影响细菌生长繁殖的因素有哪些?

2. 简述细菌人工培养的重要意义。

任务 4.3　消毒与灭菌

实验实训目标

【知识目标】掌握消毒、灭菌、无菌技术、防腐及正常菌群的概念；熟悉常见的热力灭菌法及使用范围；熟悉常用化学消毒剂的使用剂量及使用范围。

【能力目标】能够正确使用各种化学消毒剂；能够熟练使用高压蒸汽灭菌器、紫外线等物理消毒方法进行消毒灭菌；牢固树立无菌观念，提高生物安全意识，在诊疗过程中防止医院内感染及其他医源性感染；具有初步卫生宣教、健康指导和预防保健能力。

【素质目标】培养爱岗敬业的崇高使命感，增强医疗职业责任感；牢固树立无菌观念，强化个人及环境卫生与习惯的养成；具有良好的职业操守和人文关怀的理念；具有健康的体魄、良好的心理素质和沟通能力。

由于细菌广泛地分布于自然界中，故在医疗操作、手术室、微生物实验室等工作环境中，常需要减少甚至消除细菌的存在，因此为预防感染、防止传染病传播，利用对细菌的不利因素进行消毒灭菌，是非常重要的。患者的排泄物以及实验室废弃物，必须进行无害处理，保证生物安全。树立无菌观念，采用规范的生物安全措施，正确使用消毒灭菌的方法，对防止医院感染、控制传染病流行及菌群失调的发生均有十分重要的意义。

实验实训内容

一、仪器与材料

培养基、细菌标本、酒精灯、接种环、消毒锅、紫外线灯、细菌培养箱等。

二、步骤

（一）空气中细菌的检查

取普通平板 1 个，将盖子打开，置于实验台上 15 分钟，盖好盖子，平皿底贴上标签，37 ℃培养 18 ～ 24 小时，观察菌落形态特点，计数菌落数目。同时，按下列公式计算每立方米菌落数（cfu/m^3），了解医疗卫生单位消毒卫生标准。

各类环境空气、物体表面、医护人员手细菌菌落总数卫生标准见下表。

类别	范围	空气 /（$cfu \cdot m^{-3}$）	物体表面 /（$cfu \cdot m^{-2}$）	医护人员手 /（$cfu \cdot m^{-2}$）
Ⅰ	层流洁净手术室、病房	≤ 10	≤ 5	≤ 5
Ⅱ	普通手术室、产房、新生儿（母婴同室病房）、早产儿室、普通保护性隔离室、供应室、无菌区、烧伤病房、重症监护病房	≤ 200	≤ 5	≤ 5

续表

类别	范围	空气 /（cfu·m^{-3}）	物体表面 /（cfu·m^{-2}）	医护人员手 /（cfu·m^{-2}）
Ⅲ	儿科病房、妇产科检查室、注射室、处置室、换药室、供应室、清洁区、急诊室、化验室、各类病房和房间	≤500	≤10	≤10
Ⅳ	传染病科房间	—	≤15	≤15

每立方米（m^3）空气中细菌数 =50 000 N/At

A——所用平皿面积，cm^2；

t——平皿暴露于空气中的时间，min；

N——平皿平均菌落数 cfu；

计算结果。

（二）手指皮肤消毒前后的细菌学检查

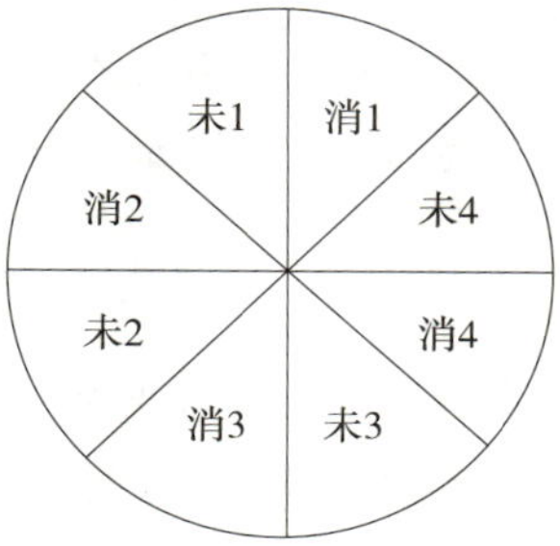

图 4-3

1. 2～4 名学生于平皿底部划好标记（4～8 等分），如图 4-3 所示。
2. 打开平皿一角，用手指在标“未”字区的培养基上轻轻涂抹。
3. 用 2.5% 碘酒和 75% 乙醇消毒手指。
4. 用消毒后的手指在标“消”字区的培养基上轻轻涂抹。
5. 盖好平皿，37 ℃温箱中培养 18～24 小时，观察记录结果。

（三）煮沸消毒法

取 2 支肉汤培养基接种细菌，贴上标签，一支隔水煮沸 10 分钟消毒灭菌，另一支不煮沸，同置 37 ℃温箱中培养 18～24 小时，观察记录结果。

（四）高压蒸汽灭菌法（示教）

1. 将水加入高压蒸汽灭菌器内。
2. 放入待灭菌的物品，盖好盖子，捻紧螺丝。
3. 打开电源开关加热，器内冷空气由排气阀门排出。
4. 关上排气阀门，继续加热使器内压力为 1.05 kg/cm^2，温度为 121.3 ℃，维持 15～20 分钟。
5. 停止加热，待压力下降至“0”处，再开盖取物。

高压蒸汽灭菌法是一种最有效的灭菌方法。凡耐高温和潮湿的物品，如培养基、生理盐水、纱布、棉花等手术敷料，玻璃器材，传染性污物等，都可应用本法灭菌。

（五）紫外线杀菌实验（示教）

于琼脂平皿上涂布细菌；在无菌室内，半开平皿盖，如图 4-4 所示；平皿暴露于紫外线灯下 20～30 cm，照射 30 分钟；盖好皿盖，37 ℃温箱中培养 18～24 小时，观察记录结果。

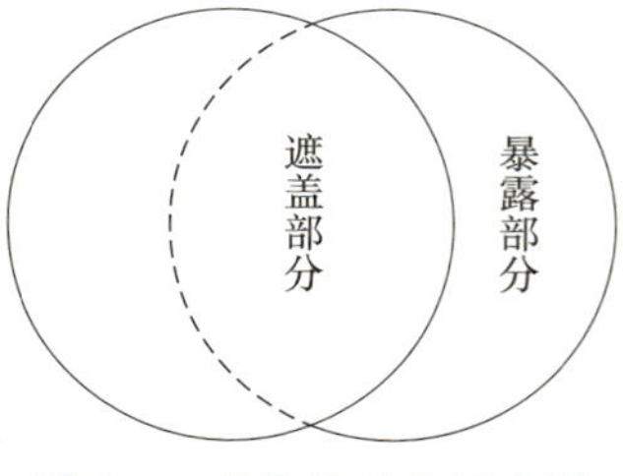

图 4-4 紫外线杀菌示意图

（六）药物敏感实验（示教）

于琼脂平皿上涂布大肠杆菌或葡萄球菌，在上面放置药片，如图 4-5 所示，37 ℃温箱中培养 24 小时后，观察记录结果，如图 4-6 所示。

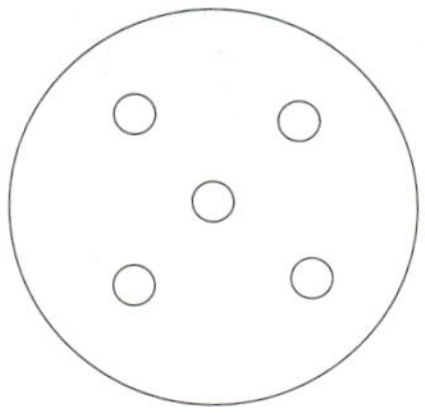

图 4-5 药物敏感实验（培养前）

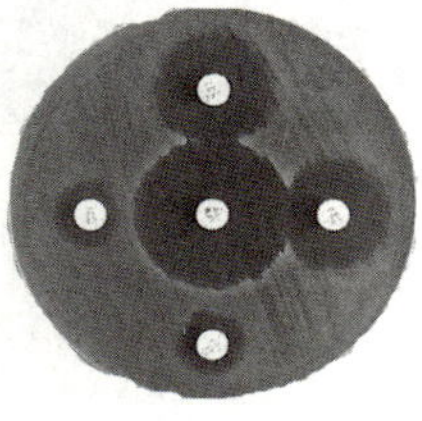

图 4-6 药物敏感实验（培养后）

葡萄球菌抑菌圈的直径解释标准（部分）见下表。

抗微生物药	纸片含量 /（μg·片$^{-1}$）	抑菌圈直径 /mm		
		耐药 R	中介度 I	敏感 S
青霉素▲	10	≤ 28	—	≥ 29
先锋霉素	30	≤ 14	15 ～ 17	≥ 18
诺氟沙星	10	≤ 12	13 ～ 16	≥ 17
庆大霉素	10	≤ 12	13 ～ 14	≥ 15
红霉素	15	≤ 13	14 ～ 22	≥ 23
呋喃妥因	300	≤ 14	15 ～ 16	≥ 17
磺胺	250/300	≤ 12	13 ～ 16	≥ 17
头孢唑林	30	≤ 14	15 ～ 17	≥ 18
头孢他啶	30	≤ 14	15 ～ 17	≥ 18
头孢噻肟	30	≤ 14	15 ～ 22	≥ 23
氧氟沙星	5	≤ 12	13 ～ 15	≥ 16
万古霉素○	—	—	—	≥ 15
链霉素	10	≤ 11	12 ～ 14	≥ 15
氨苄西林	10	≤ 28	≥ 29	—
苯唑西林△（金黄色葡萄球菌）	1	≤ 10	11 ～ 12	≥ 13
（凝固酶阴性葡萄球菌）		≤ 17	—	≥ 18

▲金黄色葡萄球菌：青霉素耐药或 β- 内酰胺酶阳性，表示氨苄西林、阿莫西林、阿洛西林、羧苄西林、美洛西林、哌拉西林、替卡西林耐药。

△耐苯唑西林的葡萄球菌（MRS），对目前所有的 β- 内酰胺抗生素均耐药。

○万古霉素的抑菌圈直径≤ 14 mm，需进行 MIC 试验。

肠杆菌科细菌的抑菌圈直径解释标准（部分）见下表。

抗微生物药	纸片含量 /（μg·片$^{-1}$）	抑菌圈直径 / mm		
		耐药 R	中介度 I	敏感 S
头孢噻肟	30	≤ 22	23 ～ 25	≥ 26
头孢唑啉	30	≤ 19	20 ～ 22	≥ 23
头孢他啶	30	≤ 14	15 ～ 17	≥ 18
头孢哌酮	75	≤ 15	16 ～ 20	≥ 21
环丙沙星	5	≤ 15	16 ～ 20	≥ 21
诺氟沙星	10	≤ 12	13 ～ 16	≥ 17
氧氟沙星	5	≤ 12	13 ～ 15	≥ 16
庆大霉素	10	≤ 12	13 ～ 14	≥ 15
呋喃妥因	300	≤ 14	15 ～ 16	≥ 17
妥布霉素	10	≤ 12	13 ～ 14	≥ 15

续表

抗微生物药	纸片含量/(μg·片$^{-1}$)	抑菌圈直径/mm		
		耐药 R	中介度 I	敏感 S
复方新诺明	1.25/23.75	≤10	11～15	≥16
氯霉素	30	≤12	13～17	≥18
链霉素	10	≤11	12～14	≥15
氨苄西林	10	≤13	14～16	≥17
磺胺	250/300	≤12	13～16	≥17

实验实训报告

任务 4.3 消毒与灭菌

姓名________ 指导教师________ 分数________

班级________ 学 号________ 日期________

一、结果及分析

1. 空气中细菌的检查。

2. 手指皮肤消毒试验。

类别	细菌生长情况	分析
未消毒手指		
消毒过手指		

3. 煮沸消毒法。

类别	细菌生长情况	分析
大肠杆菌未消毒		
大肠杆菌消毒过		

4. 紫外线杀菌实验（示教）。

类别	细菌生长情况	分析
遮盖部分		
暴露部分		

5. 药物敏感实验（示教）。

药品	抑菌圈直径 /mm		敏感度	
	葡萄球菌	大肠杆菌	葡萄球菌	大肠杆菌

结果分析：

二、线上考核

拍照并上传图片：手指皮肤消毒实验结果。

三、思考与拓展

1. 为什么在医疗工作中要始终贯彻无菌观念，执行无菌操作？消毒灭菌在医疗工作中有何重要的临床意义？

2. 影响化学消毒剂消毒灭菌效果的因素有哪些？

任务 4.4　免疫细胞

实验实训目标

【知识目标】掌握免疫细胞的种类，T 细胞和 B 细胞的表面标志、亚群及生物学功能；了解流式细胞仪的使用方法及用途。

【能力目标】能够辨别各种免疫细胞；能够通过对淋巴细胞亚群的检测结果解释免疫系统的功能状态；能够进行自主学习，与他人进行良好的沟通。

【素质目标】培养学生理论联系实践、严谨的工作作风和实事求是的科学态度；具有独立思考、独立工作的能力；具有辩证思维的品质，吃苦耐劳、勇于创新的精神；善于沟通，具有关爱生命的人文精神。

免疫细胞是指参与免疫应答或与免疫应答有关的细胞，是人体防御系统的重要组成部分，对于维持正常免疫功能至关重要。通过本次，使学生能进一步掌握免疫细胞类型，熟悉淋巴细胞分型检测技术方法和原理。

实验实训内容

一、仪器与材料

光学显微镜、血涂片、E 花环标本、流式细胞仪、外周血白细胞、荧光标记单克隆抗体（FITC 和 PE 标记的单克隆抗体）、封闭抗体（抗 Fc 受体抗体）、流式细胞仪缓冲液。

二、步骤

（一）观察血涂片中免疫细胞的基本形态

正常人的血涂片中可观察到的细胞有红细胞、白细胞。

红细胞的数量较多，没有细胞核。

白细胞的数量较少，有细胞核，按照体积从小到大是淋巴细胞、嗜碱性粒细胞、中性粒细胞、嗜酸性粒细胞和单核细胞。根据形态差异，可分为有颗粒和无颗粒两大类。颗粒白细胞（粒细胞）中含有特殊染色颗粒，用瑞氏染料染色可分辨出三种颗粒白细胞，即中性粒细胞、嗜酸性粒细胞、嗜碱性粒细胞。

血小板因为体积较小，所以光镜下不可见。血小板是从骨髓成熟的巨核细胞胞浆裂解脱落下来的小块胞质。

1. 红细胞（RBC）　红细胞直径 6 ～ 9.5 μm，平均 7.2 μm，呈双凹圆盘状，中央较薄（1 μm），周缘较厚（2 μm），故在血涂片标本中呈中央染色较浅、周缘较深，无细胞核。

2. 淋巴细胞（L）　圆形或椭圆形，血液中主要是小淋巴细胞和一定数量的中淋巴细胞。淋巴细胞一般无颗粒，细胞核相对很大，细胞质极少。核圆形，深紫色，胞质淡蓝色。淋巴细胞占白细胞总数的 20% ～ 40%。

3. 嗜碱性粒细胞（B） 呈圆形，直径 10 ～ 14 μm，胞核分叶不清楚，突出特点是胞质含形状不规则、大小不等的蓝紫色嗜碱性颗粒。嗜碱性粒细胞占白细胞总数的 0 ～ 1%。

4. 中性粒细胞（N） 胞质呈无色或极浅的淡红色，有许多弥散分布的细小的（0.2 ～ 0.4 μm）浅红或浅紫色特有颗粒。细胞核呈杆状或 2 ～ 5 分叶状，叶与叶间有细丝相连，紫蓝色。中性粒细胞占白细胞总数的 60% ～ 70%。

5. 嗜酸性粒细胞（E） 圆形，细胞核分为 2 叶，呈眼镜样，深紫红色。胞质内充满粗大、整齐、圆而均匀、紧密排列的砖红色或鲜红色嗜酸性颗粒。嗜酸性粒细胞占白细胞总数的 0.5% ～ 3%。

血涂片中血细胞的特点（瑞氏染色）见下表。

细胞类型		细胞大小	细胞质	细胞核
红细胞	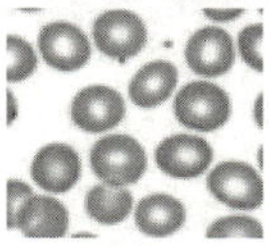	直径 7 ～ 8 μm	淡红色	无核
淋巴细胞	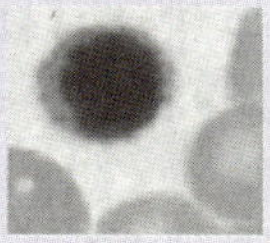	直径 6 ～ 8 μm	淡蓝色	深紫色
中性粒细胞	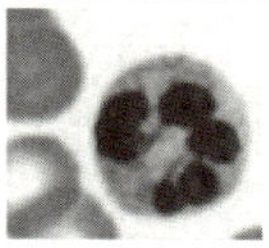	直径 10 ～ 12 μm	紫蓝色	紫色，1 ～ 5 分叶
嗜酸性粒细胞	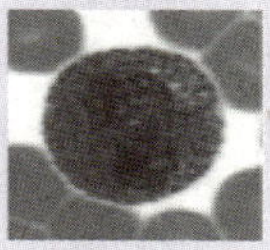	直径 10 ～ 15 μm	鲜红色颗粒	紫色，2 分叶
嗜碱性粒细胞	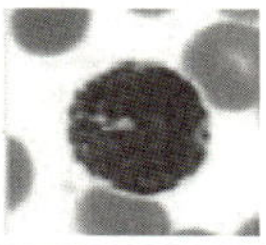	直径 10 ～ 11 μm	蓝色颗粒	淡蓝色，1 ～ 2 分叶
单核细胞	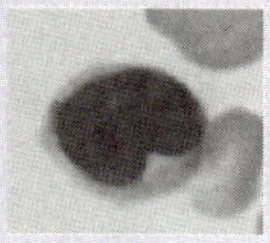	直径 14 ～ 20 μm	灰蓝色	浅紫色，肾形或马蹄形
血小板	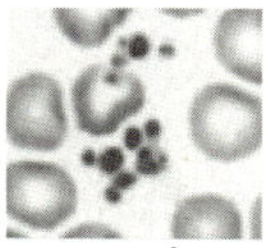	直径 2 ～ 3 μm	浅蓝色	紫红色颗粒

6. 单核细胞（M） 为血液中最大的血细胞，也是体积最大的白细胞，圆形或不规则形。细胞核呈肾形，马蹄形，或扭曲折叠，淡紫红色。细胞质疏松呈网状，淡灰蓝色，量多细小。单核细胞占白细胞总数的 3%。

（二）E 花环实验

1. 实验原理 E 花环实验免疫学上用来检测 T 细胞数量的一种实验方法，T 细胞表面具有能与绵羊红细胞（SRBC）表面糖肽结合的受体，称为 E 受体（CD2）。CD2 是一种糖蛋白，相对分子质量为 30 000 ～ 60 000，已证实 E 受体是人类 T 细胞所特有的表面标志。当 T 细胞与 SRBC 混合后，SRBC 便黏附于 T 细胞表面，呈现花环状。

2. 结果判断 凡能结合 3 个 SRBC 者，即为 E 花环阳性细胞，亦即 T 淋巴细胞。

3. 实验意义　根据花环形成的多少，可测知 T 细胞的数目，从而间接了解机体细胞免疫功能状态，判断疾病的预后，考核药物疗效等。

（三）淋巴细胞亚群检测（流式细胞仪的使用）（选修）

1. 单细胞悬液的制备　将 $1\times10^5\sim1\times10^7$ 的细胞放入 1.5 mL 离心管中，3 000 r/min 离心 5 分钟，弃上清；加入流式细胞仪缓冲液 100 μL 悬浮细胞。

2. 封闭细胞表面 Fc 受体　在步骤 1 中加入 FC 受体抗体 0.5 μL (0.5 mg/mL)，水浴 3 分钟。

3. 细胞与荧光抗体结合　在步骤 2 中加入荧光抗体 1 μL (0.5 mg/mL)，水浴 30 分钟。

4. 洗细胞去除游离的荧光抗体　在步骤 3 中加入流式细胞仪缓冲液 350 μL，轻轻混匀，3 000 r/min 离心 5 分钟，弃上清，重复步骤 4（2 次）。

5. 上样前处理　取 100 μL 仪器缓冲液加入步骤 4 获得的细胞沉淀中，轻轻混匀悬浮细胞，将细胞悬液移入流式细胞仪专用管中，准备进行仪器检测和分析。

6. 上样检测及数据分析　将装有细胞的流式细胞仪测定管放置到流式细胞仪机器吸管孔处检测样本，利用机器系统软件对结构进行分析。

7. 数据分析。

三、注意事项

1. 在进行流式细胞仪检测之前，需要保存好样本，避免细胞的损伤和变性。通常情况下，标本需要在 4 ℃下保存，并尽快进行检测，避免细胞的失活和降解。

2. 进行抗体染色时，需要根据实际情况选择合适的抗体，保证其对于待检测的淋巴细胞有高度的特异性和亲和性；还需要注意避免抗体的交叉反应，以免对结果的准确性造成影响。

3. 流式细胞仪作为检测设备，需要定期进行校准和质控。确保仪器的稳定性和准确性，这对于得到可靠的结果至关重要。

4. 在最后的数据分析过程中，需要进行多次重复实验，保证结果的可重复性和准确性。还需要充分了解淋巴细胞亚群的生物学特征，避免在解读结果时出现错误。

实验实训报告

任务 4.4　免疫细胞

姓名__________________　　指导教师__________________　　分数__________________

班级__________________　　学　　号__________________　　日期__________________

一、结果及分析

1. 镜下观察血涂片，并画出所观察的细胞。

中性粒细胞　　　　淋巴细胞　　　　单核细胞

2. 镜下观察并画出 E 花环实验结果。

3. 淋巴细胞亚群检测。

结果：

二、线上考核

拍照并上传图片：淋巴细胞亚群检测结果。

三、思考与拓展

比较 T 细胞、B 细胞的主要表面标志及生物学功能。

任务 4.5　免疫学应用

实验实训目标

【知识目标】掌握人工主动免疫和人工被动免疫法的比较，常用生物制品及注意事项；熟悉凝集反应、沉淀反应、免疫标记技术的常用方法及用途。

【能力目标】初步学会运用免疫学检测技术进行传染病的诊断；能够解释临床常用人工免疫的方法，理解生物制品的应用原则与计划免疫；能够应用免疫学知识进行卫生宣教、健康指导和预防保健；能够进行自主学习，与他人进行良好的沟通。

【素质目标】培养学生理论联系实践、严谨的工作作风和实事求是的科学态度；具有独立思考、独立工作的能力；具有辩证思维的品质，具有吃苦耐劳、勇于创新的精神；善于沟通，具有关爱生命的人文精神。

免疫学检测技术具有高度的特异性和敏感性，在临床上常作为某些疾病的辅助诊断手段或进行流行疾学调查、免疫机制研究、预后判断、防治和药物疗效评价等。通过本次，使学生能进一步理解免疫学理论知识，熟悉常见免疫学检测技术及传染病的防治方法和原理。

实验实训内容

一、仪器与材料

类风湿因子（RF）测定试剂盒、HCG（绒毛膜促性腺激素）试纸条、补体 C_3 反应板、生理盐水、载玻片、滴管、常用生物制品。

二、步骤

（一）类风湿因子（RF）测定：胶乳凝集法

1. 原理　正相间接凝集反应，是指用人工方法将可溶性抗原吸附在与免疫无关的颗粒性载体的表面（如绵羊红细胞、细菌、活性炭、胶乳等），形成颗粒性抗原，检测相对应的抗体。此实验的抗原是纯化的人 IgG，测定人变性 IgG 抗体。

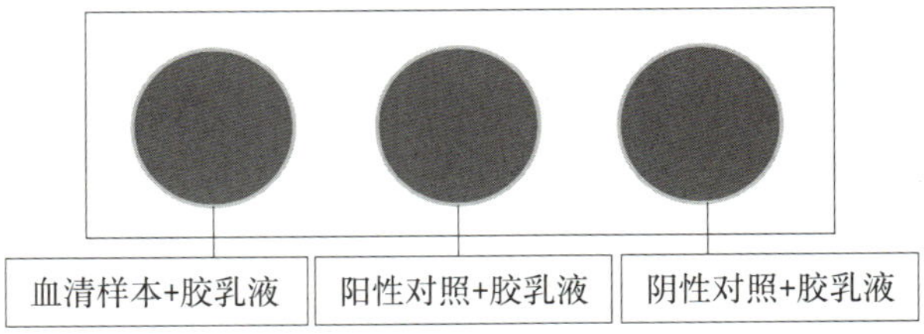

2. 操作步骤

（1）在黑色反应片中加 1 滴未稀释血清样本（20 μL）。

（2）轻轻混匀胶乳试剂，取 1 滴胶乳液于样本旁，将胶乳液与样本搅匀，在黑色反应区内摊开，轻轻摇动反应片，使样本与胶乳液充分混合。

（3）在其他黑色反应片中加 1 滴阳性对照血清样本（20 μL）或阴性对照血清样本（20 μL）。

（4）重复（2）的操作。

（5）2 分钟内观察结果。

（二）沉淀反应（示教）

1. 单向琼脂扩散试验　将一定量抗体混浇于琼脂凝胶板中，置于凝胶孔中的定量抗原向四周扩散，抗原与相应抗体在凝胶中结合，形成白色沉淀环，其大小与抗原浓度成正比。抗原含量可从用标准抗原测定制作的标准曲线上测得。

2. 双向琼脂扩散试验　可溶性抗原、抗体在琼脂板中互相扩散，两者相对应且比例合适时，可形成白色沉淀线。沉淀线的特征和位置与反应物的特异性、浓度、分子大小及扩散速度等有关。此法可用于分析抗原成分，以及鉴定抗体的纯度等。

（三）HCG（绒毛膜促性腺激素）试验：胶体金法

1. 原理　由人绒毛膜促性腺激素（HCG）抗体和抗鼠 IgG 分别固相的硝酸纤维素膜和胶体金标记的抗 HCG 单克隆抗体及其他试剂组成，应用层析式双抗体夹心法的原理定性检测人体尿液中 HCG。

2. 操作步骤　向试管内加适量尿液标本，将 HCG 试纸条有标志线的下端浸入尿液标本中，深度不可超过标志线，约 3 秒后取出，平放，5 分钟内观察结果。

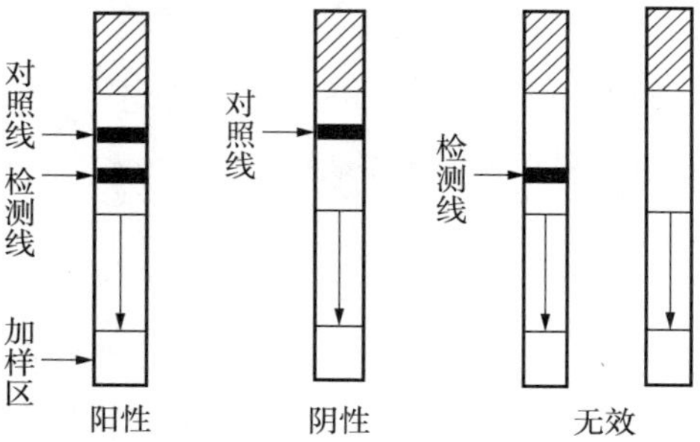

3. 判断结果

（1）阳性：出现测试线和对照线两条红线为（+），提示尿中含 HCG。

（2）阴性：出现对照线一条红线为（-），表示不含 HCG。

（3）无效：对照线未出现红线，表明试验失败或测试条失效。

测试时，样品在毛细管作用下向上泳动，并首先与预先包被在胶体金表面的 HCG 单克隆抗体结合，形成胶体金 HCG 单抗 -HCG 复合物，该复合物随后与膜上检测区的 HCG 单抗形成胶体金 HCG 单抗 -HCG-HCG 抗体复合物，从而形成一条红色条带。如是阴性，检测区内将没有红色条带，胶体金 HCG 单抗只能与膜上对照区的抗鼠 IgG 抗体形成胶体金 HCG 单抗 - 抗鼠 IgG 抗体，形成一条红色条带。无论 HCG 是否存在于样品中，一条红色的条带都会出现在对照区内。

4. 意义　妊娠、子宫肿瘤、葡萄胎、习惯性流产、先兆性流产、异位妊娠或更年期患者，因尿液中 HCG 含量高，会出现阳性结果。

注意事项：

（1）以采用晨尿做试验为最佳。因为晨尿浓缩，激素水平较高。

（2）尿液标本应现采现试，勿用放置久了的尿液。

（3）购买的试纸不能贮藏太久。

（4）为提高试验正确率，测试前夜还应尽量减少饮水量。

（四）常用生物制品（示教）

伤寒、副伤寒沙门菌诊断血清，伤寒、副伤寒沙门菌诊断菌液，志贺菌诊断血清，卡介苗，脊髓灰质炎减毒活疫苗，麻疹减毒活疫苗，乙型脑炎疫苗，狂犬疫苗，乙型肝炎疫苗，白喉类毒素，破伤风类毒素，白喉抗毒素，破伤风抗毒素，百白破三联疫苗（百日咳死疫苗、白喉类毒素、破伤风类毒素混合制剂），胎盘丙种球蛋白等。

（五）免疫 PCR 技术

免疫 PCR 技术是将抗原抗体反应的特异性与 PCR 技术的高度敏感性相结合，具有非常高的敏感性和特异性，理论上能检出几个分子的抗原，因而受到人们的重视。其基本原理与 ELISA 相似，不同点在于用 PCR 扩增与抗体相连的 DNA 指示分子，代替 ELISA 的酶 - 底物显色反应。通过应用一个对抗体和 DNA 具双重结合活性的连接分子，使作为标志物的 DNA 分子结合到抗原 - 抗体复合物上，从而形成一种特异性的抗原 - 抗体 -DNA 复合物，结合的 DNA 标志物可用适宜的引物进行 PCR 扩增，特异 PCR 产物的存在，证明待测抗原的存在；而 PCR 产物的定量分析，可间接反映被测抗原的浓度。

实验实训报告

任务 4.5　免疫学应用

姓名____________　指导教师____________　分数____________

班级____________　学　　号____________　日期____________

一、结果及分析

1. 类风湿因子（RF）测定：胶乳凝集法。

2. HCG（绒毛膜促性腺激素）实验。

3. 按不同制剂类型分别列举常用的生物制剂名称。

①人工主动免疫所用制剂。

②人工被动免疫所用制剂。

二、线上考核

拍照并上传图片：HCG 检测结果。

三、思考与拓展

1. 简述常用的抗原和抗体检测方法。

2. 比较人工主动免疫和人工被动免疫。

任务 4.6　球菌和肠道菌

实验实训目标

【知识目标】掌握化脓性球菌、志贺菌属和沙门菌属的致病性；熟悉血浆凝固酶、肥达反应的原理及临床应用。

【能力目标】能够识别并说明常见化脓性球菌、致病性肠道菌的主要生物学特性与致病性；能够利用所学的知识开展适合的临床操作；能够在工作过程中与患者进行良好沟通。

【素质目标】培养学生良好的学习习惯，理论联系实践、严谨求实的科学态度；提高发现问题、观察问题和解决问题的能力；具有职业道德、团结协作、勇于创新的精神；具有尊重患者、关爱生命的人文精神，以及善于沟通的能力。

病原性细菌感染的临床诊断，需要采集不同标本和选择敏感特异的检查方法进行实验室诊断，以对感染性疾病做出病原性诊断，为临床防治提供依据。血浆凝固酶试验是鉴别葡萄球菌有无致病性的重要指标。肥达试验是用于伤寒、副伤寒辅助诊断的血清学试验，在临床较常用。

实验实训内容

一、仪器与材料

细菌培养物、血浆、细菌标本、酒精灯、接种环、试管、吸管、玻片、水浴箱、肥达反应试剂等。

二、步骤

（一）病原性球菌、肠道菌形态观察（示教）

观察各种病原性球菌、肠道菌标本片，描绘其形态。

（二）血浆凝固酶试验

1. 取洁净玻片 1 张，两端各加 1 滴生理盐水。
2. 用无菌接种环取金黄色葡萄球菌菌落少许，在生理盐水中研磨混匀，制成混悬液。
3. 取兔血浆 1 滴加入一端，另一端加 1 滴生理盐水，混匀。
4. 1 ～ 3 分钟内血浆中出现明显凝集颗粒，而生理盐水中无自凝现象为阳性。

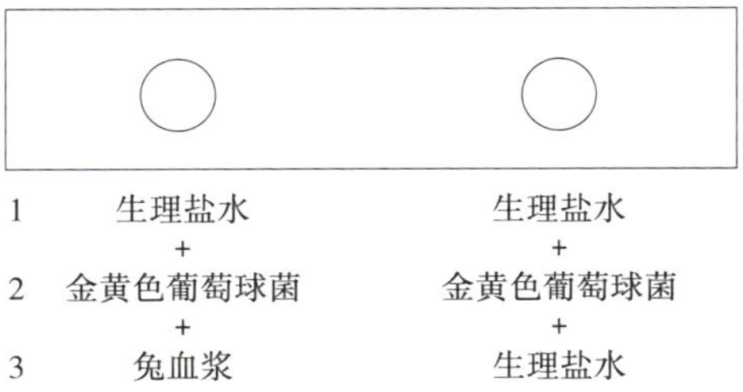

（三）肥达试验

1. 在试管架上插 2 排试管，每排 7 支，编号，并在每排第 1 支试管上分别标记 O、H。

2. 将待检血清作 1∶10 稀释，备用。

3. 向每支试管加入生理盐水 0.5 mL。

4. 向第 1 支试管加入 1∶10 待检血清。

5. 从第 1 支试管取 0.5 mL 加入第 2 支试管中稀释，如此稀释至第 6 支试管，从第 6 支试管中取 0.5 mL 弃去，第 7 支试管作对照。

6. 向第 1 排每支试管中加入“O”菌液 0.5 mL，第 2 排每支试管中加入“H”菌液 0.5 mL。

7. 置 56 ℃水浴 2 ～ 4 小时，观察结果。

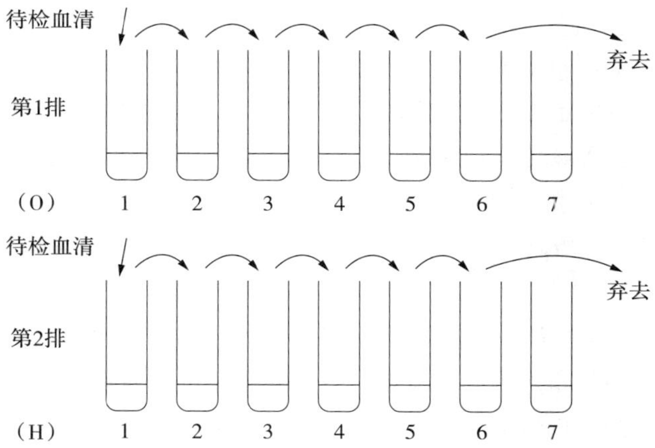

实验实训报告

任务 4.6　球菌和肠道菌

姓名________　　指导教师________　　分数________

班级________　　学　　号________　　日期________

一、结果及分析

1. 病原性球菌、肠道菌形态观察。

链球菌　　脑膜炎双球菌

伤寒杆菌　　霍乱弧菌

2. 血浆凝固酶试验。

3. 肥达试验。

项目	1号	2号	3号	4号	5号	6号	7号	效价
最终稀释浓度								
凝集结果（O）								
凝集结果（H）								

结果分析：

【凝集判断标准】

-	液体均匀混浊，不凝集。	+	上清液透明度达 25%，仅小部分细菌形成小凝集块。
++	上清液透明度达 50%，形成明显可见的凝集块。	+++	上清液透明度达 75%，大部分形成较大的凝集块。
++++	上清液完全透明，细菌全部形成大的凝集块。	效价：	出现明显凝集的最高血清稀释度。一般以 ++ 为标准。

二、线上考核

拍照并上传图片：①链球菌镜下图；②伤寒杆菌镜下图。

三、思考与拓展

简述沙门菌的致病物质及其所致主要疾病。

任务 4.7 其他细菌

实验实训目标

【知识目标】掌握结核分枝杆菌、炭疽杆菌、破伤风杆菌、白喉杆菌的形态特征及致病性；熟悉抗酸染色法的原理及步骤。

【能力目标】能够熟练使用显微镜；能够正确辨认并描述结核杆菌的染色性及形态特征；能够识别并说明炭疽杆菌、破伤风杆菌、白喉杆菌的形态及致病性；能够对各种致病菌引起的感染性疾病及时采取正确的预防措施。

【素质目标】培养学生的诚信品质、敬业精神和责任意识，以及关爱生命的人文精神；培养正确的学习态度，良好的学习习惯和生活习惯；具有健康的体魄和心理素质；具有吃苦耐劳、团结协作、勇于创新的精神。

分枝杆菌属的细菌细胞壁中含有大量脂质，主要是分枝菌酸，与其染色性、生长特性、致病性、抵抗力等密切相关。结核分枝杆菌是引起结核病的病原菌，其致病性与细菌在组织细胞内大量繁殖引起的炎症、菌体成分和代谢产物的毒性，以及机体对菌体成分产生的免疫损伤有关，以肺结核最为多见，广泛接种卡介苗能大大地降低结核病的发病率。

实验实训内容

一、仪器与材料

酒精灯、接种环、试管、玻片、显微镜、吸管、玻片夹、抗酸染色染液、标本片等。

二、步骤

（一）抗酸染色法

1. 原理　结核杆菌等分枝杆菌含有分枝菌酸，不易着色，一经加温着色后，又不易被盐酸乙醇脱色，故经美蓝复染，仍显红色，而其他细菌及细胞，则均呈蓝色。

2. 染色步骤

（1）制片：用粗糙竹签挑取脓性或干酪样带血丝部分痰涂片，自然干燥后于火焰上固定。

（2）染色：①置标本片于染色架上或用染色夹子夹好，在涂片上滴满石炭酸复红染液，并在酒精灯上微微加热，使稍冒蒸气为止（不可煮沸，染液蒸发减少时，可适当补充，以防止干涸，出现染料沉渣），离开火焰维持 3 ～ 5 分钟，冷后水洗，室温较低时需反复加热 2 ～ 3 次。②用 3% 盐酸乙醇脱色半分钟左右，脱色时应轻轻晃动玻片，直到基本无红色脱下为止，水洗。③滴加碱性美蓝液复染 1 分钟，水洗，待干。

3. 油镜下观察。

注意事项：

（1）加热时要用玻片夹夹着玻片加热，以防烫伤。

（2）加热过程中不要使染液冒气泡。

（3）防止染液被蒸干。

（4）待冷却后再水洗。

（二）镜下观察常见的其他细菌（示教）

观察结核杆菌、破伤风杆菌、白喉杆菌、炭疽杆菌标本片。

实验实训报告

任务 4.7　其他细菌

姓名____________　　指导教师____________　　分数____________

班级____________　　学　　号____________　　日期____________

一、结果及分析

1. 抗酸染色法。

（1）结果：抗酸菌呈________色，其他细菌（非抗酸菌）或细胞呈________色。

（2）绘制痰液抗酸染色结果，并说明结果。

结果说明：

2. 绘制常见的其他细菌，并说明染色性。

破伤风杆菌　　白喉杆菌　　炭疽杆菌

染色性说明：

二、线上考核

上传染色过程的视频。

三、思考与拓展

1. 抗酸染色阳性的细菌是否就是结核杆菌？为什么？

2. 简述破伤风的防治原则。

任务 4.8　病毒及其他微生物

实验实训目标

【知识目标】掌握病毒的结构；熟悉 HBV 抗原抗体检查方法；了解其他病原微生物的形态。

【能力目标】学会分析乙型肝炎抗原抗体的检测指标及临床意义；初步学会镜下识别真菌的能力；具有卫生宣教、健康指导和预防保健能力。

【素质目标】培养学生自学新技术、新知识的能力；提高分析问题、解决问题的能力；培养团队协作能力和人际交流能力，具备拓展、创新等可持续发展能力。

免疫标记技术已广泛应用于病毒特异性抗原抗体检查，具有特异性强、敏感度高、结果判断快速等优点，对病毒感染的早期诊断具有重要价值。通过标记抗体（或抗原）检测标本中的病毒抗原（或抗体），可进行病毒感染的早期诊断。如在呼吸道上皮细胞中可检测流行性感冒病毒的抗原，在血清中可检测乙型肝炎病毒的表面抗原（或表面抗体）等。各种真菌的形态结构有一定的差异，一般可以通过直接镜检和培养来进行鉴定。

实验实训内容

一、仪器与材料

HBsAg 试剂盒、酒灯、玻片、10% 氢氧化钠、足癣皮屑。

二、步骤

（一）检测 HBsAb——ELISA 法（试剂盒不同，操作方法不同）

1. 每孔加入待检样品 50 μL，设阴性对照、阳性对照各 2 孔，每孔加入阴性对照（或阳性对照）各 50 μL（或 1 滴），并设空白对照 1 孔。

2. 每孔加酶结合物 50 μL（或 1 滴）（空白对照孔除外），充分混合后，封板，置 37 ℃孵育 30 分钟。

3. 手工洗板：弃去孔内液体，用洗涤液注满各孔，静置 5 秒，甩干，重复 5 次后拍干。

洗板机洗板：选择洗涤 5 次程序洗板后拍干。

4. 每孔加入底物 A 液、B 液各 50 μL（或 1 滴），充分混匀，封板，置 37 ℃孵育 15 分钟，观察显色反应。

5. 每孔加入终止液 50 μL（或 1 滴），混匀，目测法或上机比色观察。

6. 结果观察

（1）目测法：待测标本孔比阴性对照孔颜色深的为阳性，颜色越深，含乙肝表面抗体越多，也可用“+”表示阳性程度。

（2）用酶标仪测定吸光度判断：取波长 450 nm，先用空白对照孔校零，然后读取各孔 OD 值。

计算：判断值 = 阴性对照平均 OD 值 ×2.1

样品 OD 值大于判断值为阳性，小于判断值为阴性。

（二）观察其他微生物标本片（示教）

白色念珠菌、新型隐球菌、梅毒螺旋体。

实验实训报告

任务 4.8　病毒及其他微生物

姓名__________________　指导教师__________________　分数__________________

班级__________________　学　　号__________________　日期__________________

一、结果及分析

1. 检测 HBsAb 结果观察。

2. 绘制常见的其他微生物。

梅毒螺旋体　　白色念珠菌　　新型隐球菌

二、线上考核

小组拍照并上传图片：检测 HBsAb（ELISA）结果。

三、思考与拓展

1. 说明 HBV 抗原抗体检测结果的临床分析。

2. 甲型流感病毒为什么容易引起世界性大流行？阐述流感病毒的变异与流行的关系。

任务 4.9　人体寄生虫

实验实训目标

【知识目标】掌握常见寄生虫的致病性；熟悉各种寄生虫的虫卵形态。

【能力目标】能够熟练使用显微镜；能够辨认重要寄生虫（蛔虫、钩虫、猪带绦虫、日本血吸虫、间日疟原虫）的虫卵和成虫的形态；具有归纳和总结知识的能力；对寄生虫病的流行和防治具有初步卫生宣教、健康指导和预防保健能力。

【素质目标】培养学生自觉学习、获取信息、语音表达、社会交往等综合素质；具有严谨求实、细心、耐心、克服困难的良好职业素养；具有医学道德责任感，以及一定的知识迁移能力、自我学习能力、终身学习能力。

寄生虫病的实验室诊断中，检查出寄生虫病原体是确诊的依据。根据寄生虫的种类和定居部位采集相应的标本，如粪便、血液、尿液、痰液、阴道分泌物、组织活检或骨髓穿刺等，采取不同的检查方法，包括肉眼观察、显微镜观察等，检出寄生虫的某一发育阶段，如粪便中的虫卵、血涂片中红细胞内期疟原虫等，可作为最可靠的诊断依据。

实验实训内容

一、仪器与材料

光学显微镜、香柏油、擦镜纸、各种寄生虫标本和切片。

二、步骤

1. 医学蠕虫形态观察

（1）蛔虫、蛲虫形态观察：虫卵切片、大体标本。

（2）各种吸虫形态观察：各种吸虫虫卵切片、大体标本。

（3）绦虫形态观察：虫卵切片、头节、囊尾蚴切片、大体标本。

2. 医学原虫形态观察

（1）疟原虫红细胞内期形态观察：间日疟原虫红细胞内期切片。

（2）痢疾阿米巴形态观察：滋养体、包囊切片。

（3）阴道毛滴虫形态观察：滴虫切片。

3. 医学节肢动物形态观察　蚊、蝇、虱、螨、蜱、蚤。

实验实训报告

任务 4.9 人体寄生虫

姓名________________ 指导教师________________ 分数________________

班级________________ 学 号________________ 日期________________

一、结果及分析（选择至少 5 种虫卵绘图）

蛔虫受精卵

未受精蛔虫卵

蛲虫卵

钩虫卵

鞭虫卵

血吸虫卵

血吸虫尾蚴

肝吸虫卵

绦虫卵

间日疟原虫

二、线上考核

观察5台显微镜下虫卵、幼虫标本片（或电子图片），记录并拍照上传。

三、思考与拓展

1. 简述疟原虫的生活史。

2. 简述血吸虫的生活史。

教学课件

模块五

病理学实验实训

序号	主要内容
1	任务 5.1　细胞和组织的适应、损伤与修复
2	任务 5.2　局部血液循环障碍
3	任务 5.3　炎症
4	任务 5.4　肿瘤
5	任务 5.5　心血管系统疾病
6	任务 5.6　呼吸系统疾病
7	任务 5.7　消化系统疾病
8	任务 5.8　泌尿系统疾病（选修）
9	任务 5.9　乳腺和生殖系统疾病（选修）
10	任务 5.10　传染病和寄生虫病

病理学实验实训目的和方法

一、实验实训目的

病理学是一门重要的医学基础课，是基础医学和临床医学的桥梁课程，是学好专业课程必要的基础知识。病理学又是一门实验性较强的学科，学生必须加强学习，在实验实训过程中对各种疾病的病理变化反复地、认真地、仔细地观察和分析研究，才能学懂学通。

实验实训的目的是观察细胞、组织、器官的病理变化，培养思维、分析及解决问题的能力。学生观察标本，必须注意把抽象的理论、概念和形态描述与客观实际病理变化相结合，从而加深巩固对所学理论知识的理解，达到真正掌握病理学知识的目的。

学会对病理标本和切片进行观察记述和描绘的方法（包括熟练掌握显微镜等工具的使用），了解如何对所见病变进行综合分析，揭示它们的内在联系，分析其因果关系，从而对某一疾病获得比较完整的认识，并培养科学思维和解决问题的能力。

二、实验实训方法

动物实验方法可以在动物身上复制出人类疾病的相关模型。对这些疾病的病因、发病机理，尤其是病理变化等方面进行观察研究。开展动物实验，让学生自己动手，复制病变模型，除可验证理论、加深理解、巩固提高所学知识外，对培养学生思维、分析能力和科研能力等都具有重要意义。

临床病案讨论（CPC 案例分析）联系临床，医教融合，学会用病理变化解释疾病的典型临床表现，从而为临床专业课程及职业岗位需要打下良好基础。

利用教学云平台共享功能，线上线下相结合、课前、课中、课后相结合，建立互联互通的学习氛围，利用平台引导课前预习、小组讨论、课中学习、课后复习与学习效果测试，多环节实时动态管理实验实训，提高学生临床思维能力与基本技能的创新能力。

利用形态学虚拟教学平台，主要包括数字化大体标本教学系统和病理学切片课程资源库。数字化大体标本教学系统采用高分辨三维动态数字标本优质教学资源，整合多组高质量的大体病理和三维结构，并把抽象难懂的发病机理以动画形式与临床表现有机结合。含数字标本总体数量 1 000 余个，含数字切片数量 700 余个，可进行 BT 浏览，同时融入数字教学平台及虚拟现实技术，搭建仿真虚拟实验实训教学平台。学习时利用专属账号登录，认真观察数字标本和数字切片并描述及绘图，使用完毕关闭系统。

总之，实验实训内容及考核与执业考试等相融合，从而为专业服务，为职业岗位服务，同时培养学生的科研及实践能力。

病理学实验实训要求

1. 实验实训室是进行实践教学活动的重要场所，学生应积极参加教学计划规定的各项实验实训，服从教师的指导，严格遵守各项制度和操作规程，保持室内肃静、整洁，不准高声谈话和乱丢纸屑杂物。

2. 学生进入实验实训室应按规定穿戴工作衣帽，着装整洁、大方。

3. 实验实训前应对实验实训内容进行认真预习，明确目的、要求、方法及步骤。

4. 应按要求规范操作，仔细观察实验实训现象，详细记录实验实训结果。

5. 不得随意动用与实验实训无关的其他仪器、设备、器皿、工具、文件与材料；不得使用其他组的仪器、设备及材料；不得随意做规定以外的其他实验实训。

6. 要认真分析实验实训结果及内容，按时按要求完成实验实训报告，交教师批阅，不得无故不写或不交实验实训报告。

7. 自觉爱护仪器、设备、爱惜实验实训材料，不得将室内物品乱拿、乱用、乱拆、乱装、私自带到室外。

8. 要注意安全，遇到事故时立即切断电源、火源，向教师报告并采取紧急处理措施。

9. 实验实训完毕后，须经教师检查仪器、工具及实验实训记录，并整理好实验实训用品，搞好环境卫生，关闭电源、水源后，方可离开实验实训室。

病理学实验实训考核与评价标准

<table>
<tr><th colspan="3">评分内容</th><th>分值</th></tr>
<tr><td rowspan="17">测评
（100 分）</td><td rowspan="5">绘图</td><td>构图清新完整</td><td rowspan="5">30 分</td></tr>
<tr><td>组织细胞大小比例正确</td></tr>
<tr><td>组织细胞形态正确</td></tr>
<tr><td>HE 染色下，颜色涂抹正确</td></tr>
<tr><td>指示标注正确</td></tr>
<tr><td rowspan="3">线上考核（标本描述）</td><td>典型病变部位标注正确</td><td rowspan="3">10 分</td></tr>
<tr><td>描述准确，条理清楚，要点全面，重点突出</td></tr>
<tr><td>准时提交</td></tr>
<tr><td rowspan="3">病例分析</td><td>诊断正确</td><td rowspan="3">20 分</td></tr>
<tr><td>能够分析疾病的发生发展过程</td></tr>
<tr><td>能够对案例中的特殊表现进行解释</td></tr>
<tr><td rowspan="3">思考与拓展</td><td>理论联系实践</td><td rowspan="3">20 分</td></tr>
<tr><td>善于思考</td></tr>
<tr><td>归纳和总结、学以致用</td></tr>
<tr><td rowspan="3">职业素养</td><td>学习认真、积极主动</td><td rowspan="3">20 分</td></tr>
<tr><td>团队协作</td></tr>
<tr><td>克服困难</td></tr>
</table>

（闵静、田齐凯、严菊华、王兰、涂宁芳、陈震、王嘉曦）

任务 5.1　细胞和组织的适应、损伤与修复

实验实训目标

【知识目标】掌握细胞水肿、脂肪变性、玻璃样变性的形态特点；掌握坏死的基本病变及各型坏死的形态；掌握肉芽组织的形态特点。

【能力目标】能够对细胞和组织的损伤、肉芽组织的病理特点进行描述，并绘图；能够在临床疾病案例中认识到这些病变特点，并用病理变化解释临床表现。

【素质目标】增强医疗职业责任感；具有职业道德、团队精神、敬业精神。

肠湿性坏疽　宫颈息肉　肾结核空洞　子宫颈肥大

细胞是人体的基本结构单位。细胞的生命活动是在内、外环境的动态平衡过程中进行的。正常细胞和由其构成的组织、器官可以对体内、外环境变化等刺激，做出不同的形态、功能和代谢的反应性调整。在生理负荷过多或过少时，或遇到轻度持续的病理性刺激时，细胞、组织和器官可表现为适应性变化（萎缩、肥大、增生和化生）。若上述刺激超过了细胞、组织和器官的耐受与适应能力，则会出现形态、功能和代谢的损伤性病理变化。细胞的轻度损伤是可逆的，但严重损伤则可导致细胞死亡。正常细胞、适应细胞、可逆性损伤细胞和不可逆性损伤细胞在形态学上是一个连续的过程，并在一定条件下可相互转化，其界限有时不甚清楚。适应性变化与损伤性变化是大多数疾病发生发展过程中的基础性病理变化。

活体组织发生损伤后，机体将对所形成的缺损进行修补恢复的过程，称为修复。修复有再生性修复和纤维性修复两种不同的形式。在多数情况下，两种修复过程同时存在，修复过程中常伴有炎症反应。

实验实训内容

一、观察标本切片

大体标本观察	组织切片观察
1. 全身营养不良性萎缩（恶病质）	1. 心肌萎缩
2. 局部营养不良性萎缩（脑萎缩）	2. 骨骼肌萎缩
3. 萎缩的心脏	3. 心肌肥大
4. 肾盂积水	4. 肾小球增生
5. 骨骼肌萎缩	5. 宫颈鳞状上皮化生

续表

大体标本观察	组织切片观察
6. 妊娠肥大的子宫	6. 支气管鳞状上皮化生
7. 成人胸腺萎缩	7. 食管柱状上皮化生
8. 高血压心脏肥大	8. 骨骼肌骨化生
9. 瘢痕疙瘩	9. 肝细胞水肿
10. 前列腺增生	10. 肾颗粒样变性
11. 肝浊肿	11. 肝脂肪变性
12. 肾浊肿	12. 结缔组织玻璃样变性
13. 脂肪肝	13. 脾小动脉玻璃样变性
14. 肺玻璃样变	14. 肾小管近曲小管玻璃样变性
15. 肺干酪样坏死	15. 营养不良性钙化
16. 淋巴结干酪样坏死	16. 肾转移性钙化
17. 脑脓肿	17. 肾凝固性坏死
18. 足坏疽	18. 肉芽组织
19. 肉芽组织	19. 瘢痕组织
20. 一期愈合	
21. 二期愈合	

观察要点

1. 肾压迫性萎缩　肾体积增大，切面见肾盂、肾盏呈杯状或囊状扩张，肾实质变薄，皮、髓质分界不清（注：引起萎缩的压力并不需要过大，关键在于一定的压力持续存在）。

2. 脑室积水　长期脑脊液淤积，压迫脑实质，导致脑室明显扩张，脑回变窄，脑沟增宽，脑实质萎缩变薄。

3. 慢性萎缩性胃炎（伴肠上皮化生）

（1）肉眼观察：条形组织，红染部分为肌层，紫红色部分为黏膜层（重点观察部位）。

（2）低倍镜观察：区分胃黏膜，分清层次。见胃黏膜变薄，固有腺萎缩（数目减少或消失、体积变小），部分腺体中可见数量不等的杯状细胞和潘氏细胞（即肠上皮化生）；黏膜层内纤维组织增生，有较多的慢性炎性细胞浸润和淋巴滤泡形成。腺上皮中出现杯状细胞（肠化）。

（3）高倍镜观察：肠上皮化生的细胞呈杯状或球形，胞质透亮；潘氏细胞胞质红染，内有较多的嗜酸性颗粒。

4. 心肌萎缩　心脏体积变小，外观呈黄褐色（脂褐素沉积），心壁变薄，表面血管迂曲，心外膜脂肪增多。脂褐素来源于自噬溶酶体内的细胞器碎片不能被酶消化而形成的残余体。镜下可见黄褐色的细颗粒。

5. 心脏肥大（冠心病）

（1）肉眼观察：心脏体积增大，重量增加，切面见左心室壁增厚，心腔变小，肉柱及乳头肌增粗。

（2）低倍镜观察：心肌纤维明显增粗。

（3）高倍镜观察：心肌细胞体积增大，胞质丰富、红染，可见横纹；核大，居中，染色深。

6. 子宫肥大　子宫呈均匀增大，肌层肥厚，切面呈灰白色或粉红色，子宫壁增宽，内膜明显增厚，硬度增加，纤维束呈编织状排列。

7. 肾细胞水肿

（1）肉眼观察：肾脏体积增大，包膜紧张，切面外翻，边缘变钝，颜色变淡，无光泽，似“开水煮过”样，故称肾浊肿。

（2）低倍镜观察：病变部位的近曲小管上皮细胞体积增大，胞质淡红。

（3）高倍镜观察：近曲小管上皮明显肿胀，向管腔凸出，导致管腔不规则、变小；胞质疏松淡染，颗粒状（故又称肾颗粒样变性），有的胞质崩解脱落入管腔，细胞核的结构清楚。

8. 肝细胞水样变性

（1）肉眼观察：肝脏体积增大，包膜紧张，切面肿胀隆起，边缘变钝，无光泽，颜色变淡，似“开水煮过”样，故称肝浊肿。

（2）低倍镜观察：见肝小叶结构紊乱，肝索拥挤，肝细胞肿大，大小不等，肝窦变窄、扭曲。

（3）高倍镜观察：肝细胞胞质疏松变空，呈网状或透明，胞核肿大圆形悬浮于细胞中央，染色变浅。水变性程度较轻者称为胞质疏松化，重者称为气球样变（即细胞空亮、肿胀如球）。胞质中有许多淡红色细小颗粒，为肿胀的线粒体和内质网。

9. 肝脂肪变性

（1）肉眼观察：肝大，包膜紧张，色淡黄，质软，比重轻，切面有油腻感（“大”“黄”“软”“腻”）。

（2）低倍镜观察：见肝小叶结构基本存在，大部分肝细胞体积增大致肝索拥挤、紊乱、肝窦扭曲、狭窄甚至消失。

（3）高倍镜观察：见大部分肝细胞胞质内有大小不等、分布不均、境界清楚的圆形空泡，即脂滴，有的空泡较大将细胞核挤至细胞一侧，似脂肪细胞。水肿胞质空泡与脂肪空泡的区别为前者空而有物，后者空而无物。

10. 脾小动脉玻璃样变性

（1）低倍镜观察：先分清白髓与红髓，找到脾小体和其附近的中央动脉。

（2）高倍镜观察：脾中央动脉管壁增厚，均质红染，正常结构不清，管壁有不同程度狭窄。

11. 结缔组织玻璃样变性

（1）肉眼观察：灰白色半透明状物、质韧。

（2）镜下观察：胶原纤维增粗，并融合成梁状、带状或片状的红染均质物，纤维细胞明显减少。

12. 肾凝固性坏死

（1）肉眼观察：切面可见灰白色不规则病变区，呈楔形，底部向着包膜，与周围组织境界清楚，交界处可见充血出血带，略高于周围组织。

（2）低倍镜观察：坏死区肾正常结构不清，仅见肾小球、肾小管轮廓，坏死区周围可见不规则的充血出血带。

（3）高倍镜观察：见坏死区肾小球、肾小管及间质正常细胞结构消失，胞质红染，均质状，核固缩、碎裂或消失。

13. 淋巴结干酪样坏死

（1）肉眼观察：淋巴结体积增大，切面淋巴结结构消失。新鲜干酪样坏死为淡黄色，质地松软、细腻，状似干酪。陈旧性干酪样坏死呈灰白色、质松脆。

（2）低倍镜观察：大部分淋巴结结构已经破坏消失，中央为大片红染颗粒状无结构物质，外周可见残存的淋巴结结构。

（3）高倍镜观察：坏死组织中细胞结构和组织轮廓彻底消失，呈大片红染颗粒状。坏死区外周可见细胞的坏死过程，其中有的细胞核变小、浓缩，染色质结构不清楚（即核固缩）；有的细胞核碎裂，呈形态大小不等的颗粒状（即核碎裂）；有的细胞核溶解消失或不清（即核溶解）。周边可见上皮样细胞和多核巨细胞。

14. 脑液化性坏死　脑组织内有脓肿形成，脓肿壁呈灰白色，与周围正常组织分界清楚，脓腔内充满灰白色脓汁，脓汁中有许多液化性坏死物（部分脓汁在切开时流出）。

15. 手 / 足干性坏疽　坏死部分呈污黑色，干燥，皱缩，表皮脱落，与健康组织之间境界清楚。

16. 小肠湿性坏疽　肠管因出血、水肿及坏死，肠壁增厚，肠管变粗，失去光泽，呈黑色。

17. 肉芽组织

（1）低倍镜观察：组织中有大量新生毛细血管及形态各异的细胞。

（2）高倍镜观察：新生的毛细血管内皮细胞肿胀；血管之间有较多成纤维细胞，成纤维细胞呈梭形或星形，胞质丰富，嗜碱性，核卵圆形、染色浅淡，有的可见核仁，另可见各种炎症细胞。

18. 子宫腺体鳞状上皮化生　子宫腺体增生，部分腺体腺泡腔消失，腺体柱状上皮被鳞状上皮取代；鳞状上皮细胞分化成熟，细胞团周围有完整的基底膜。部分宫颈黏液腺泡腺腔结构尚可辨认，近腺腔上支细胞仍为黏液腺上皮细胞，其下方被鳞状细胞取代。腺泡之间结缔组织内可见淋巴细胞和浆细胞浸润。

19. 病理性钙化　沉积的钙盐呈蓝色、颗粒或团块状；团块周围常有纤维结缔组织包绕。

20. 骨骼肌萎缩

（1）低倍镜观察：骨骼肌肌束细小，平行排列，肌束周围可见较多的纤维结缔组织和脂肪组织增生。

（2）高倍镜观察：骨骼肌细胞胞质红染、疏松，细胞核靠边，相对较大，聚集成群。横纹和纵纹不清晰，少数肌细胞呈波浪状，肌束之间可见纤维结缔组织增生。

二、临床病例拓展（独立思考与小组讨论）

【病例 5-1】 李某，男，81 岁。半年前因下床时不慎摔倒致右股骨颈骨折，此后长期卧床不起。1 个月来发生压疮和水肿，逐渐加剧。患病卧床以来食欲缺乏，加上缺乏照顾，进食少，近来已数日未进食。不久后死亡。

尸检摘要：尸体极度消瘦，皮下脂肪消失，骨瘦如柴。两下肢及背部水肿明显，骶尾部右侧 13 cm × 12 cm 压疮，形状不规则，溃疡面有大量坏死组织，肉芽组织生长不良。右下肢缩短约 2 cm，股骨颈向后移位，未愈合。

心脏：重 210 g（正常约 260 g），褐色，冠状动脉分枝呈蛇形弯曲。镜检示心肌纤维变细，胞质内有明显脂褐素沉着。

肺脏：呈肺气肿，体积增大而弹性减弱，两肺背部及下叶水肿。镜检示支气管腔及肺泡内有中性粒细胞渗出。

肝脏：体积明显缩小，重 900 g（正常约 1 400 g）。镜检示肝细胞缩小，肝索变细。

脾脏：重 100 g（正常约 160 g）。镜检示脾小结小且少。

胰脏：导管明显弯曲。镜检示胰腺小叶缩小而间质相对增多。

脑：重 1 225 g（正常约 1 400 g），脑回狭小，脑沟增宽。镜检示神经细胞无明显异常。

请思考：

（1）患者全身病变的特点及原因分别是什么？

（2）患者为什么发生压疮并逐渐加剧？骨折为何不愈合？

【病例 5-2】 田某，男，19 岁。春节后，赴北方后双足冻伤，高度红肿，后失去知觉，踝部以下发现颜色变紫进而发黑 3 天入院。

体检：患者发育一般，精神萎靡，体温 39.2 ℃，呼吸 28 次 / 分，心率 125 次 / 分，血压 100/60 mmHg，双足踝部以下深黑色，皮肤皱缩，与正常的踝上部皮肤界限分明。

治疗：行双下肢截肢术，术后 40 天出院。

请思考：

（1）对患者作出病理诊断。

（2）分析患者病变是如何发生发展的。

（3）对于患者如何做心理指导？

实验实训考核与评价标准

评分内容				分值
测评（100 分）	绘图	细胞坏死镜下标志 肉芽组织	构图清新完整	30 分
			组织细胞大小比例正确	
			组织细胞形态正确	
			HE 染色下，颜色涂抹正确	
			指示标注正确	
	线上考核（标本描述）	心脏向心性肥大 脑萎缩 脂肪肝 肠湿性坏疽 肾凝固性坏死 足干性坏疽	典型病变部位标注正确	10 分
			描述准确，条理清楚，要点全面，重点突出	
			准时提交	
	病例分析	病例 5-1 病例 5-2	诊断正确	20 分
			能够分析疾病的发生发展过程	
			能够对案例中的特殊表现进行解释	
	思考与拓展	学生能力评价	理论联系实践	20 分
			善于思考	
			归纳和总结、学以致用	
	职业素养	过程评价	学习认真、积极主动	20 分
			团队协作	
			克服困难	

实验实训报告

任务 5.1　细胞和组织的适应、损伤与修复

姓名__________________　　指导教师__________________　　分数__________________

班级__________________　　学　　号__________________　　日期__________________

一、绘图

1. 细胞坏死镜下标志（核固缩、核碎裂、核溶解）。

2. 肝细胞脂肪变性。

3. 肉芽组织。

二、线上考核

上传编辑图片，并描述标本典型病理变化：心脏向心性肥大、脑萎缩、脂肪肝、肠湿性坏疽、肾凝固性坏死、足干性坏疽。

三、病例分析

1. 病例 5-1。

2. 病例 5-2。

四、思考与拓展

1. 描述肉芽组织的功能和结局。如何看待肉芽组织对生物生存的贡献？

2. 观察向心性肥大标本，肥大心脏和正常心脏有什么不同？临床上心脏出现向心性肥大，对患者而言有利还是有害？为什么？

任务 5.2 局部血液循环障碍

实验实训目标

【知识目标】 掌握静脉性充血所引起的病理变化、后果及肝瘀血、肺瘀血的病变特征，了解其发生机制；掌握血栓的形态特点及血栓形成可能引起的后果和结局；掌握梗死的类型及形态特征；熟悉血栓形成、栓塞和梗死的发生机制、发展规律及其相互间的关系。

【能力目标】 能够对常见组织损伤、肉芽组织的病理特点进行描述，并绘图；能够在临床疾病案例中认识到这些病变特点，并用病理变化解释临床表现。

【素质目标】 增强医疗职业责任感；具有职业道德、团队精神、敬业精神。

槟榔肝　静脉血栓　肠出血性梗死及干络样坏死　微课：空气栓塞动物实验

局部血液循环障碍及其所引起的病变是疾病重要的基本病理改变，常出现在许多疾病过程中。主要表现为：①器官或组织内循环血量异常，血量增加或减少，即充血或缺血；②血液内出现异常物质，包括血液中有形成分析出形成的血栓，血管内出现的空气、脂滴和羊水等异常物质，以及这些异常物质阻塞局部血管造成的栓塞和组织梗死；③血管内成分逸出血管外，包括水肿和出血。

实验实训内容

一、观察标本切片

大体标本观察	组织切片观察
1. 脾破裂性出血	1. 肝瘀血
2. 静脉血栓	2. 慢性肺瘀血
3. 瘀斑	3. 混合血栓
4. 紫癜	4. 透明血栓
5. 肾贫血性梗死	
6. 阑尾炎性充血	
7. 肠瘀血	
8. 肺瘀血	
9. 槟榔肝	

续表

大体标本观察	组织切片观察
10. 红色血栓	
11. 白色血栓	
12. 肺动脉栓塞	
13. 脑梗死	
14. 肺出血性梗死	
15. 肠出血性梗死	

观察要点

1. 慢性肝瘀血

（1）肉眼观察：肝脏体积增大，边缘变钝，切面可见以小叶为单位，中央呈红色，周边呈黄色，状似槟榔切面，故称槟榔肝（甲醛固定标本呈黑黄相间）。

（2）低倍镜观察：肝小叶中央静脉扩张，中央静脉肝窦增宽，肝细胞索稀疏呈红色。

（3）高倍镜观察：上述红色区，中央静脉及肝窦均明显扩张、充血，部分肝细胞萎缩消失。瘀血区及其附近的肝细胞胞质内可见大小不一的脂肪空泡。

2. 慢性肺瘀血

（1）肉眼观察：肺脏质地变硬，呈褐色，故称肺褐色硬化。

（2）低倍镜观察：肺泡壁增厚，纤维组织增生，部分肺泡腔内可见均质红染的水肿液。

（3）高倍镜观察：肺泡壁纤维组织增生，肺泡腔内可见胞质内含有黄褐色含铁血黄素颗粒的巨噬细胞，即心力衰竭细胞。

3. 脑出血　大脑实质内可见暗红色出血灶，也称脑血肿，血肿灶内脑组织被破坏（甲醛固定标本呈黑色）。

4. 静脉血栓

（1）肉眼观察：常见于下肢深静脉，分头、体、尾三部分，头部为白色血栓，体部为混合血栓，尾部为红色血栓。整个血栓呈圆柱形，似凝血块，表面粗糙、干燥、无光泽、质脆。

（2）低倍镜观察：由粉红色均质区（白色血栓）和红色颗粒状区（红色血栓）构成。

（3）高倍镜观察：粉红色均质区为血小板小梁，形态不规则，主要由血小板和纤维蛋白构成，其边缘有白细胞附着。红色颗粒区可见纤细的纤维蛋白网（通常纤维蛋白网因被红细胞遮盖而看不清），网眼内有较多的红细胞和少量白细胞。

5. 心室附壁血栓　多发生于心肌梗死灶处心内膜，心室壁表面可见一不规则形呈红白相间的混合血栓。

6. 肾贫血性梗死

（1）肉眼观察：切面可见灰白色不规则病变区，呈楔形，底部向着包膜，与周围组织境界清楚，交界处可见充血出血带。

（2）低倍镜观察：有三部分区域组成，坏死区细胞核大多消失，肾组织轮廓结构隐约可见；中间细胞丰富区为充血出血带；另外为正常肾组织区。

（3）高倍镜观察：坏死区细胞核出现核固缩、核碎裂和核溶解消失，胞质均质红染无结构，肾组织轮廓隐约可见，坏死区周边可见充血、出血和中性粒细胞浸润。

7. 肺出血性梗死

（1）肉眼观察：肺切面可见境界清楚的楔形梗死灶，其底向胸膜，梗死灶呈暗红色，因肺泡内充满血液及坏死物，故肺组织变实。

（2）镜下观察：梗死灶内肺组织结构模糊不清，仔细观察肺泡间隔轮廓尚可辨认，细胞核出现核固缩、核碎裂和核溶解消失，梗死灶坏死组织内充满大量红细胞。

8. 肠出血性梗死　梗死灶呈阶段性分布，梗死肠段肿胀呈暗红色。

二、动物实验

1. 目的　空气栓塞与脂肪栓塞。

2. 器械　外科手术器械。

3. 动物　家兔 4 ～ 6 只。

4. 方法

（1）将班级分为 4 ～ 6 组（每组 8 ～ 10 人），2 ～ 3 组做空气栓塞实验，2 ～ 3 组做脂肪栓塞实验。

（2）从兔耳缘静脉注入 5 ～ 10 mL 空气或液体石蜡。

（3）空气栓塞剖开心脏，观察泡沫状血液；脂肪栓塞的家兔应取出心和肺脏，剪开心、肺观察脂肪栓子。

5. 分组讨论

（1）分析家兔死亡机制。

（2）讨论今后从医在临床上应该注意的问题。

（3）分组发言，讲述实验结果及意义。

三、束臂试验

1. 观察肢体瘀血表现。

2. 方法是将止血带捆扎手前臂，必须松紧适度，只阻滞静脉回流而不过紧阻断动脉血供。

3. 观察并记录被捆扎肢末端颜色、温度、感觉等情况（时间必须达到 3 ～ 5 分钟）。

四、临床病例拓展

【病例 5-3】 钱某，男，31 岁。意外被轿车撞伤，左股骨剧痛变形，由急救车送某医院急诊时，X 线检查示左股骨干中段粉碎性骨折，入院后 2 小时突然出现呼吸困难、口唇发绀，经多方抢救无效死亡。

请思考：患者猝死的原因是什么？其发生机制是什么？

【病例 5-4】 李某，男，63 岁。患高血压 15 年，清晨起床上厕所，大便，因便秘过度用力，突然大叫头疼，随即倒地，不省人事，呼吸急促，经救护车送医院抢救，4 小时后呼吸、心跳均停止，瞳孔散大，颅神经反射消失，救治无效死亡。

请思考：（1）患者为何出现如此危急病情？

（2）患者主要死因是什么？根据所学知识分析患者可能出现哪些病变。

【病例 5-5】 张某，男，38 岁。高热转移性右下腹痛 2 天，突然剧痛，呕吐腹肌高度紧张，急诊入院，诊断为阑尾炎并穿孔。行阑尾切除术。术后 5 天，起床活动，突然呼吸困难，面色苍白，呕吐，抽搐，血压测不出，后大小便失禁，呼吸停止，抢救半小时无效死亡。

请思考：患者最可能的猝死原因是什么？请分析其发生发展过程。

实验实训考核与评价标准

<table>
<tr><th colspan="4">评分内容</th><th>分值</th></tr>
<tr><td rowspan="22">测评
（100分）</td><td rowspan="5">绘图</td><td rowspan="5">混合血栓</td><td>构图清新完整</td><td rowspan="5">10分</td></tr>
<tr><td>组织细胞大小比例正确</td></tr>
<tr><td>组织细胞形态正确</td></tr>
<tr><td>HE染色下，颜色涂抹正确</td></tr>
<tr><td>指示标注正确</td></tr>
<tr><td colspan="2" rowspan="3">空气栓塞动物实验</td><td>实验方法得当，提拿方法正确，固定动物方法正确</td><td rowspan="3">15分</td></tr>
<tr><td>实验操作认真、规范</td></tr>
<tr><td>仪器使用正确</td></tr>
<tr><td colspan="2">束臂试验</td><td>实验操作认真、规范</td><td>5分</td></tr>
<tr><td rowspan="3">线上考核
（标本描述）</td><td rowspan="3">红色血栓
肺出血性梗死
肾贫血性梗死
槟榔肝
心肌梗死</td><td>典型病变部位标注正确</td><td rowspan="3">10分</td></tr>
<tr><td>描述准确，条理清楚，要点全面，重点突出</td></tr>
<tr><td>准时提交</td></tr>
<tr><td rowspan="3">病例分析</td><td rowspan="3">病例5-3
病例5-4
病例5-5</td><td>诊断正确</td><td rowspan="3">20分</td></tr>
<tr><td>能够分析疾病的发生发展过程</td></tr>
<tr><td>能够对案例中的特殊表现进行解释</td></tr>
<tr><td rowspan="3">思考与拓展</td><td rowspan="3">学生能力评价</td><td>理论联系实践</td><td rowspan="3">20分</td></tr>
<tr><td>善于思考</td></tr>
<tr><td>归纳和总结、学以致用</td></tr>
<tr><td rowspan="3">职业素养</td><td rowspan="3">过程评价</td><td>学习认真、积极主动</td><td rowspan="3">20分</td></tr>
<tr><td>团队协作</td></tr>
<tr><td>克服困难</td></tr>
</table>

实验实训报告

任务 5.2　局部血液循环障碍

姓名__________　指导教师__________　分数__________

班级__________　学　号__________　日期__________

一、绘图

混合血栓。

二、结果及分析

1. 空气栓塞动物为何猝死?

2. 束臂试验。

项目	体积	颜色	温度	感觉
试验前（双手）				
试验后（试验侧手臂）				

三、线上考核

上传编辑图片，描述标本典型病理变化：红色血栓、肺出血性梗死、肾贫血性梗死、槟榔肝、心肌梗死。

四、病例分析

1. 病例 5-3。

2. 病例 5-4。

3. 病例 5-5。

五、思考与拓展

1. 在临床医疗中应注意哪些情况可能出现空气栓塞和脂肪栓塞?

2. 血栓形成对机体有哪些影响?

3. 来自体循环静脉系统的栓子栓塞在哪个器官?对机体有何影响?

任务 5.3　炎　症

实验实训目标

【知识目标】掌握炎症的基本病变特征；掌握炎症的类型和结局。

【能力目标】能够对脓肿、蜂窝织炎的病理特点进行描述，并绘图；能够在临床疾病案例中认识到这些病变特点，并用病理变化解释临床表现。

【素质目标】增强医疗职业责任感；具有职业道德、团队精神、敬业精神。

肝脓肿　　假膜　　声带息肉

炎症是具有血管系统的活体组织对损伤因子所发生的以防御为主的反应，是损伤、抗损伤和修复的综合过程，血管反应和渗出是炎症过程的中心环节。炎症的基本病理变化包括变质、渗出和增生。炎症的局部表现为红、肿、热、痛和功能障碍；全身急性期反应包括发热、末梢血白细胞计数增加等改变。炎症依据其病程经过分为急性炎症和慢性炎症两大类。

实验实训内容

一、观察标本切片

大体标本观察	组织切片观察
1. 胸腔浆液渗出性炎	1. 化脓性脑膜炎
2. 皮肤水疱	2. 出血性炎
3. 喉头水肿	3. 纤维素渗出性心包炎
4. 纤维素性渗出性心包炎	4. 结肠息肉
5. 绒毛心	5. 鼻息肉
6. 纤维素性渗出性胸膜炎	6. 结核结节
7. 纤维蛋白性炎（白喉假膜）	
8. 假膜性结肠炎	
9. 纤维蛋白性炎（菌痢）	
10. 肺脓肿	
11. 输卵管积脓	

续表

大体标本观察	组织切片观察
12. 化脓性脑膜炎	
13. 肝脓肿	
14. 化脓性阑尾炎	
15. 鼻息肉	
16. 肠息肉	
17. 炎性肉芽肿	

观察要点

1. 纤维素性心包炎

（1）肉眼观察：在心包膜（心包脏层）表面有大量灰白色或黄白色纤维素性渗出物，弥漫性分布于脏层表面，由于心脏的不断搏动，使渗出在心包脏、壁两层表面的纤维素形成无数绒毛状物，故称绒毛心。

（2）镜下观察：外膜层显著增厚，表面附着染成粉红色网状或片状的纤维蛋白，外膜组织无明显坏死，但有炎性细胞浸润。

2. 纤维素性胸膜炎

（1）肉眼观察：胸膜表面可见一层灰白色纤维素性渗出物，部分区域呈棉絮状。有些标本原有的纤维蛋白渗出物已机化为黄白色纤维结缔组织，致胸膜增厚，脏、壁两层胸膜有纤维粘连。

（2）镜下观察：脏层胸膜表面附着较多网状、条状或颗粒状的红染物质，下层为肺组织。红染物质为纤维素性渗出物、少量红细胞、巨噬细胞等；肺组织毛细血管扩张、充血；肺泡内可见水肿液、红细胞、巨噬细胞等。

3. 白喉

（1）肉眼观察：喉头及支气管黏膜表面有灰白色的假膜，喉头假膜附着紧密，不易脱落；气管部的假膜与其下组织粘连不紧，易脱落。

（2）镜下观察：支气管上皮坏死脱落，表面附着粉染假膜；假膜由纤维素、坏死组织和炎症细胞组成。

4. 菌痢　结肠黏膜充血、水肿，肠皱襞顶部可见有假膜形成，初期如撒在黏膜面上的糠皮状物，随着病变的发展融合成片。

5. 脑脓肿　大脑切面可见一囊腔，脓腔内充满灰白色脓汁，脓汁中有许多液化性坏死物（部分脓汁在切开时流出），周围有纤维组织包绕，边界清楚，属于局限性化脓性炎。

6. 化脓性脑膜炎　在蛛网膜下腔有许多灰白色或灰黄色脓液积聚，覆盖于脑膜表面，致脑膜混浊，脑膜血管高度扩张充血，脑回变宽，脑沟变浅，结构模糊。

7. 急性化脓性阑尾炎

（1）肉眼观察：阑尾增粗，浆膜面失去光泽，附着一层灰白色或淡黄色脓苔，粗糙，污秽；小静脉因严重淤血而清晰可见。剖面可见管壁增厚，管腔扩张或狭小，腔内含有黄白色脓液；黏膜充血水肿。

（2）镜下观察：①管腔内大量脓液（脓细胞、中性粒细胞、坏死脱落的黏膜上皮、浆液、少量纤维素、细菌）；②黏膜有坏死，其余组织无明显坏死和溶解；③由黏膜至浆膜各层皆有充血、水肿和大量中性粒细胞弥漫浸润。

8. 慢性胆囊炎

（1）肉眼观察：胆囊体积增大或缩小，胆囊壁因慢性炎症时纤维组织增生而明显增厚，质韧，黏膜皱襞消失或增粗呈小梁状；胆囊腔缩小或扩张。

（2）镜下观察：胆囊壁比正常显著增厚，在肌层与浆膜层内可见大量纤维组织增生，各层均可见到淋巴细胞、单核细胞与浆细胞浸润；部分胆囊黏膜已被破坏。

9. 肠息肉　见肠黏膜表面有息肉样物，大小不一，数量不等，有蒂与黏膜相连。

10. 鼻息肉　黏膜表面被覆假复层纤毛柱状上皮，上皮下可见增生的毛细血管、腺体、纤维组织，并可见较多的炎症细胞浸润。炎症细胞有淋巴细胞、浆细胞和少量的嗜酸性粒细胞。

11. 异物性肉芽肿　主要由单核细胞、多核巨细胞等成分构成的结节状病变。病变主要由单核巨噬细胞构成，散在较多的异物多核巨细胞，并可见数量不等的淋巴细胞、嗜酸性粒细胞，边缘区域可见纤维组织增生。

二、临床病例拓展（独立思考与小组讨论）

【病例 5-6】 张某，男，9 岁。几天前右大腿肿胀，伴发热，继之背部出现多个脓疱，4 天前曾发生昏迷，后又清醒，但病情无好转。检查示右大腿脓肿、发热，发红不明显，背部有多个脓肿，全身皮肤多处出血点，肺两侧均闻及湿性啰音。临床诊断为脓毒血症。经积极抢救无效，于 2 天后死亡。

尸体解剖：男童尸体，身长 128 cm，发育一般。右大腿肿胀，切开有大量脓液流出；脓肿位于大腿内侧，内收肌群间，脓液淡黄色。切开胸腔有大量气体喷出，两肺塌陷，左侧胸腔积液 80 mL，附有纤维素。双肺有多个大小不等的化脓灶，左肺见一脓肿，已破开。心肝肾均充血，未见其他明显病变。小肠肠壁上有少数小脓肿。

请思考：

（1）本病例病变是怎样发生发展的？

（2）根据尸体解剖所见，对主要器官病变作出病理诊断。

【病例 5-7】 刘某，男，17 岁。入院前 24 小时突然上腹部及脐部附近持续性疼痛并阵发性加剧。曾服用“驱蛔虫药”，服后症状未减轻。昨晚 8 时许疼痛转至右下腹部，呕吐 1 次，呕吐物为清水。今晨解稀薄大便 1 次，有畏寒发热，下午 1 时来院急诊。体温 38.9 ℃，脉搏 96 次 / 分，呼吸 25 次 / 分，血压 110/74 mmHg（14.66/9.8 kPa）。右下腹壁紧张，麦氏点压痛明显，反跳痛（+），白细胞计数 21×10^9/L，中性粒细胞 90%。行阑尾切除术。

病理检查：阑尾 1 条，长 7 cm，显著肿胀，末端膨大，直径达 1.5 cm，表面高度充血，覆以黄白色渗出物，阑尾腔内充满脓液。镜检示阑尾壁各层均显著充血、水肿，被大量中性粒细胞弥漫浸润，黏膜坏死，腔内有大量脓细胞。浆膜面附有大量纤维蛋白及中性粒细胞渗出物。

请思考：

（1）患者阑尾发生了什么炎症？病变特点有哪些？

（2）若患者不及时进行手术，可能会发生什么后果？

（3）术前需要对患者如何做心理建设？

实验实训考核与评价标准

<table>
<tr><th colspan="4">评分内容</th><th>分值</th></tr>
<tr><td rowspan="5">测评
（100 分）</td><td rowspan="5">绘图</td><td rowspan="5">各种炎症细胞
急性蜂窝织阑尾炎</td><td>构图清新完整</td><td rowspan="5">30 分</td></tr>
<tr><td>组织细胞大小比例正确</td></tr>
<tr><td>组织细胞形态正确</td></tr>
<tr><td>HE 染色下，颜色涂抹正确</td></tr>
<tr><td>指示标注正确</td></tr>
</table>

续表

<table>
<tr><th colspan="4">评分内容</th><th>分值</th></tr>
<tr><td rowspan="12">测评
（100 分）</td><td rowspan="3">线上考核
（标本描述）</td><td rowspan="3">急性蜂窝织阑尾炎
肝脓肿
肺脓肿
肠息肉
口腔牙龈肉芽肿
慢性胆囊炎
细菌性痢疾假膜</td><td>典型病变部位标注正确</td><td rowspan="3">10 分</td></tr>
<tr><td>描述准确，条理清楚，要点全面，重点突出</td></tr>
<tr><td>准时提交</td></tr>
<tr><td rowspan="3">病例分析</td><td rowspan="3">病例 5-6
病例 5-7</td><td>诊断正确</td><td rowspan="3">20 分</td></tr>
<tr><td>能够分析疾病的发生发展过程</td></tr>
<tr><td>能够对案例中的特殊表现进行解释</td></tr>
<tr><td rowspan="3">思考与拓展</td><td rowspan="3">学生能力评价</td><td>理论联系实践</td><td rowspan="3">20 分</td></tr>
<tr><td>善于思考</td></tr>
<tr><td>归纳和总结、学以致用</td></tr>
<tr><td rowspan="3">职业素养</td><td rowspan="3">过程评价</td><td>学习认真、积极主动</td><td rowspan="3">20 分</td></tr>
<tr><td>团队协作</td></tr>
<tr><td>克服困难</td></tr>
</table>

实验实训报告

任务 5.3　炎　症

姓名____________________　　指导教师____________________　　分数____________________

班级____________________　　学　　号____________________　　日期____________________

一、绘图

1. 各种炎症细胞。

2. 急性蜂窝织阑尾炎。

二、线上考核

上传编辑图片，描述标本典型病理变化：急性蜂窝织阑尾炎、肝脓肿、肺脓肿、肠息肉、口腔牙龈肉芽肿、慢性胆囊炎、细菌性痢疾假膜。

三、病例分析

1. 病例 5-6。

2. 病例 5-7。

四、思考与拓展

1. 炎症时液体渗出对机体有何影响？

2. 画出炎症病理学分类的思维导图。

3. 作为学生，如何养成好的生活习惯，远离亚炎症？

任务5.4　肿　瘤

实验实训目标

【知识目标】掌握肿瘤的异型性；掌握肿瘤的生物学特征；掌握肉瘤与癌的区别；熟悉常见肿瘤的分类、命名原则。

【能力目标】能够对鳞状细胞癌、肠腺癌、纤维肉瘤的病理特点进行描述，并绘图；能够在临床疾病案例中认识到这些病变特点，并用病理变化解释临床表现。

【素质目标】增强医疗职业责任感；具有职业道德、团队精神、敬业精神。

肺癌　肺转移瘤　骨肉瘤　脂肪瘤　骨肉瘤影像

皮肤乳头状瘤　阴茎癌　巨块性肝癌

肿瘤是机体的细胞异常增殖而形成的新生物，常表现为局部肿块。肿瘤的形态多种多样，表现为不同程度的异型性。肿瘤的异型性主要表现为细胞形态的异型性和组织结构的异型性。细胞形态的异型性包括：①肿瘤细胞增大，大小和形态很不一致；②肿瘤细胞核体积增大，胞核与胞质的比例增高；③胞核的大小、形状和染色差别较大，可出现巨核、双核、多核或奇异形核；④核仁明显，体积大，数目可增多；⑤核分裂象增多，出现病理性核分裂象。肿瘤的组织结构异型性主要是指肿瘤组织在空间排列方式上与相应的正常组织的差异。良性肿瘤的细胞形态异型性一般较小，但有不同程度的组织结构异型性。恶性肿瘤的细胞形态异型性和组织结构异型性都比较明显。

实验实训内容

一、观察标本切片

大体标本观察	组织切片观察
1. 皮肤乳头状瘤	1. 结肠腺癌
2. 脂肪瘤	2. 皮肤乳头状瘤
3. 卵巢浆液性乳头状囊腺瘤	3. 纤维瘤

续表

大体标本观察	组织切片观察
4. 卵巢黏液性囊腺瘤	4. 鳞状细胞癌
5. 子宫平滑肌瘤	5. 子宫平滑肌瘤
6. 恶性黑色素瘤	6. 纤维肉瘤
7. 畸胎瘤	
8. 肠种植转移瘤	
9. 肝转移瘤	
10. 神经纤维瘤	
11. 骨肉瘤	
12. 结肠多发性息肉	
13. 甲状腺腺瘤	
14. 畸胎瘤	
15. 鼻咽癌	
16. 胃癌（溃疡型）	
17. 食管癌	
18. 肝癌	
19. 葡萄胎	
20. 乳腺癌	
21. 宫颈癌	
22. 纤维肉瘤	
23. 肺转移瘤	
24. 阴茎癌	

观察要点

（一）良性肿瘤

1. 皮肤乳头状瘤

（1）肉眼观察：见多个乳头状或指状向皮肤表面突起的肿块，色较皮肤深，表面粗糙，基底部有较宽的蒂与皮肤相连。

（2）镜下观察：每一乳头由具有血管的分支状结缔组织间质构成轴心，其表面覆盖增生的鳞状上皮。

2. 甲状腺腺瘤

肉眼观察：可见一鸡卵大结节肿瘤，略椭圆形，周围有完整的包膜，与周围甲状腺组织界限清楚，质软，其组织结构较正常甲状腺致密。

3. 皮下脂肪瘤

肉眼观察：见一鸭蛋大圆形肿块，色黄，质软，有完整包膜，与周围组织界限清楚。

4. 皮下纤维瘤

肉眼观察：为一灰白色肿块，直径约 12 cm，有完整的包膜，质硬。

5. 子宫平滑肌瘤

（1）肉眼观察：子宫腔内、肌层内及浆膜下有大小不等多个肿块，腔内肿瘤约 1.8 cm × 2.0 cm，其他均为核桃大小。色均为灰白，肉眼可见肿块平滑肌纤维呈漩涡状排列，极不规则，肿块与周围正常子宫界限清楚，此为多发性子宫平滑肌瘤。

（2）镜下观察：瘤组织由形态一致的长梭形瘤细胞构成，较正常平滑肌细胞略大。排列成纵横交错状，有时呈栅栏状排列。瘤细胞呈长杆状，胞浆红染，核亦长杆状，两端略钝圆。间质为多少不等疏松纤维及血管组织。

6. 卵巢单房性浆液性囊腺瘤

肉眼观察：标本为子宫和卵巢，可见卵巢有一直径 12 cm 的囊性肿块，囊壁薄，其内充满透明的液体。

7. 卵巢黏液性囊腺瘤

肉眼观察：肿块较大，约 4 cm × 5 cm。切面见大小不等十多个囊腔，腔内充满灰白色半透明的黏液，囊壁内面光滑，整个肿瘤界限清楚。

8. 结肠多发性息肉

肉眼观察：可见结肠黏膜面有数十个大小不等突起的肿块，小的米粒大，大的如指状；有的蒂窄，有的蒂较宽。

9. 皮样囊肿（囊性畸胎瘤）

肉眼观察：可见一直径 5 cm 的囊性肿块，部分囊壁被切开，壁厚约 1.5 cm，腔内可见毛发与大量的脂肪组织。

（二）恶性肿瘤

1. 鼻咽癌

肉眼观察：鼻咽部正中矢状切面，可见鼻咽顶部被灰白色癌组织侵占，表面有溃疡，颅底骨可见破坏，肿块与周围组织界限不清。

2. 食管癌

（1）肉眼观察：食管黏膜面见一个 1.5 cm × 2 cm 不规则溃疡，边缘不整齐，底部有灰污色坏死物附着，在溃疡边缘纵行剖开处可见灰白色癌组织浸润性生长，已深达食道壁肌层内。

（2）镜下观察：低倍镜下可见大小不等、形态不一的癌细胞团浸润至深层组织，此即癌巢。癌巢周围绕以间质结缔组织。选一个癌巢在高倍镜下观察，癌巢中心可见层状角化物，即角化珠或癌珠，相当于正常鳞状上皮的角化层。癌珠周边的细胞与棘细胞相似，有处可见细胞间桥。癌巢周边的癌细胞较小，呈柱状或立方状，染色深，与正常鳞状上皮的基底层细胞相似。癌巢内的瘤细胞分化较高，异型性小，但癌巢内还可见一定数量的核分裂。间质中可见淋巴细胞和浆细胞等。

3. 胃癌（溃疡型）

肉眼观察：胃大弯侧被切开，可见小弯侧有巨大溃疡，其形态不规则，约 3 cm × 12 cm。边缘明显隆起似火山口状，底部不平，有坏死物附着及出血现象。

4. 肝癌

肉眼观察：肝肿大，其内有一类圆形肿块，灰白色，部分区域界限不清。

5. 结肠癌

（1）肉眼观察：结肠纵剖面上见中段肠壁弥漫性增厚，正常层次结构被破坏，灰白色肿块向肠腔突出，表面高低不平，伴溃疡形成，上下两端肠黏膜皱襞正常，光滑规则。

（2）镜下观察：低倍镜下可见一侧为正常管壁，一侧已被癌组织取代。在黏膜层、黏膜下层和肌层甚至浆膜层可见癌细胞排列成大小不等、形态不整的腺管样。癌细胞呈明显异型性，多数癌细胞呈柱状或立方状，细胞核大深染。腺管上皮细胞呈多层，且参差不齐，极向紊乱，并可见较多核分裂和病理性核分裂。有的腺腔内可见大量脱落坏死的癌细胞。

6. 肺癌

肉眼观察：标本为大片肺组织，在支气管旁见灰白色肿块，约 10 cm × 15 cm，与周围肺组织界限不清，此标本为中央型肺癌。

7. 乳腺癌

肉眼观察：乳腺标本切面可见约 3 cm × 4 cm 灰白色肿块，边界不清，呈树状生长，乳头内陷；另一乳腺癌标本肿块更大，灰白色，乳腺皮肤呈橘皮样外观，另切有腋窝肿大的淋巴结，为转移所致。

8. 阴茎癌

肉眼观察：标本所见从龟头冠状沟部长出一菜花状肿块，色灰白，切面上见瘤组织向下侵犯，累及海绵体。

9. 子宫颈癌

（1）肉眼观察：见子宫明显肿大，切开处见黏膜处有一乳头状肿块，伴有溃疡形成，切面见灰白色癌组织向子宫颈管内浸润性生长。

（2）镜下观察：在分化好的鳞状细胞癌的癌巢中，细胞间可见细胞间桥，在癌巢的中央出现层状的角化珠。分化较差的鳞癌，无角化珠形成，甚至也无细胞间桥，瘤细胞呈明显的异型性，并见较多的核分裂象。

10. 皮下纤维肉瘤

（1）肉眼观察：标本见皮下有一类圆形肿块，约 5 cm × 6 cm，边界大部分较清，已有少部分浸润生长，切面略粉红色，质地均匀细腻，呈鱼肉状。

（2）镜下观察：瘤细胞不集聚成团，与间质纤维组织、血管等弥漫混杂存在。瘤细胞多为梭形，核椭圆形、圆形或不整形，核大小极不一致，核分裂增多，尤其病理核分裂颇多。典型纤维肉瘤细胞呈鱼骨刺状排列，瘤细胞可发生黏液性变性。纤维肉瘤一般较少见多核瘤巨细胞和巨核瘤细胞，切片可见到此两种细胞，还可见到较多坏死瘤细胞。间质含少量胶原纤维和较多血管。

11. 骨肉瘤

肉眼观察：为股骨下端一巨大肿块，为能放入标本缸，部分瘤骨已削去，切面因固定后呈灰白色，肿瘤组织已侵犯破坏部分股骨，有的地方已达到髓腔，周围软组织内有大量瘤骨形成，做条纹状与骨干垂直斜行排列呈日光放射状。

12. 肺转移性恶性肿瘤

肉眼观察：可见肺切面有十数个灰白色类圆形结节状肿块，边缘与正常肺组织分界清楚。（这是恶性肿瘤血道转移的特征）

13. 肠种植转移瘤

肉眼观察：纵行剖开小肠组织，可见浆膜面有数十个粟粒至黄豆大小种植转移的肿瘤，向表面呈结节状突起。

二、临床病例拓展（独立思考与小组讨论）

【病例 5-8】 杨某，男，83 岁。于五六月间觉上腹不适，偶有恶心、呕吐，进而上腹偏左隐痛，7 月 3 日做纤维胃镜检查未见明显异常，过幽门较困难，十二指肠无病变，临床怀疑胃炎可能，但病情继续加重，经常呕吐，量多，身体渐消瘦，并出现明显黄疸，肝功能检查有明显异常，胆区无压痛，后病情继续恶化，出现恶病质，后检查肝大，CT 检查发现有多数肿块。临床诊断为消化道癌。经积极救治无效，于 10 月 5 日死亡。

尸体解剖：老年男性尸体，身长 1.82 m，体重 48 kg，恶病质状态，胸腔有少量液体，清亮。心重 260 g，心肌变性，充血。双肺有散在灰黄色点状病灶。腹腔有 7 200 mL 血性腹水，在幽门管处见

8 cm × 10 cm 的灰白色肿块，幽门管完全堵塞，十二指肠结构遭破坏，肿块切片观为腺癌。肝体积明显增大，表面见多个灰白色结节。切面约十数个结节，色灰白。边缘与肝分界清楚。脾瘀血肿大，700 g。脑 1 310 g，无明显异常。

请思考：

（1）患者病变是怎样发生发展的？

（2）本病为何早期诊断难以定论？

实验实训考核与评价标准

<table>
<tr><th colspan="4">评分内容</th><th>分值</th></tr>
<tr><td rowspan="20">测评
（100 分）</td><td rowspan="5">绘图</td><td rowspan="5">鳞状细胞癌
结肠腺癌
纤维肉瘤</td><td>构图清新完整</td><td rowspan="5">30 分</td></tr>
<tr><td>组织细胞大小比例正确</td></tr>
<tr><td>组织细胞形态正确</td></tr>
<tr><td>HE 染色下，颜色涂抹正确</td></tr>
<tr><td>指示标注正确</td></tr>
<tr><td rowspan="3">线上考核（标本描述）</td><td rowspan="3">胃癌（溃疡型）标本
皮肤乳头状瘤标本
脂肪瘤标本
肺转移瘤标本
畸胎瘤标本
宫颈癌标本
结肠癌标本
肺癌标本
乳腺癌标本
葡萄胎标本
纤维瘤标本
纤维肉瘤标本
骨肉瘤标本</td><td>典型病变部位标注正确</td><td rowspan="3">10 分</td></tr>
<tr><td>描述准确，条理清楚，要点全面，重点突出</td></tr>
<tr><td>准时提交</td></tr>
<tr><td rowspan="3">病例分析</td><td rowspan="3">病例 5-8</td><td>诊断正确</td><td rowspan="3">20 分</td></tr>
<tr><td>能够分析疾病的发生发展过程</td></tr>
<tr><td>能够对案例中的特殊表现进行解释</td></tr>
<tr><td rowspan="3">思考与拓展</td><td rowspan="3">学生能力评价</td><td>理论联系实践</td><td rowspan="3">20 分</td></tr>
<tr><td>善于思考</td></tr>
<tr><td>归纳和总结、学以致用</td></tr>
<tr><td rowspan="3">职业素养</td><td rowspan="3">过程评价</td><td>学习认真、积极主动</td><td rowspan="3">20 分</td></tr>
<tr><td>团队协作</td></tr>
<tr><td>克服困难</td></tr>
</table>

实验实训报告

任务 5.4　肿　瘤

姓名__________________　　指导教师__________________　　分数__________________

班级__________________　　学　　号__________________　　日期__________________

一、绘图

1. 鳞状细胞癌。

2. 结肠腺癌。

3. 纤维肉瘤。

二、线上考核

上传编辑图片，描述标本典型病理变化：溃疡型胃癌标本、皮肤乳头状瘤标本、脂肪瘤标本、肺转移瘤标本、畸胎瘤标本、宫颈癌标本、结肠癌标本、肺癌标本、乳腺癌标本、葡萄胎标本、纤维瘤标本、纤维肉瘤标本、骨肉瘤标本。

三、病例分析

病例 5-8。

四、思考与拓展

1. 何为肿瘤的异型性？良性肿瘤与恶性肿瘤在异型性上有何区别？

2. 恶性肿瘤对机体有哪些危害？区别良性肿瘤和恶性肿瘤有何重要实际意义？

3. 画出肿瘤特征的思维导图。

任务 5.5　心血管系统疾病

实验实训目标

【知识目标】掌握风湿性心脏病的基本病理变化、发生、发展及其结局；掌握高血压病的主要脏器病理变化、结局及其与动脉粥样硬化之间的关系；掌握动脉粥样硬化的病变特点，在不同脏器引起的不同后果及其与高血压病的关系；熟悉亚急性细菌性心内膜炎病理的形态特点，比较亚急性细菌性心内膜炎与风湿性心内膜炎在病理形态方面的区别及相互联系。

【能力目标】能够对动脉粥样硬化心肌梗死、原发性颗粒性固缩、风湿性心肌炎的大体标本和病理切片进行初步辨识和专业描述；能够在临床疾病案例中认识到这些病变特点，并用病理变化解释临床表现；能够与患者及家属进行沟通，开展冠心病、高血压病和风湿病等的健康教育。

【素质目标】增强医疗职业责任感；具有职业道德、团队精神、敬业精神；具有责任意识和慎独精神；具有尊重患者、关爱生命的人文精神；具有辩证思维的品质，具有吃苦耐劳、团结协作、勇于创新的精神。

动脉粥样硬化　　高血压性心脏病　　纤维斑块　　心血管系统疾病影像

心血管系统疾病是危害人类健康和生命的重要疾病，主要包括动脉粥样硬化、高血压、风湿病、感染性心内膜炎、心瓣膜病、心肌病、心肌炎和心包炎等疾病。在我国，心血管疾病的发病率和死亡率近年来明显升高。

实验实训内容

一、观察标本切片

大体标本观察	组织切片观察
1. 主动脉粥样硬化	1. 主动脉粥样硬化
2. 风湿性心包炎（绒毛心）	2. 风湿性心肌炎
3. 风湿性心内膜炎	3. 纤维素渗出性心包炎
4. 亚急性感染性心内膜炎	4. 风湿性心内膜炎
5. 球型心	5. 高血压性固缩肾
6. 靴型心	

续表

大体标本观察	组织切片观察
7. 二尖瓣狭窄	
8. 原发性颗粒性固缩肾	
9. 肥厚性心肌病	
10. 动脉粥样硬化（脂纹期）	
11. 动脉粥样硬化（纤维斑块期）	
12. 动脉粥样硬化（粥样斑块期）	
13. 心肌梗死	

观察要点

1. 风湿性心肌炎　在心肌间质内尤其在血管周围，有一些梭形细胞团，此即风湿小体（阿绍夫小体），其中心部为纤维蛋白样坏死灶，周围有各种细胞成分：风湿细胞胞浆丰富，嗜碱性，核大，呈卵圆形，空泡状。核膜增厚深染，染色质集中于核的中央，核的横切面似枭眼；纵切面，染色质状如毛虫。少量的组织细胞、淋巴细胞、浆细胞和个别的中性粒细胞。

2. 主动脉粥样硬化

（1）肉眼观察：①脂斑脂纹期，主动脉内膜面见淡黄色微隆起或不隆起的斑点或不规则脂纹，常出现在主动脉后壁和动脉分支开口处；②粥样斑块期，粥样斑块隆起于内膜表面，由斑块表面瓷白色的纤维帽及帽下灰黄色的坏死物质构成，粥样斑块既向内膜表面隆起又向深部压迫中膜。

（2）低倍镜观察：依次辨认主动脉各层的结构，中层为红染的肌弹力纤维，外层为结缔组织及血管。重点看内膜，主动脉内膜显示局限性增厚，形成粥样斑块。

（3）高倍镜观察：斑块由大量均匀无结构的红染物质（粥样物质）构成，其内有一些无一定排列方向的针状空隙（胆固醇结晶），周边区可见吞噬脂质的泡沫细胞，斑块内亦可见蓝染的颗粒状钙盐沉着。斑块表面结缔组织增生并发生玻璃样变。

3. 高血压病之心脏

肉眼观察：心脏体积明显增大，重量增加。左心室心肌明显增厚，腱索、乳头肌及肉柱明显增粗，但左室腔不扩张，故称向心性肥大。到晚期心脏代偿失调时，心脏出现肥厚性扩张，称离心性肥大。

4. 风湿性心包炎

肉眼观察：纤维蛋白为主的渗出物附着在心包的脏层及壁层，致使部分或全部心脏表面粗糙。呈褐色绒毛状。有这样病变的心脏又称为绒毛心。渗出的纤维蛋白如发生机化，可致心包脏层与壁层粘连，造成心包腔的部分或全部闭锁。

5. 二尖瓣狭窄及闭锁不全（风湿性）

肉眼观察：左心房极度扩张，二尖瓣显著增厚、变短、变硬，两个瓣叶已粘连，机化在一起，瓣膜开、闭皆不能，仅留有一很小的裂隙，呈鱼口状，造成瓣膜狭窄及闭锁不全。其所属之腱索、乳头肌亦明显变粗、变短、变硬。

6. 冠状动脉粥样硬化及心肌梗死

肉眼观察：冠状动脉变粗、变硬，断面观内膜不规则增厚，可见黄白色小斑块，致使管腔明显狭窄，甚至闭塞。左心室前壁可见一不规则的梗死区，呈灰黄色，界限不清。

二、临床病例拓展（独立思考与小组讨论）

【病例 5-9】 黄某，男，22 岁。反复发作性两膝及左肩关节疼痛、肿胀伴发热 5 年，半年来活动后心慌、气喘，近 20 天出现咳嗽及两肢浮肿，不能平卧。

体检：体温 37.9 ℃，脉搏 180 次 / 分，呼吸 45 次 / 分，端坐位，唇、指甲青紫，颈静脉怒张，心浊音界向左侧明显扩大，心尖部闻及Ⅲ级以吹风样收缩期杂音和隆隆样舒张期杂音，两肺底部遍布湿啰音。肝下界在肋下 3 cm，剑突下 4 cm，两下肢凹陷性水肿。

化验：白细胞 5.0×10^9/L，中性粒细胞 0.78，淋巴细胞 0.18，血沉 45 mm/h，ASO 800 单位，痰中见心力衰竭细胞。X 线摄片示心影呈球形扩大。

入院后用青霉素、利尿剂及激素治疗，临床症状一直得不到有效控制，后心电图示心室颤动，经输氧、心外直流除颤及心腔内注射肾上腺素等，抢救无效死亡。

尸检摘要：

心：约为死者手拳两倍大小，近似球形，左心室扩张更明显，二尖瓣增厚，闭锁缘可见几个粟粒大灰白色半透明赘生物，与瓣膜粘连较牢。瓣叶之间粘连，瓣膜增厚。镜下，赘生物主要由血小板和纤维蛋白构成。左心室心肌间可见纤维蛋白坏死，并见多数圆形或椭圆形细胞聚集，胞质略嗜碱性，核膜清晰，染色质集中于核中心。此外，尚有少量淋巴细胞及单核细胞浸润。

肝：肿大、槟榔状外观，肝小叶中央静脉及肝窦明显瘀血，部分肝细胞脂肪变性。

肺：体积增大，色暗红，肺泡壁血管扩张、瘀血、肺泡内可见大量浆液及红细胞。

请思考：

（1）根据病史及尸检资料，作出病理诊断并说明诊断依据。

（2）患者死亡原因是什么？

（3）分析患者发病的可能原因。如何减少这种疾病的发生？

【病例 5-10】 李某，男，69 岁。因活动后心悸、气短、下肢水肿两周，近 3 个月来夜间不能平卧，以心力衰竭入院。既往冠状动脉造影示三支血管病变。

请思考：

（1）患者最可能的诊断是什么？

（2）冠状动脉最可能的病理变化是什么？

【病例 5-11】 黄某，男，65 岁。高血压病史 20 余年，半年前开始双下肢发凉、发麻，走路时常出现阵发性疼痛，休息后缓解。近 1 个月右足剧痛，感觉渐消失，足趾发黑，逐渐坏死。左下肢逐渐变细。3 天前生气后突然昏迷、失语，右半身瘫，渐出现抽泣样呼吸。今晨 3 时呼吸心跳停止。

尸检摘要：老年男尸，心脏明显增大，重 950 g，左心室明显增厚，心腔扩张。主动脉、下肢动脉及冠状动脉等内膜不光滑，有散在大小不等黄白色斑块。右胫前动脉及足背动脉管壁不规则增厚，有处管腔阻塞。左股动脉及胫前动脉有不规则黄白色斑块。右足趾变黑、坏死。左下肢肌肉萎缩明显变细。左大脑内囊有大片状出血。

请思考：

（1）患者生前患有哪些疾病？死亡原因是什么？

（2）患者生前的临床症状及体征产生的病理基础是什么？

实验实训考核与评价标准

<table>
<tr><th colspan="4">评分内容</th><th>分值</th></tr>
<tr><td rowspan="19">测评
（100 分）</td><td rowspan="5">绘图</td><td rowspan="5">风湿小体
动脉粥样硬化的粥样斑块</td><td>构图清新完整</td><td rowspan="5">30 分</td></tr>
<tr><td>组织细胞大小比例正确</td></tr>
<tr><td>组织细胞形态正确</td></tr>
<tr><td>HE 染色下，颜色涂抹正确</td></tr>
<tr><td>指示标注正确</td></tr>
<tr><td rowspan="3">线上考核
（标本描述）</td><td rowspan="3">主动脉粥样硬化
风湿性心包炎（绒毛心）
动脉粥样硬化（粥样斑块期）
心肌梗死
球型心
靴型心
二尖瓣狭窄</td><td>典型病变部位标注正确</td><td rowspan="3">10 分</td></tr>
<tr><td>描述准确，条理清楚，要点全面，重点突出</td></tr>
<tr><td>准时提交</td></tr>
<tr><td rowspan="3">病例分析</td><td rowspan="3">病例 5-9
病例 5-10
病例 5-11</td><td>诊断正确</td><td rowspan="3">20 分</td></tr>
<tr><td>能够分析疾病的发生发展过程</td></tr>
<tr><td>能够对案例中的特殊表现进行解释</td></tr>
<tr><td rowspan="3">思考与拓展</td><td rowspan="3">学生能力评价</td><td>理论联系实践</td><td rowspan="3">20 分</td></tr>
<tr><td>善于思考</td></tr>
<tr><td>归纳和总结、学以致用</td></tr>
<tr><td rowspan="3">职业素养</td><td rowspan="3">过程评价</td><td>学习认真、积极主动</td><td rowspan="3">20 分</td></tr>
<tr><td>团队协作</td></tr>
<tr><td>克服困难</td></tr>
</table>

实验实训报告

任务 5.5　心血管系统疾病

姓名＿＿＿＿＿＿＿＿　指导教师＿＿＿＿＿＿＿＿　分数＿＿＿＿＿＿＿＿

班级＿＿＿＿＿＿＿＿　学　　号＿＿＿＿＿＿＿＿　日期＿＿＿＿＿＿＿＿

一、绘图

1. 风湿小体。

2. 高血压性固缩肾。

二、线上考核

上传编辑图片，描述标本典型病理变化：主动脉粥样硬化、风湿性心包炎（绒毛心）、动脉粥样硬化（粥样斑块期）、心肌梗死、球型心、靴型心、二尖瓣狭窄。

三、病例分析

1. 病例 5-9。

2. 病例 5-10。

3. 病例 5-11。

四、思考与拓展

1. 描述动脉粥样硬化的基本病理变化及继发性改变。

2. 描述良性高血压各期的病理变化。

3. 关爱心脏，如何做好健康教育？

任务 5.6 呼吸系统疾病

实验实训目标

【知识目标】掌握慢性阻塞性肺疾病、肺炎、肺结核、慢性肺源性心脏病、肺癌的病理变化及临床病理联系；熟悉慢性阻塞性肺疾病、肺炎、慢性肺源性心脏病、肺癌的病理类型；了解肺硅沉着病的病因、发病机制、病理变化及肺癌扩散途径。

【能力目标】能够描述呼吸系统常见疾病的大体标本特征；能够对大叶性肺炎、小叶性肺炎、结核结节的病理切片进行辨识和专业描述；能够在临床疾病案例中认识到这些病变特点，并用病理变化解释临床表现；能够与患者及家属进行沟通，开展肺炎、肺结核病等的健康教育。

【素质目标】增强医疗职业责任感；具有职业道德、团队精神、敬业精神；具有责任意识和慎独精神；具有尊重患者、关爱生命的人文精神；具有辩证思维的品质，具有吃苦耐劳、团结协作、勇于创新的精神。

矽肺（肺尘埃沉着病）　小叶性肺炎　肺结核空洞　结核球　粟粒性肺结核　呼吸系统疾病影像

呼吸系统是人体与外界相通的主要门户，环境中的有害气体、粉尘、病原微生物及某些致敏原均可随空气进入呼吸道和肺，导致呼吸系统疾病。呼吸系统疾病的种类很多，包括炎症和肿瘤等，慢性支气管炎、肺癌在我国的发生率均很高。

实验实训内容

一、观察标本切片

大体标本观察	组织切片观察
1. 肺气肿	1. 大叶性肺炎
2. 支气管扩张	2. 小叶性肺炎
3. 慢性支气管炎	3. 肺气肿
4. 小叶性肺炎	4. 支气管扩张
5. 大叶性肺炎（充血水肿期）	5. 矽肺
6. 大叶性肺炎（红色肝样变期）	6. 结核结节
7. 大叶性肺炎（灰色肝样变期）	
8. 硅肺	

续表

大体标本观察	组织切片观察
9. 肺癌（中央型）	
10. 肺癌（周边型）	
11. 肺癌（弥漫型）	
12. 慢性肺源性心脏病	
13. 局灶性肺结核	
14. 浸润性肺结核	
15. 慢性纤维空洞型肺结核	
16. 干酪样肺炎	
17. 结核球	
18. 肾结核（空洞）	

观察要点

1. 大叶性肺炎

1）充血水肿期

（1）肉眼观察：病变肺叶肿胀，重量增加，暗红色。切面可见泡沫血性液体流出。

（2）低倍镜观察：肺泡壁增厚，肺泡腔内可见较多均匀粉染的浆液性渗出物。

（3）高倍镜观察：肺泡壁毛细血管明显扩张充血。在肺泡腔浆液性渗出物中可见少量红细胞、中性粒细胞和肺泡巨噬细胞。

2）红色肝样变期

（1）肉眼观察：病变肺叶肿胀，体积增大，重量增加，呈暗红色。切面肺组织失去海绵状结构，质实如肝，呈颗粒状。相应病变部位的胸膜上可见灰白色纤维素性渗出物。

（2）低倍镜观察：肺泡壁增厚，肺泡腔内充满红染物质。

（3）高倍镜观察：肺泡毛细血管显著扩张充血，肺泡腔内渗出物中含有大量纤维蛋白和红细胞，并含有一定数量的中性粒细胞和少量巨噬细胞。渗出物中的纤维素丝通过肺泡间孔相互连接成网。

3）灰色肝样变期

（1）肉眼观察：病变肺叶肿胀明显，呈灰白色。切面干燥，质实如肝，呈颗粒状。相应病变部位的胸膜上可见灰白色纤维素性渗出物附着。

（2）低倍镜观察：肺泡结构清晰可见（因纤维素的收缩作用），肺泡壁变窄。肺泡腔内可见炎性渗出物。胸膜明显增厚，血管扩张充血和炎性细胞浸润。

（3）高倍镜观察：肺泡壁毛细血管受压呈贫血状态。肺泡内可见红染的纤维素网，纤维素网中网络着大量的中性粒细胞和少量的红细胞。

4）溶解消散期

（1）肉眼观察：病变肺叶渐带黄色，质软。切面颗粒状外观消失，可挤出脓性混浊液。

（2）低倍镜观察：肺泡腔内可见片状粉染的脓液和少量细胞成分。

（3）高倍镜观察：肺泡壁内毛细血管逐渐恢复血液供应，肺泡腔内纤维素溶解，中性粒细胞大多变性崩解，可见片状粉染的脓液，巨噬细胞明显增多。

2. 小叶性肺炎

（1）肉眼观察：多双肺受累，肺表面和切面散在分布黄色实变病灶。病灶数量不等、大小不一（直径

0.5 ～ 1 cm，相当于一个肺小叶范围）、形状不规则。病变以肺下部最为明显，部分区域已融合成不规则片状，在病灶中央可见细支气管横断面，支气管腔内可见灰黄色的脓性渗出物。胸膜表面光滑，无明显渗出物。

（2）低倍镜观察：大部分疏松粉染区域为肺组织，其中散在蓝染区域为病灶。病灶中心的细支气管内含有炎性渗出物，所属周围肺泡腔内实变，肺组织结构受到破坏。实变的病灶周边部分的肺泡腔扩张、融合，肺泡间隔变薄或断裂，为代偿性肺气肿的镜下表现。

（3）高倍镜观察：病变部位的细支气管上皮变性、坏死，脱入管腔，管腔内充满脓性渗出物。管壁充血水肿，可见大量中性粒细胞和少量巨噬细胞浸润。部分细支气管壁环形平滑肌断裂。病变支气管所属的肺泡壁毛细血管扩张充血，肺泡腔内可见大量中性粒细胞和少量巨噬细胞、浆液、纤维素等炎性渗出物。

3. 间质性肺炎

（1）低倍镜观察：肺泡间隔明显增宽，其内血管扩张充血，间质水肿，可见大量炎性细胞浸润。

（2）高倍镜观察：肺泡间隔增厚，大量淋巴细胞和单核细胞浸润，肺泡腔内无渗出物或少量粉染的浆液及炎性细胞。病变严重时，肺泡腔内可见由浆液、少量纤维素、红细胞及巨噬细胞混合成的渗出物。

4. 慢性支气管炎

（1）肉眼观察：支气管黏膜粗糙，支气管壁充血水肿，呈暗红色。管腔内可见黏液性或脓性分泌物，并可见多数针头大小的小孔（为腺体导管开口增大所致），其余肺组织较为疏松（为肺气肿）。

（2）低倍镜观察：支气管黏膜上皮细胞由于炎症反复发作，引起上皮局灶性坏死脱落，支气管管腔内可见脱落的蓝染黏膜上皮和坏死物，部分上皮化生；支气管管壁内可见扩张的毛细血管，全层细胞成分增多，为大量炎性细胞浸润，管壁中蓝染的为透明软骨。

（3）高倍镜观察：纤毛柱状上皮细胞有不同程度损坏，纤毛变短，参差不齐或稀疏脱落。黏膜上皮内杯状细胞明显增多。支气管黏膜和黏膜下层血管明显扩张充血，间质水肿，大量淋巴细胞、单核细胞浸润。黏膜下腺体增生肥大，浆液腺发生黏液腺化生。管壁平滑肌断裂、萎缩；软骨萎缩、钙化。

5. 支气管扩张

（1）肉眼观察：在肺切面上可见支气管呈筒状、囊状或阶段性显著扩张，有时两种扩张同时存在，扩张的支气管数目多者切面呈蜂窝状。扩张的支气管壁增厚，黏膜表面粗糙，管腔内可见脓性分泌物（多已流失）。管周组织不同程度地受压萎缩、纤维化或有肺气肿。

（2）低倍镜观察：可见明显扩张的支气管及其周围蓝染的软骨组织，支气管壁明显增厚，管壁充血水肿，大量炎性细胞浸润。

（3）高倍镜观察：扩张的支气管黏膜上皮局灶性坏死、脱落，伴有鳞状上皮化生，可有糜烂和小溃疡形成。黏膜下血管扩张充血、大量炎性细胞浸润。支气管周围肺组织纤维化。

6. 肺气肿

（1）肉眼观察：①肺泡性肺气肿，肺组织体积增大，边缘钝圆，柔软，弹性差。肺尖部有许多明显的空泡状隆起，为扩大融合的肺泡。切面可见病变处肺组织呈蜂窝状结构。小支气管及细支气管内可见分泌物堵塞。肺表面和切面可见散在黑色斑点（为正常的炭末沉着）。②间质性肺气肿，在肺表面可见沿肺小叶间隔有成行或成串排列且大小不等的透明气泡。

（2）低倍镜观察：肺泡腔呈不同程度的扩张，肺泡间隔变窄并断裂。部分区域相邻肺泡融合成较大的囊腔，其内有时还可见间质和肺小动脉构成的悬梁结构。

（3）高倍镜观察：肺泡间隔内毛细血管床数目较少，残存的血管则可出现充血表现。间质内肺小动脉内膜纤维性增厚。细小支气管可见慢性炎症改变（管壁内淋巴细胞和浆细胞浸润）。

7. 矽肺

（1）肉眼观察：肺组织坚实可竖立，胸膜增厚。肺表面和切面可见特征性的圆形、粟粒大小、散在、境界清楚的灰白色结节，触之有沙砾感，还可见大量黑色炭末沉着。结节布满全肺，并可融合成团块。肺门淋巴结可有同样病变。边缘肺组织蜂窝状结构明显，显示肺气肿表现。

（2）低倍镜观察：肺组织可见多个大小不等圆形或椭圆形的深红色结节状病灶，间质纤维组织增生，炎症细胞浸润，大量黑色炭末沉着。

（3）高倍镜观察：圆形病灶为增生的胶原纤维呈同心圆或漩涡状排列形成的特征性矽结节，矽结节可相互融合，结节内小血管内膜纤维性增厚。典型矽结节内的胶原纤维，有的可继发玻璃样变性，形成均质红染玻璃样结节。

8. 慢性肺源性心脏病

心脏体积增大，重量增加（>300 g），心尖钝圆。右心室室腔明显扩张，右室壁增厚（肺动脉瓣下2 cm处心肌壁厚大于5 mm），乳头肌和肉柱增粗，肺动脉圆锥膨隆，各瓣膜无明显异常改变。

9. 肺癌

（1）肉眼观察：①中央型肺癌，多发生于主支气管或叶支气管，在肺门处可见一形状不规则的灰白色肿物，沿主支气管壁向周围肺组织呈树根样浸润性生长，肺门淋巴结受累肿大。肿瘤无包膜，与周围肺组织分界不清，干燥、质脆。②周围型肺癌，肺叶周边部近胸膜处见结节状肿物，与周围组织界限清楚，但无包膜。肿物灰白色，直径5 cm左右。③弥漫性肺癌，肺表面及切面可见弥漫分布于多个肺叶内的灰白色癌组织，癌组织呈粟粒大小，结节状。

（2）镜下观察：①鳞状细胞癌，一是高分化鳞状细胞癌，癌细胞排列成癌巢，圆形、椭圆形或条索状，癌巢中多有红染的角化珠形成，癌巢之间为纤维结缔组织和炎症细胞浸润，高倍镜下癌细胞分化较好似鳞状细胞，癌细胞层次分明并可见到细胞间桥；二是中分化鳞状细胞癌，癌细胞聚集成癌巢，癌巢中有细胞角化，但无角化珠形成；三是低分化鳞状细胞癌，癌巢界限不清，高倍镜下细胞异型性大，无角化细胞核角化珠形成。②大细胞癌，癌巢呈实体团块或片状分布。癌细胞体积大，胞质丰富，均质粉染，核深蓝染，圆形、卵圆形或不规则形，异型性明显，多见核分裂象。③小细胞癌，癌细胞小，圆形或淋巴细胞样，部分癌细胞呈梭形或燕麦形，胞质少，似裸核。癌细胞弥漫分布或呈片状、条索状。

10. 原发性肺结核

肉眼观察：肺组织上叶下部（或下叶上部），近胸膜处见一圆形、直径约1 cm的干酪样坏死灶，灰黄色，质地致密、干燥（若病灶陈旧，边缘可见纤维组织包裹），支气管旁淋巴结明显肿大，切面呈干酪样坏死。结核性淋巴管炎在标本中不易查见。

11. 纤维空洞型肺结核

肉眼观察：肺上叶可见较大的陈旧性厚壁空洞，空洞内壁附有干酪样坏死物，其外有较厚的纤维组织增生，空洞附近肺组织纤维化，空洞旁尤其是空洞下方的肺组织散在多个大小、新旧不等的干酪样病灶，也可见小的薄壁空洞。病变表现为上重下轻、上旧下新，胸膜纤维性增厚。

12. 干酪性肺炎

肉眼观察：肺切面可见肺组织实变，并有大小不等、灰黄色的不规则形干酪样坏死病灶，部分区域融合成片，部分病灶中央液化，形成边缘不齐、形态不一的空洞（急性空洞）。

13. 急性粟粒性肺结核

（1）肉眼观察：肺表面及切面可见粟粒大小、灰白色略带黄色的小结节，呈弥漫均匀分布，结节大小基本一致，形状相似。

（2）低倍镜观察：组织中有大量结节状病灶，病灶中央可见红染颗粒状无结构物质，即干酪样坏死物。

（3）高倍镜观察：结核结节中央为朗罕巨细胞和干酪样坏死物，周围为环形或放射排列的类上皮细胞，外层为增生的成纤维细胞及纤维细胞围绕、淋巴细胞浸润。

14. 结核球

肉眼观察：结核球为一种孤立的、有纤维包裹的、境界分明的球形干酪样坏死灶。直径 2 ～ 5 cm。多为 1 个，有时也可多个，常位于肺的上叶。

15. 局灶性肺结核

肉眼观察：肺尖部胸膜下可见绿豆大小或黄豆大小的圆形病灶，干燥，呈灰黄色（若已钙化则呈灰白色），周围有明显纤维组织包裹。

16. 浸润性肺结核

肉眼观察：肺上叶的上方（相当于锁骨下区域），可见一黄白色干酪样病灶，周围边界模糊，无明显纤维包裹。

17. 肾结核（空洞）

肉眼观察：多个厚壁空洞，内壁不光滑，洞壁与输尿管相连通。

二、临床病例拓展（独立思考与小组讨论）

【病例 5-12】 患者，男，20 岁。2 天前因咳嗽，痰中带血而入院。自诉近 2 个月来消瘦、咳嗽、乏力、盗汗，进食量少，饮水多，睡眠欠佳。1 年前曾诊断为肺结核，但未经过任何治疗。体温 38.0 ℃，心率 90 次 / 分，呼吸 21 次 / 分，血压 110/70 mmHg，浅表淋巴结未触及，右上肺呼吸音稍减低，并闻及少量湿啰音。实验室检查示血红蛋白 96 g/L，白细胞 4.5×10^9/L，中性粒细胞 0.53，淋巴细胞 0.47。X 线胸片示右肺锁骨下区有边缘模糊云絮状阴影。临床诊断为右肺锁骨下浸润型肺结核。

请思考：

（1）早期诊断肺结核主要辅助检查是什么？确诊肺结核最特异方法是什么？

（2）如患者突发咯血，应进行哪些人文关怀？

【病例 5-13】 黄某，男，25 岁。冒雨长跑训练，夜间突然寒战、高热，自觉全身肌肉酸痛，右胸疼痛，深呼吸时加重，吐少量铁锈色痰，呈急性病容，口角有疱疹。体温 39 ℃，脉搏 88 次 / 分，右肺触觉语颤增强，叩诊呈浊音，可闻及支气管呼吸音。实验室检查示白细胞 25×10^9/L，中性粒细胞 0.90，有核左移。X 线检查示右肺上叶可见致密实变影像。

请思考：

（1）患者最可能的疾病是什么？

（2）此病按病程发展可分为几个阶段？

（3）患者目前处于病情哪个阶段？

实验实训考核与评价标准

评分内容				分值
测评（100 分）	绘图	大叶性肺炎 小叶性肺炎 结核结节	构图清新完整	30 分
			组织细胞大小比例正确	
			组织细胞形态正确	
			HE 染色下，颜色涂抹正确	
			指示标注正确	

续表

评分内容				分值
测评（100分）	线上考核（标本描述）	慢性支气管炎 支气管扩张 肺气肿 大叶性肺炎 小叶性肺炎 原发性肺结核 粟粒性肺结核 局灶性肺结核 浸润性肺结核 慢性纤维空洞性肺结核 干酪性肺炎 肺结核球 中央型肺癌	典型病变部位标注正确	10分
			描述准确，条理清楚，要点全面，重点突出	
			准时提交	
	病例分析	病例 5-12 病例 5-13	诊断正确	20分
			能够分析疾病的发生发展过程	
			能够对案例中的特殊表现进行解释	
	思考与拓展	学生能力评价	理论联系实践	20分
			善于思考	
			归纳和总结、学以致用	
	职业素养	过程评价	学习认真、积极主动	20分
			团队协作	
			克服困难	

实验实训报告

任务 5.6　呼吸系统疾病

姓名____________　指导教师____________　分数____________

班级____________　学　　号____________　日期____________

一、绘图

1. 大叶性肺炎灰色肝样变期。

2. 小叶性肺炎。

3. 结核结节。

二、线上考核

上传编辑图片，描述标本典型病理变化：慢性支气管炎、支气管扩张、肺气肿、大叶性肺炎、小叶性肺炎、原发性肺结核、粟粒性肺结核、局灶性肺结核、浸润性肺结核、慢性纤维空洞性肺结核、干酪性肺炎、肺结核球、中央型肺癌。

三、病例分析

1. 病例 5-12。

2. 病例 5-13。

四、思考与拓展

1. 描述大叶性肺炎的病理变化及临床病理联系。

2. 大叶性肺炎与小叶性肺炎有什么区别？

3. 描述原发性肺结核与继发性肺结核的区别。

4. 关爱呼吸，保护环境。

任务 5.7　消化系统疾病

实验实训目标

【知识目标】掌握慢性萎缩性胃炎的病变特点；熟悉慢性浅表性胃炎与慢性肥厚性胃炎的病变特点；掌握溃疡病的形态特点及并发症；掌握病毒性肝炎和肝硬化的基本病理变化及临床病理联系；掌握食管癌、胃癌、肠癌和肝癌的病变特点及转移规律。

【能力目标】能够描述胃炎、溃疡病、病毒性肝炎、肝硬化、食管癌、胃癌、肠癌和肝癌的大体标本，并对溃疡病、病毒性肝炎、肝硬化的病理切片进行辨识和专业描述；能够在临床疾病案例中认识到这些病变特点，并用病理变化解释临床表现；能够与患者及家属进行沟通，开展胃炎、溃疡病、病毒性肝炎、肝硬化、食管癌、胃癌、肠癌和肝癌等的健康教育。

【素质目标】增强医疗职业责任感；具有职业道德、团队精神、敬业精神；具有责任意识和慎独精神；具有尊重患者、关爱生命的人文精神；具有辩证思维的品质，具有吃苦耐劳、团结协作、勇于创新的精神。

萎缩性胃炎　肥厚性胃炎　肝硬化　坏死后性肝硬化　胃溃疡　溃疡性结肠炎　消化系统疾病影像

消化系统包括消化管和消化腺。消化管是由口腔、食管、胃、肠及肛门组成的连续的管道系统。消化腺包括涎腺、肝、胰腺及消化管的黏膜腺体。本章主要讲述食管、胃、肠和肝等消化脏器常见疾病的病理变化。

实验实训内容

一、观察标本切片

大体标本观察	组织切片观察
1. 慢性萎缩性胃炎	1. 溃疡病
2. 慢性肥厚性胃炎	2. 病毒性肝炎
3. 胃溃疡	3. 小结节性肝硬化
4. 十二指肠溃疡	4. 大结节性肝硬化
5. 浸润性胃癌	5. 结肠腺癌
6. 食管癌	6. 原发性肝癌
7. 结肠癌	7. 食管癌
8. 急性重型肝炎	
9. 肝硬化（小结节型）	

续表

大体标本观察	组织切片观察
10. 肝硬化（大结节型）	
11. 肝硬化合并肝癌	
12. 原发性肝癌	
13. 胆汁性肝硬化	
14. 亚急性重型肝炎	

观察要点

1. 慢性萎缩性胃炎

（1）肉眼观察：胃黏膜薄而平滑，皱襞变浅，有的几乎消失。黏膜表面呈细颗粒状、灰色，与周围正常胃黏膜界限明显。

（2）低倍镜观察：病变区黏膜变薄，腺体变小并可有囊性扩张，数目减少。

（3）高倍镜观察：黏膜上皮有明显的上皮化生（假幽门腺化生和肠上皮化生），固有层内有不同程度的淋巴细胞和浆细胞浸润。

2. 胃溃疡

（1）肉眼观察：胃黏膜可见一卵圆形溃疡病灶，直径小于 2 cm，边缘平坦、整齐、状如刀切，溃疡深达肌层，底部平坦干净，无坏死、出血，溃疡周围胃黏膜皱襞向周围呈放射状排列。

（2）低倍镜观察：两侧为正常的胃组织，中间为溃疡部，凹陷缺损病灶深达肌层。

（3）高倍镜观察：溃疡底部由表及里可见由四层结构组成。①炎性渗出层，中性粒细胞和纤维素渗出；②坏死层，红染无结构的坏死物；③肉芽组织层，成纤维细胞、毛细血管较多，少量炎症细胞浸润；④瘢痕组织层，由纤维组织构成，可发生玻璃样变性，其内可见小动脉内膜增厚，管腔变窄或有血栓形成。

3. 食管癌

（1）肉眼观察：缩窄型，癌组织于管壁内浸润生长，累及食管全周，形成明显的环形狭窄，黏膜皱襞消失，近端食管腔明显扩张；病变处食管厚而硬，癌组织与周围组织分界不清。

（2）低倍镜观察：食管复层鳞状上皮被癌组织取代；癌组织不但向表面生长，而且突破黏膜肌层，侵入黏膜下层和肌层。

（3）高倍镜观察：癌组织呈条索状、片状或巢状散在分布，部分癌巢中心可有角化珠；癌巢内细胞异型性明显，核大小不等，呈圆形、卵圆形或不规则形，染色深，核仁增大，核分裂象可见；癌巢之间有结缔组织分隔，实质和间质分界清楚。

4. 胃癌（中晚期）

（1）肉眼观察：①溃疡型，在胃窦小弯侧见一单发火山口样溃疡，直径大于 2 cm，边缘隆起，不整齐，溃疡较浅，底部凹凸不平，常有坏死物附着，较污秽。溃疡周围胃黏膜皱襞中断。②浸润型，胃壁黏膜弥漫性增厚，黏膜面粗糙、皱襞消失，但无明显的结节性肿物突入胃腔。胃壁剖面可见黏膜灰白色的肿物穿越肌层侵及浆膜层，在肿瘤穿越肌层处呈现灰白色纹理，有“革囊胃”之称。③息肉型或蕈伞型，癌组织向胃黏膜表面生长，呈息肉状或蕈伞状，突入胃腔内。

（2）低倍镜观察：胃黏膜可见颜色深染的腺癌组织，部分癌组织侵入肌层和浆膜层。

（3）高倍镜观察：癌组织由大小不等、形状不规则的腺腔组成；癌细胞层次增多，结构紊乱，腺体大小不一，核大深染，核分裂象可见。

5. 结肠癌

有隆起型、溃疡型、浸润型和胶样型四型，以上各型癌肿累及肠管或仅占肠壁一侧或环绕肠壁半周甚至一周，肠壁变硬，肠腔狭窄。

6. 急性普通型病毒性肝炎

（1）低倍镜观察：肝细胞广泛水肿，坏死轻微；肝细胞肿胀，排列拥挤，肝窦变窄；汇管区炎症细胞浸润。

（2）高倍镜观察：肝细胞体积变大，胞质疏松化和气球样变；肝细胞灶状坏死；肝细胞嗜酸性变并可见嗜酸性小体；汇管区浸润的炎症细胞主要为淋巴细胞和单核细胞。

7. 急性重型肝炎

（1）肉眼观察：肝脏体积明显缩小，边缘变锐，包膜皱缩，质地柔软；表面及切面呈黄色或红褐色，切面无光泽，与脾脏相似。

（2）低倍镜观察：肝组织呈现广泛性大片状坏死，累及肝小叶大部分，仅小叶边缘残存少量肝细胞；小叶内及汇管区有较多炎症细胞浸润；肝窦扩张充血、出血，不见再生肝细胞。

（3）高倍镜观察：肝索解离，肝细胞溶解，呈弥漫性大片状坏死；浸润的炎症细胞主要是淋巴细胞和单核细胞。

8. 亚急性重型肝炎

肝脏体积不同程度缩小，包膜轻度皱缩；切面呈黄绿色（胆汁淤积），并可见许多散在增生的灰白色结节，结节周围可有纤维结缔组织增生。

9. 门脉性肝硬化

（1）肉眼观察：肝脏体积缩小，表面及切面可见大小比较一致的小结节，结节呈褐色或绿色；结节周围有纤维组织包绕，纤维间隔多呈灰白色。

（2）低倍镜观察：正常肝小叶结构破坏，由大小不等、圆形或卵圆形肝细胞团（假小叶）组成；假小叶周围包绕较多的纤维组织，其中有淋巴细胞浸润和小胆管再生。

（3）高倍镜观察：假小叶肝细胞索排列紊乱，部分肝细胞变性坏死并可见再生肝细胞；中央静脉缺如、偏位或有两个以上的中央静脉；部分假小叶内可见汇管区。

10. 坏死后性肝硬化

（1）肉眼观察：肝脏体积缩小，表面及切面可见大小比较一致的小结节，结节大小悬殊，直径多在 0.5 cm 以上；结节周围有纤维组织包绕，纤维间隔较宽，且宽窄不一。

（2）低倍镜观察：纤维组织增生取代原来的小叶坏死区，形成较宽的纤维间隔，并将肝小叶分割成大小不等的假小叶。

（3）高倍镜观察：假小叶内肝细胞常有不同程度的变性和胆色素沉积；假小叶的纤维间隔较宽且厚薄不均，伴有明显的炎症细胞浸润和小胆管再生。

11. 胆汁性肝硬化

肉眼观察：肝脏体积增大；表面较平滑，切面呈细颗粒状；表面和切面常被胆汁染成深绿色或绿褐色。

二、临床病例拓展（独立思考与小组讨论）

【病例 5-14】 黄某，男，61 岁。肝区隐痛 3 年多，双下肢反复水肿 5 月余，近 1 个月来上述症状复发加重伴乏力、腹胀入院。3 年前不明原因出现肝区疼痛，为持续性隐痛，伴鼻出血及刷牙后牙龈出血。查体示面部、颈部多个蜘蛛状血管痣，皮肤散在有小出血点。腹部膨隆，移动性浊音阳性，肝肋下未触及，脾大，双下肢凹陷性水肿。入院后经保肝、利尿、支持等对症治疗，效果不佳。入院后 7 天突发呕血，抢救无效死亡。

尸体解剖：口、鼻腔内有血性液体，胃及空肠内约 2 000 mL 咖啡色液体，胃底食管下段静脉曲张，并见一破口，长约 1.2 cm。肝体积明显变小，质硬，表面布满直径 0.1 ～ 0.5 cm 不等的结节。肝组织镜下见小叶结构破坏，肝细胞广泛变性、小灶状坏死，纤维组织增生，形成大小不等的类圆形结节，外有较窄的纤维组织包裹，其内见慢性炎症细胞浸润。脾脏增大，重量增加，达 490 g，切面有较多血液流出。腹腔内有淡黄色液体 1 100 mL。余脏器未见明显异常。

请思考：

（1）请写出患者的病理诊断以及可能的死亡原因。

（2）用脏器病变解释临床表现：鼻及牙龈出血、呕血、腹腔积液。

【病例 5-15】 刘某，男，30 岁。突发右下腹剧痛 12 小时，于 4 月 25 日急诊入院。入院前一天下午，因家庭琐事争吵，晚餐饮酒，入睡时感胃部不适。约至午夜，突感右下腹部剧痛，呈持续性，顿感心跳加快。全身出冷汗。腹痛 2 小时后，出现频繁呕吐，腹痛由右下腹逐渐扩展至全腹，患者自感发热，小便短赤。患者以往无右下腹痛病史，自 25 岁起常有“心窝部”疼痛，嗳气、反酸频繁，服胃舒平等胃病药物能缓解，但常反复发作。去年春天曾解出柏油状大便，经医院检查大便隐血实验强阳性。

体检：体温 38.5 ℃，脉搏 90 次 / 分，血压 130/85 mmHg（17.29/11.31 kPa）。呈急性病容，面色苍白，四肢湿冷。心肺检查无异常。皮肤无黄染及出血点。腹部略膨隆，腹肌紧张，无明显压痛及反跳痛，未闻及肠鸣音。实验室检查示血红细胞 4.0×10^{12}/L，白细胞总 13.5×10^{9}/L，中性白细胞 90%，淋巴细胞 10%。X 线检查示全部肠襻明显充气。膈下游离气体可疑。

治疗经过：入院后立即剖腹探查，打开腹腔，未闻及粪臭，有黄色浑浊的液体总量约 500 mL。于胃小弯距离幽门约 2 cm 处见到一直径 2 cm 圆形穿孔，遂行胃次全切除术，共住院 21 天，痊愈出院。

请思考：

（1）患者最可能的诊断是什么?

（2）诊断依据有哪些?

实验实训考核与评价标准

评分内容				分值
测评（100 分）	绘图	胃溃疡 肝硬化	构图清新完整	30 分
			组织细胞大小比例正确	
			组织细胞形态正确	
			HE 染色下，颜色涂抹正确	
			指示标注正确	
	线上考核（标本描述）	慢性萎缩性胃炎 慢性肥厚性胃炎 胃溃疡 十二指肠溃疡 急性重型肝炎 肝硬化（小结节型） 肝硬化（大结节型）	典型病变部位标注正确	10 分
			描述准确，条理清楚，要点全面，重点突出	
			准时提交	
	病例分析	病例 5-14 病例 5-15	诊断正确	20 分
			能够分析疾病的发生发展过程	
			能够对案例中的特殊表现进行解释	
	思考与拓展	学生能力评价	理论联系实践	20 分
			善于思考	
			归纳和总结、学以致用	
	职业素养	过程评价	学习认真、积极主动	20 分
			团队协作	
			克服困难	

实验实训报告

任务 5.7　消化系统疾病

姓名__________________　　指导教师__________________　　分数__________________

班级__________________　　学　　号__________________　　日期__________________

一、绘图

1. 胃溃疡。

2. 肝硬化。

二、线上考核

上传编辑图片，描述标本典型病理变化：慢性萎缩性胃炎、慢性肥厚性胃炎、胃溃疡、十二指肠溃疡、急性重型肝炎、小结节型肝硬化、大结节型肝硬化。

三、病例分析

1. 病例 5-14。

2. 病例 5-15。

四、思考与拓展

1. 胃溃疡好发于何部位？溃疡直径多在几厘米以内？

2. 在显微镜下，溃疡的底部可分为哪几层？

3. 溃疡病的常见合并症是什么？

4. 在显微镜下，各型病毒性肝炎的病变特点分别是什么？

5. 门脉性肝硬化的主要病理诊断依据是什么？其特点是什么？

任务 5.8　泌尿系统疾病（选修）

实验实训目标

【知识目标】掌握弥漫性毛细血管内增生性肾小球肾炎的基本病变；掌握弥漫性新月体性肾小球肾炎的基本病变；掌握弥漫性硬化性肾小球肾炎的基本病变；掌握急性肾盂肾炎的病变特点；掌握慢性肾盂肾炎的病变特点。

【能力目标】能够描述急性肾炎、慢性肾炎、急性肾盂肾炎、慢性肾盂肾炎、肾细胞癌、膀胱移行细胞癌大体标本，并对肾炎、肾盂肾炎、膀胱移行细胞癌病理切片进行辨识和专业描述；能够在临床疾病案例中认识到这些病变特点，并用病理变化解释临床表现；能够与患者及家属进行沟通，开展肾炎、肾盂肾炎等的健康教育。

【素质目标】增强医疗职业责任感；具有职业道德、团队精神、敬业精神；具有责任意识和慎独精神；具有尊重患者、关爱生命的人文精神；具有辩证思维的品质，具有吃苦耐劳、团结协作、勇于创新的精神。

急性肾盂肾炎　肾盂积水并移行细胞癌　颗粒性固缩肾

泌尿系统疾病以肾小球肾炎、肾盂肾炎、肾和膀胱肿瘤最为常见。本意重点介绍急性弥漫性增生性肾小球肾炎，快速进行性肾小球肾炎，慢性肾小球肾炎，急、慢性肾盂肾炎，以及肾癌、膀胱癌，要求掌握泌尿系统常见疾病的基本病理变化，能够应用所学病理学知识解释临床表现的症状和体征。

实验实训内容

一、观察标本切片

大体标本观察	组织切片观察
1. 急性弥漫性增生性肾小球肾炎	1. 新月体性肾小球肾炎
2. 新月体性肾小球肾炎	2. 急性肾盂肾炎
3. 慢性肾小球肾炎	3. 慢性肾小球肾炎
4. 急性肾盂肾炎	4. 慢性肾盂肾炎
5. 慢性肾盂肾炎	5. 膀胱移行细胞癌
6. 肾细胞癌	
7. 膀胱移行细胞癌	

观察要点

1. 急性弥漫性增生性肾小球肾炎

（1）肉眼观察：肾脏体积肿大，包膜紧张，表面光滑，新鲜标本呈红色，称为“大红肾”。肾表面或切面可见小出血点如蚤咬状（又称蚤咬肾）；切面皮质增厚，纹理模糊，髓质明显充血，皮髓界限尚清楚。

（2）低倍镜观察：病变弥漫，几乎累及所有肾小球，肾小球内细胞数目增多，肾小球体积增大，肾间质充血，炎症细胞浸润。

（3）高倍镜观察：肾小球内血管内皮细胞和系膜细胞增生肿胀，伴有少量中性粒细胞和单核细胞浸润，毛细血管壁狭小甚至闭塞；很少见到红细胞，肾小球呈贫血状态。肾小管尤其是近曲小管上皮细胞肿胀，颗粒样变性，部分肾小管内可见蛋白及白细胞管型。肾间质毛细血管扩张充血及炎症细胞浸润。

2. 新月体性肾小球肾炎

（1）肉眼观察：肾脏弥漫肿大，包膜紧张，表面光滑，色苍白，称为“大白肾”；切面皮质区常有点状出血。

（2）低倍镜观察：多数肾小球内可见到新月体或环状体形成。

（3）高倍镜观察：肾小囊脏层上皮细胞高度增生成多层，状如新月（即新月体），有细胞性、纤维细胞性和纤维性三种形式，重者包绕整个血管丛，构成环状体。部分肾小球毛细血管丛与增生的新月体相互粘连，肾小囊或肾小球毛细血管丛受新月体压迫而塌陷并纤维化或完全玻璃样变性，其所属的肾小管也发生萎缩。部分肾小球正常或代偿肥大，所属肾小管也扩大。间质纤维组织增生伴少量淋巴细胞浸润。

3. 慢性肾小球肾炎

（1）肉眼观察：肾脏体积缩小，重量减轻，质硬，表面呈弥漫细颗粒状；肾切面皮质萎缩变薄，条纹不清，皮髓界限不清；肾小动脉硬化，管壁增厚，管腔呈哆开状；肾包膜与皮质紧密粘连，不易剥离。

（2）低倍镜观察：病变弥漫广泛，大部分肾单位受累。肾小球数目减少，由于肾间质纤维组织增生，牵拉病变肾小球，在一个低倍镜视野中常见到多个或数十个肾小球，即“肾小球集中”现象，部分肾单位代偿性肥大。

（3）高倍镜观察：部分肾小球体积缩小、纤维化、玻璃样变性，不见毛细血管丛结构，最终变为红染、均质、无结构的玻璃样小体，称为玻璃球。其周围所属的肾小管也萎缩、变小甚至消失，萎缩区被纤维结缔组织增生取代。病变区之间残存的肾小球代偿性肥大，其所属肾小管代偿性扩张，上皮细胞呈高柱状。扩张明显者上皮细胞变扁平，管腔内可见蛋白管型和颗粒管型。间质纤维结缔组织增生及慢性炎症细胞浸润，肾小动脉狭窄，管壁增厚，玻璃样变性。

4. 急性肾盂肾炎

（1）肉眼观察：肾脏体积增大，重量增加，被膜紧张，质地较软。表面散在大小不等的脓肿，呈黄色或黄白色，周围有紫红色充血出血带环绕。严重病例数个小的化脓灶可融合成大小不等的较大脓肿，不规则地分布在肾组织各部，病灶之间肾组织基本正常。切面髓质内可见黄色条纹向皮质伸展。有些条纹融合形成小脓肿。肾盂黏膜充血水肿，可见散在小出血点，有时黏膜表面有脓性渗出物覆盖。肾盂黏膜粗糙，肾盂腔内有脓性尿液。

（2）低倍镜观察：肾组织中可见片状分布的炎性病灶，肾盂黏膜充血水肿，并有炎症细胞浸润。

（3）高倍镜观察：部分肾小球和肾小管坏死，为中性粒细胞或脓细胞代替；有些肾小管管腔内积有大量脓细胞、坏死组织碎片和细菌菌落；肾间质充血，大量中性粒细胞浸润。

5. 慢性肾盂肾炎

（1）肉眼观察：肾脏体积缩小，质地变硬，表面可见大而不规则的凹陷瘢痕，切面实质中可见许多条索状瘢痕，肾盂肾盏变形，肾盂黏膜增厚、粗糙，肾乳头萎缩；肾包膜与肾实质粘连，难以剥离。

（2）低倍镜观察：病变呈灶性分布，夹杂于相对正常的肾组织之间，肾间质内有大量纤维结缔组织增生和较多的慢性炎性细胞浸润。

（3）高倍镜观察：肾间质内有淋巴细胞、浆细胞、少量中性粒细胞和纤维结缔组织增生。部分肾小球、肾小管受累发生纤维化和萎缩，少数肾小管扩张，其中有均质红染的胶样蛋白，个别腔内有中性粒细胞。肾盂黏膜增厚，局部上皮脱落。

6. 肾细胞癌

（1）肉眼观察：肾脏体积增大，重量增加，包膜紧张，肿瘤位于肾的一端，有假包膜形成，境界清楚；切面淡黄色或灰白色，有出血坏死及小囊形成时可为多彩色；可见癌周“卫星”结节。

（2）低倍镜观察：癌组织呈实性团块状、条索状、腺管状或乳头状，间质少，血管丰富。

（3）高倍镜观察：癌细胞有透明细胞和颗粒细胞两种类型，按不同比例分为透明细胞型、颗粒细胞型和混合型。透明细胞体积较大，呈多角形，轮廓清楚，胞质清亮透明（因其胞质内含有较多脂类和糖原，制片过程中被溶解），细胞核小，深染，位于细胞中央或边缘。颗粒细胞体积比透明细胞小，形态规则，细胞境界清楚，胞质较少但充满嗜酸性颗粒，细胞核小而圆，淡染。介于透明细胞和颗粒细胞之间的为中间型细胞。肾透明细胞癌则是以透明细胞为主的一种类型。

7. 膀胱移行细胞癌

（1）肉眼观察：多发生于膀胱侧壁和三角区近输尿管开口处，单发或多发，大小可从数毫米到数厘米不等，分化好者，体积较小，乳头明显，有的呈息肉状、菜花状、溃疡或斑块状，基底无蒂。突出于黏膜表面，并向壁内作不同程度的浸润。也可不形成突起，表现为膀胱黏膜局部增厚呈扁平斑块状，这种类型早期可局限于黏膜内，但多数浸润至黏膜下。肿瘤表面可有溃疡形成，坏死、出血和伴发感染。

（2）低倍镜观察：移行上皮呈乳头状增生，层次明显增多；部分区域细胞排列成大小不等的团块，失去乳头状结构。乳头状结构的间质轴心为纤细的纤维脉管组织。癌组织团块可向黏膜下、肌层浸润性生长，并可见癌组织侵入淋巴管和血管。

（3）高倍镜观察：癌细胞体积大，有明显异型，核浆比例明显增大，核染色质粗糙，核分裂象易见。根据癌细胞分化程度不同，将移行细胞癌分为三级：①移行细胞癌Ⅰ级，癌组织呈乳头状，细胞具有一定的异型性，但分化较好，具有明显的移行上皮特征。可见核分裂象，细胞层次较多，乳头间质由少量纤维组织组成，内有多少不等的炎症细胞浸润。通常无向周围浸润的现象。②移行细胞癌Ⅱ级，镜下部分癌组织仍保持乳头状结构。但多不规则，并有许多实体性癌巢。癌细胞大小不一，排列紊乱，极性消失。常有瘤巨细胞形成，核大小不一，染色深，核分裂象较多。癌组织浸润至上皮下的组织，甚至可达肌层。③移行细胞癌Ⅲ级，癌细胞高度未分化，细胞大小形态不一，排列紊乱。很少或无乳头状结构，有的形成不规则的癌巢，有的分散，可见较多瘤巨细胞。核形状不规则，染色深，核分裂象多见，并有多数不典型的病理性核分裂象。癌组织常浸润到膀胱肌层深部，并可穿过膀胱壁浸润到邻近器官。

二、临床病例拓展（独立思考与小组讨论）

【病例 5-16】 杨某，男，9 岁。主诉浮肿及尿少 10 天，于 5 月 6 日入院。10 天前发现两侧眼睑及阴囊肿胀，后波及全身，同时尿量亦随之减少，每日 2～3 次，每次约 50 mL。患儿自幼常患感冒，半月前曾有咽痛病史。

体检：体温 37.2 ℃，脉搏 90 次 / 分，呼吸 32 次 / 分，血压 156/100 mmHg。发育营养一般，神志清，面色稍苍白，全身浮肿，咽红，两侧扁桃体肿大，肝脾未及，四肢及神经反射无异常。

实验室检查：尿量少，比重未测，尿蛋白（＋＋＋），红细胞（＋＋），透明管型（＋），颗粒管型（＋）。血清白蛋白 29 g/L，球蛋白 33 g/L，ASO 1∶625（正常 1∶500），血沉 20 mm/h，血红细胞 3.5×10^{12}/L，血红蛋白 85 g/L，白细胞总数 6.0×10^{9}/L，中性粒细胞 60%，淋巴细胞 32%，单核细胞 5%，嗜酸性粒细胞 3%。

入院后经低盐、抗感染及降血压等治疗，住院 53 天，血压恢复正常，尿中红细胞及管型消失，蛋白微量，浮肿消退，遂出院。

请思考：

（1）本例诊断是什么？

（2）诊断依据有哪些？

【病例 5-17】 胡某，女，28 岁，已婚。主诉畏寒发热 6 天，腰酸、尿频、尿急 3 天，于 9 月 16 日入本院。

现病史：诉 9 月 11 日开始畏寒、发热，体温 39 ℃以上，伴有头痛不适、恶心、食欲不振等。从 9 月

13日起，出现腰部酸痛难忍，当晚全身出大汗，自感热度减退，但腰部酸痛较日间更甚，无放射性疼痛。当天解小便自感疼痛，排尿次数增多，每天可达20次左右，有尿意感时必须解小便，否则尿可流至裤内或床上。经当地医院诊治，病情未见好转，反而加剧，遂转至本院。

既往史：转至本院前在当地医院住院10天，入院诊断为“膀胱炎”。出院后，每日解小便次数仍比往日增多，无尿痛。

体检：体温40 ℃，脉搏135次/分，呼吸25次/分，血压135/75 mmHg，发育营养佳，神志清楚，呈急性病容。全身浅表淋巴结无肿大，无出血点。颈软，心肺无异常。腹部柔软，肝脾未及。右侧肾区（脊肋角）有明显叩击痛。

实验室检查：红细胞 3.6×10^{12}/L，血红蛋白90 g/L，白细胞总数 17×10^{9}/L，中性粒细胞85%，淋巴细胞14%，嗜酸性粒细胞1%。尿蛋白微量，红细胞（+），白细胞（+++）。晨取清洁中段尿培养有大肠杆菌生长，菌落计数11万/mL。

入院后经抗生素等治疗，住院28天，痊愈出院。

请思考：

（1）本例诊断是什么？

（2）诊断依据有哪些？

实验实训考核与评价标准

评分内容				分值
测评（100分）	绘图	新月体性肾炎 慢性肾炎	构图清新完整	30分
			组织细胞大小比例正确	
			组织细胞形态正确	
			HE染色下，颜色涂抹正确	
			指示标注正确	
	线上考核（标本描述）	急性弥漫性增生性肾小球肾炎 新月体性肾小球肾炎 慢性肾小球肾炎 急性肾盂肾炎 慢性肾盂肾炎 肾细胞癌 膀胱癌	典型病变部位标注正确	10分
			描述准确，条理清楚，要点全面，重点突出	
			准时提交	
	病例分析	病例5-16 病例5-17	诊断正确	20分
			能够分析疾病的发生发展过程	
			能够对案例中的特殊表现进行解释	
	思考与拓展	学生能力评价	理论联系实践	20分
			善于思考	
			归纳和总结、学以致用	
	职业素养	过程评价	学习认真、积极主动	20分
			团队协作	
			克服困难	

实验实训报告

任务 5.8　泌尿系统疾病

姓名__________________　指导教师__________________　分数__________________

班级__________________　学　　号__________________　日期__________________

一、绘图

1. 新月体性肾炎。

2. 慢性肾炎。

二、线上考核

上传编辑图片，描述标本典型病理变化：急性弥漫性增生性肾小球肾炎、新月体性肾小球肾炎、慢性肾小球肾炎、急性肾盂肾炎、慢性肾盂肾炎、肾细胞癌、膀胱癌。

三、病例分析

1. 病例 5-16。

2. 病例 5-17。

四、思考与拓展

1. 弥漫性毛细血管内增生性肾小球肾炎的病理改变与临床表现有什么联系？

2. 简述弥漫性新月体性肾小球肾炎的主要病理变化。

3. 弥漫性硬化性肾小球肾炎肾小球数目大量减少，但尿量反而增加，为什么？

4. 急性肾盂肾炎主要经何途径感染？其主要致病菌是什么？属于什么性质的炎症？

任务 5.9　乳腺和生殖系统疾病（选修）

实验实训目标

【知识目标】掌握子宫肿瘤和乳腺癌的大体形态学特征和临床病理联系；掌握滋养层细胞疾病的形态学特征和临床病理联系；熟悉卵巢肿瘤的常见类型和大体形态；掌握乳腺癌的类型及病理变化；熟悉乳腺纤维囊性变、乳腺纤维腺瘤的病变特点。

【能力目标】能够描述乳腺和生殖系统疾病大体标本，并对乳腺癌、宫颈癌、卵巢癌常见类型及葡萄胎病理切片进行辨识和专业描述；能够在临床疾病案例中认识到这些病变特点，并用病理变化解释临床表现；能够与患者及家属进行沟通，开展乳腺和生殖系统疾病的健康教育。

【素质目标】增强医疗职业责任感；具有团队精神、敬业精神；具有责任意识和慎独精神；具有尊重患者、关爱生命的人文精神；具有辩证思维的品质，具有吃苦耐劳、团结协作、勇于创新的精神。

葡萄胎　　子宫绒毛膜上皮癌　　乳腺癌乳头下陷

女性生殖系统疾病包括慢性宫颈炎、宫颈癌、子宫内膜增生症、子宫内膜异位症、子宫体癌、子宫平滑肌肿瘤和卵巢肿瘤。乳腺疾病包括乳腺增生和乳腺癌。炎症性疾病比较常见，其病理变化相对比较单一，因此生殖系统和乳腺肿瘤是本章学习重点。

实验实训内容

一、观察标本切片

大体标本观察	组织切片观察
1. 正常的子宫颈	1. 宫颈鳞状细胞癌
2. 宫颈鳞柱交界	2. 慢性宫颈炎
3. 纳博特囊肿	3. 宫颈上皮内瘤变
4. 子宫颈癌（外生菜花型）	4. 子宫内膜样癌
5. 子宫颈癌（内生浸润型）	5. 乳腺导管原位癌
6. 卵巢畸胎瘤（皮样囊肿）	6. 浸润性导管癌
7. 子宫多发性平滑肌瘤	7. 小叶原位癌

续表

大体标本观察	组织切片观察
8. 子宫内膜异位症	8. 浸润性小叶癌
9. 子宫腺肌瘤	
10. 完全性葡萄胎	
11. 部分性葡萄胎	
12. 侵袭性葡萄胎	
13. 绒毛膜癌	
14. 卵巢浆液性囊腺瘤	
15. 卵巢黏液性囊腺瘤	
16. 卵巢黏液性囊腺癌	
17. 乳腺纤维腺瘤	
18. 乳腺纤维囊性增生	
19. 乳腺癌	

观察要点

1. 慢性宫颈炎

子宫颈黏膜充血水肿，间质内有淋巴细胞、浆细胞和单核细胞浸润。子宫颈腺上皮可伴有增生及鳞状上皮化生。

2. 宫颈癌

（1）肉眼观察：分为以下四型。①糜烂型，病变处黏膜潮红，呈颗粒状，质脆，触之容易出血。组织学上多为原位癌或早期浸润癌。②外生菜花型，癌组织呈结节状、乳头状或菜花状，突起于宫颈表面，常伴有出血、感染和坏死等。③内生浸润型，癌组织向宫颈深部浸润，宫颈体积增大，增厚变硬，但表面常较光滑。临床检查容易漏诊。④溃疡型，癌组织除向深部浸润外，表面有大块坏死脱落，形成溃疡，似火山口状。

（2）低倍镜观察：识别宫颈组织，观察病变部位。

（3）高倍镜观察：癌细胞形成大小及形状不等的癌巢，癌巢周围被纤维结缔组织分隔，伴淋巴细胞浸润；癌细胞为多角形，大小不一，核大、多形、深染，核仁明显，可见病理性核分裂象。分化较好的癌巢周边癌细胞的排列与正常鳞状上皮的基底层细胞相似，有时也可见到细胞间桥和角化珠。分化较差的鳞癌，无角化珠形成，甚至也可无细胞间桥，癌细胞异型性明显，核分裂象多见。癌细胞多为梭形，胞质少，细胞核也为梭形，染色较深。

3. 葡萄胎

（1）肉眼观察：①完全性葡萄胎，子宫颈扩张，腔内充满大小不等的透明或半透明状水泡，水泡直径0.1～2 cm，壁薄，水泡间有纤细的纤维条索相连，状似葡萄，无胚胎和胎儿。②部分性葡萄胎，子宫颈扩张，腔内可见部分大小不等的透明囊泡，形如葡萄样外观，部分为正常的胎盘组织，可见胎儿或胎膜。③侵袭性葡萄胎，子宫腔内可见大小不等的水泡状物，子宫肌壁内可见侵入的病灶，伴有出血、坏死。

（2）低倍镜观察：胎盘绒毛肿大，绒毛间质高度水肿，并形成水泡。

（3）高倍镜观察：绒毛间质高度水肿，间质内血管减少或消失。绒毛表面细胞滋养层细胞和合体滋养层细胞增生活跃，有的形成团块。合体滋养层细胞胞质红染，核大、深染、不规则，细胞边界不清；细胞滋养层细胞胞质淡染，核圆形或椭圆形，细胞呈镶嵌状排列，可见核分裂象。

4. 绒毛膜癌

（1）肉眼观察：子宫体积不规则增大，表面或切面可见暗红色或紫蓝色结节；子宫肌壁内可见血块，其中掺杂有灰白、灰黄色瘤组织，突出于宫腔，质软、脆，有溃烂、坏死。

（2）低倍镜观察：瘤组织由两种细胞组成，不见绒毛，子宫肌层内有成团的癌细胞浸润。癌细胞常排列成团块状或条索状，其间无血管和其他间质存在。癌组织内及周围常伴出血和坏死。

（3）高倍镜观察：瘤细胞来源于滋养层细胞，一种瘤细胞似细胞滋养层细胞，胞质丰富淡染，细胞境界清楚，核圆形，空泡状，核膜厚，核仁明显，染色质增粗，巨核，怪异核和核分裂象易见；另一种癌细胞似合体滋养层细胞，体积大，胞质红染，并相互融合，核形状不规则，椭圆形，大小不一，着色较深。肿瘤组织常以细胞滋养层为轴心，合体滋养层细胞围绕，呈片状或条索状，与另一片细胞巢中间隔有较长空隙，两种细胞有时排列并不如此，可相互混杂。两种癌细胞数量多少不等，彼此紧密镶嵌，呈不规则的团块状或条索状。此癌具有以下特征：癌组织内无正常绒毛；癌组织无间质，癌细胞位于血窦内；癌细胞易侵犯血管，导致严重的出血坏死。此癌可广泛转移，尤多见于肺。

5. 子宫腺肌瘤

子宫弥漫或局灶性增大，质硬。切面肌层隆起，肌纤维漩涡状，其中可见紫色或棕黄色，质软，桑葚样结节。

6. 卵巢浆液性囊腺癌

（1）肉眼观察：肿物呈囊性，一般为多房，大小不一，大者直径大于 15 cm，小者直径小于 5 cm。囊腔常充满质地脆软的乳头状物。

（2）低倍镜观察：上皮细胞高度增生，上皮复层化，乳头增多，乳头间质减少。被覆上皮明显间变，细胞呈多形性。胞核异型，染色质增多，可见核分裂。上皮细胞侵入结缔组织间质或囊壁上皮下组织。

（3）高倍镜观察：根据瘤组织分化程度和细胞形态不同，可分为三级。①Ⅰ级（高分化型），乳头状结构明显，被覆上皮细胞间有间变，轻度间质浸润。②Ⅱ级（中分化型），乳头结构不规则，小部分区域呈实性细胞团，上皮细胞间变、异型及间质浸润更显著。③Ⅲ级（低分化型），乳头结构消失，癌细胞呈实体性片块状或团块状。细胞有显著异型性，核分裂多。偶见腺管样结构，间质极少并见癌组织弥漫浸入间质内。

7. 卵巢黏液性囊腺癌

（1）肉眼观察：囊性多房肿物，伴有实性区域。实性区域呈灰白色，半透明，质实，或为排列紧密而质地松脆的乳头状物。有时可见乳头状癌组织穿透囊壁而突出于囊表面。

（2）镜下观察：上皮细胞明显异型，形成复杂的腺体或乳头状结构，可有出芽、搭桥及实性巢状区。如能确认有间质浸润，则可诊断为癌。如间质浸润不确定，上皮细胞超过三层，亦应诊断为癌。

8. 乳腺癌

（1）肉眼观察：多发生于乳腺的外上象限。单侧多见，肿块表浅时，虽小也能触及，但位置较深时，直径在 2 cm 以上才能触及。①浸润性导管癌，有的标本皮肤呈橘皮样外观，乳头下陷。最大切面可见较大的灰白色癌组织，形状不规则，质地硬，无包膜，与乳腺组织边界不清。癌组织向周围纤维脂肪组织伸展而呈星状或蟹足状。在肿块四周相继出现小癌结，即卫星结节。晚期者还可穿破皮肤表面，坏死脱落后，形成溃疡，并合并出血、感染等。②硬癌，表面皮肤呈橘皮样，乳头凹陷；乳房肿物切面呈灰白色，与皮肤粘连，边界不清，并侵入周围组织。③髓样癌，肿块较大，球形，分界清楚，质软；切面呈灰白色，中心常伴出血、坏死或液化。

（2）低倍镜观察：癌组织排列成巢状的导管内团块状或小条索状，伴有数量不等的腺样结构。可保留部分导管内原位癌结构或完全缺如。

（3）高倍镜观察：癌细胞呈多形性，核异型性明显，核分裂象多见。癌细胞在纤维间质中浸润生长。常见局部肿瘤细胞坏死。

9. 子宫平滑肌瘤

发生于子宫肌层、黏膜下或浆膜下，为圆形或卵圆形结节；肿瘤质韧，边界清楚，无包膜；切面隆起，灰白色或淡粉红色，编织状或漩涡状纹理，有时因伴发出血而呈暗红色，称为红色变性。

10. 乳腺纤维腺瘤

肿瘤为圆形或卵圆形结节状，与周围组织分界清楚，表面光滑，有完整包膜，切面灰白色，质地均匀硬韧，略呈分叶状，可见纤维组织的纹理及大小不等的裂隙（此为扩张的腺腔），部分裂隙表面呈细乳头状突起，呈黏液样外观。

11. 乳腺单纯癌

（1）低倍镜观察：癌实质与纤维组织间质比例基本相等。癌组织呈实性条索状、不规则巢片状排列，癌巢之间有较致密的纤维组织间质，间质内有大量淋巴细胞浸润。

（2）高倍镜观察：癌细胞有明显异型性，部分癌巢有排列成腺体的倾向，但无明显腺腔形成。

二、临床病例拓展（独立思考与小组讨论）

【病例 5-18】 杨某，女，48 岁，孕 6，产 2+1。主诉阴道不规则流血及臭水 9 个月。入院前 9 个月生小孩后一直阴道不规则流血，白带多而臭，伴下腹部及解大便时疼痛，渐消瘦。体检示全身明显消瘦。宫颈凹凸不平，变硬，表面坏死，阴道穹隆消失，双附件（－）。入院用镭治疗，但病情进行性恶化，于入院后 4 个多月死亡。

尸体解剖：恶病质。子宫颈全为坏死腐烂的瘤组织代替，向下侵及阴道穹隆，向上侵及整个子宫，向前侵及膀胱后壁，致双侧输尿管受压，右侧更甚，向后侵及直肠，向两侧侵及阔韧带，并与子宫穿通。子宫、直肠、膀胱、输尿管紧密粘连成团并固定于盆腔壁，淋巴结肿大，发硬，呈灰白色。双肺表面和切面均见大小不等、周界清楚的灰白色球形结节。左肾盂扩大，为 5 cm × 2.8 cm，皮髓质厚 1.6 cm，有轻度充血，右肾盂显著膨大成囊，切开有液体流出，肾皮髓质厚 1.2 cm，输尿管变粗，横径 1.2 cm，积液。左耳下区有 5 cm × 3.5 cm 大小的病灶，切开有黏稠的脓液及坏死组织，未见清楚的脓肿壁，此病灶与表面皮肤穿通，形成窦道。左扁桃体稍大，左咽侧壁与左耳下病灶穿通。右足及小腿凹陷性水肿。

取子宫颈、肺病灶镜检，见肿瘤组织呈条索状或小团块状排列，瘤细胞大小不等，核大、深染，可见病理性核分裂，未见角化珠，间质多，有淋巴细胞浸润。肿大淋巴结也见上述肿瘤细胞。

请思考：

（1）患者的疾病诊断是什么？诊断依据有哪些？

（2）描述本病例疾病的发生、发展过程。

【病例 5-19】 胡某，女，26 岁。发现下腹部肿块 1 个月入院。术中见肿块位于左侧卵巢，临床诊断为卵巢肿瘤，切除后送病理检查。肉眼观察示肿瘤为灰白或灰红色碎片组织，总体积为 4 cm × 4 cm × 2 cm，中间掺杂骨样物质，有大小不等的囊腔，可见毛发、油脂、骨及软骨。镜下观察示肿瘤由三个胚层的组织构成，有分化不成熟组织及恶变上皮成分。分化成熟、表现良性的组织有鳞状上皮、各种腺上皮、骨及软骨等；分化不成熟的组织为幼稚间叶组织、软骨及大量原始神经上皮。部分鳞状上皮恶变成分为鳞癌。

请思考：

（1）患者的疾病诊断是什么？

（2）组织中含有几个胚层成分？分别予以说明。

实验实训考核与评价标准

评分内容				分值
测评（100分）	绘图	葡萄胎 乳腺癌	构图清新完整	30分
			组织细胞大小比例正确	
			组织细胞形态正确	
			HE染色下，颜色涂抹正确	
			指示标注正确	
	线上考核（标本描述）	子宫颈癌 子宫多发性平滑肌瘤 葡萄胎 绒毛膜癌 卵巢浆液性囊腺瘤 卵巢黏液性囊腺瘤 卵巢黏液性囊腺癌 乳腺纤维腺瘤 乳腺癌	典型病变部位标注正确	10分
			描述准确，条理清楚，要点全面，重点突出	
			准时提交	
	病例分析	病例5-18 病例5-19	诊断正确	20分
			能够分析疾病的发生发展过程	
			能够对案例中的特殊表现进行解释	
	思考与拓展	学生能力评价	理论联系实践	20分
			善于思考	
			归纳和总结、学以致用	
	职业素养	过程评价	学习认真、积极主动	20分
			团队协作	
			克服困难	

实验实训报告

任务 5.9 乳腺和生殖系统疾病

姓名________________ 指导教师________________ 分数________________

班级________________ 学　　号________________ 日期________________

一、绘图

1. 葡萄胎。

2. 乳腺癌。

二、线上考核

上传编辑图片，描述标本典型病理变化：子宫颈癌、子宫多发性平滑肌瘤、葡萄胎、绒毛膜癌、卵巢浆液性囊腺瘤、卵巢黏液性囊腺瘤、卵巢黏液性囊腺癌、乳腺纤维腺瘤、乳腺癌。

三、病例分析

1. 病例 5-17。

2. 病例 5-18。

四、思考与拓展

1. 描述宫颈癌的扩散方式。

2. 描述乳腺癌的分型及特点。

3. 关爱女性健康，描述乳腺癌的危险因素。

任务 5.10　传染病和寄生虫病

实验实训目标

【知识目标】 掌握细菌性痢疾的病变特点，熟悉其临床病理联系；掌握伤寒病的病理变化，熟悉其临床病理联系；掌握血吸虫病虫卵结节基本结构；了解阿米巴痢疾的病变及并发症。

【能力目标】 能够描述传染病和地方病大体标本，并对伤寒小结、急性虫卵结节、慢性虫卵结节切片进行辨识和专业描述；能够在临床疾病案例中认识到这些病变特点，并用病理变化解释临床表现；能够与患者及家属进行沟通，开展传染病和地方病的健康教育。

【素质目标】 增强医疗职业责任感；具有团队精神、敬业精神；具有责任意识和慎独精神；具有尊重患者、关爱生命的人文精神；具有辩证思维的品质，具有吃苦耐劳、团结协作、勇于创新的精神。

肠伤寒　　细菌性痢疾（假膜）

实验实训内容

一、观察标本切片

大体标本观察	组织切片观察
1. 肠伤寒	1. 肠伤寒
2. 急性细菌性痢疾	2. 细菌性痢疾
3. 阿米巴痢疾结肠	3. 急性虫卵结节
4. 血吸虫性肝硬化	4. 慢性虫卵结节
5. 化脓性脑膜炎	
6. 流行性乙型脑炎	
7. 血吸虫肠	

观察要点

1. 细菌性痢疾

（1）肉眼观察：肠黏膜表面有一层灰色膜状物，粗糙而无光泽，即假膜，病变范围广泛，部分假膜脱落，形成溃疡。

（2）低倍镜观察：肠黏膜为红色假膜覆盖，黏膜上皮及腺体大片消失。

（3）高倍镜观察：假膜由无结构的坏死物及大量纤维素构成，在黏膜下层、肌层、浆膜层有大量炎细胞浸润。

2. 肠伤寒

（1）肉眼观察：小肠黏膜见一椭圆形的溃疡，边缘整齐，底部洁净，可见暴露的肠环肌层，溃疡的肠轴与肠的长轴相平行。

（2）低倍镜观察：回肠黏膜及黏膜下层见淋巴滤泡增生，淋巴滤泡内有多量巨噬细胞增生聚集成团形成伤寒小结。

（3）高倍镜观察：淋巴滤泡内增生的巨噬细胞体积较大，胞浆丰富，核圆形或肾形，胞浆内有的可见吞噬的红细胞、淋巴细胞及组织碎片，即伤寒细胞，多数伤寒细胞聚集为伤寒小结。

3. 血吸虫肝硬化

（1）肉眼观察：肝脏体积增大，质地变硬，表面有凹沟形成。

（2）镜下观察：肝小叶汇管区有多量死亡、钙化虫卵，周围有上皮样细胞，外围成纤维细胞、淋巴细胞，也可见异物巨细胞，这种细胞体积大、胞浆丰富、淡染，核多、排列不规则。

4. 血吸虫肠

（1）肉眼观察：大肠肠壁增厚，凸凹不平，有的地方有渗出液。

（2）镜下观察：肠壁黏膜下层内有大量钙化的虫卵。

5. 化脓性脑膜炎

肉眼观察：脑膜表面大量脓液覆盖，脑沟脑回不清晰。

6. 流行性乙型脑炎

肉眼观察：软脑膜充血、水肿，脑回变宽，脑沟变窄。切面，脑实质充血、水肿；灰质内有散在分布的针尖或粟粒大半透明软化灶。

二、临床病例拓展（独立思考与小组讨论）

【病例 5-20】 患者，男，38 岁。自幼生长在南方，近两年来，经常腹泻，有便血史。体检示较消瘦，腹部膨隆，肝未触及，脾脏明显增大，下缘在左季肋下 5 cm，腹部移动性浊音。大便检查出血吸虫虫卵。

请思考：

（1）患者的疾病病理诊断是什么？

（2）用病理知识解释患者的临床表现，并说明各种病变的关系。

【病例 5-21】 患者，男，52 岁。反复腹泻半年，近 20 日来大便呈红色果酱样，大便次数明显增多，每日可达数十次。体温 38 ℃，一般情况较差，精神萎靡，下腹部压痛阳性，肝大，表面不光滑，有波动感。腹部 X 线片示横膈抬高，以右侧为甚。于拍片后下楼时，不慎摔倒，突然面色苍白，四肢厥冷，经抢救无效，1 小时后死亡。

尺体解剖：心脏显著扩大，16 cm × 15 cm × 11 cm，内含暗红色液体约 1 500 mL。肝重 870 g，左叶中部可见一 10 cm × 9 cm × 7 cm 单房性囊腔，内含咖啡色黏稠液体，有似烂鱼肉的腐臭味。囊腔膈面肝组织及膈肌菲薄，与心尖部心包紧密粘连，并见一通向心包腔的穿孔（直径 1 cm）。回肠末端有数个溃疡，形状、大小不一，最大者 6 cm，边缘呈潜行性。腹腔内含草黄色液体约 750 mL，肠系膜淋巴结普遍肿大，质软。镜检发现肝囊腔及肠溃疡周边部查见阿米巴滋养体。

请思考：

（1）根据临床表现、实验室检查及尸体解剖检查结果，做出病理诊断并说明诊断依据。

（2）试分析本病例的发生、发展经过。

实验实训考核与评价标准

评分内容				分值
测评（100分）	绘图	伤寒小结 结核结节	构图清新完整	30分
			组织细胞大小比例正确	
			组织细胞形态正确	
			HE染色下，颜色涂抹正确	
			指示标注正确	
	线上考核（标本描述）	肠伤寒 急性细菌性痢疾 阿米巴痢疾结肠 血吸虫性肝硬化 化脓性脑膜炎 流行性乙型脑炎 肠血吸虫病	典型病变部位标注正确	10分
			描述准确，条理清楚，要点全面，重点突出	
			准时提交	
	病例分析	病例5-20 病例5-21	诊断正确	20分
			能够分析疾病的发生发展过程	
			能够对案例中的特殊表现进行解释	
	思考与拓展	学生能力评价	理论联系实践	20分
			善于思考	
			归纳和总结、学以致用	
	职业素养	过程评价	学习认真、积极主动	20分
			团队协作	
			克服困难	

实验实训报告

任务 5.10　传染病和寄生虫病

姓名____________　指导教师____________　分数____________

班级____________　学　　号____________　日期____________

一、绘图

1. 伤寒小结。

2. 假结核结节。

二、线上考核

上传编辑图片，描述标本典型病理变化：肠伤寒、急性细菌性痢疾、阿米巴痢疾结肠、血吸虫性肝硬化、化脓性脑膜炎、流行性乙型脑炎、肠血吸虫病。

三、病例分析

1. 病例 5-20。

2. 病例 5-21。

四、思考与拓展

1. 细菌性痢疾、肠伤寒、肠阿米巴主要发生于何部位？其病变性质如何？

2. 描述伤寒、急性菌痢、肠阿米巴病及肠结核的肠道溃疡在形态上的特征。

教学课件

模块六

药理学实验实训

序号	主要内容
1	任务 6.1　药物基本知识
2	任务 6.2　实验动物的捉拿法和给药方法
3	任务 6.3　药物剂量和途径对药物作用的影响
4	任务 6.4　传出神经药对瞳孔的作用
5	任务 6.5　局麻药的表面麻醉和毒性比较
6	任务 6.6　氯丙嗪的安定和降温作用
7	任务 6.7　中枢抑制药的抗惊厥作用
8	任务 6.8　镇痛药的镇痛作用

药理学实验实训目的和注意事项

一、实验实训目的

药理学实验实训课是药理学教学的一个重要组成部分，它的目的在于使学生掌握进行药理学实验的基本方法和技能，了解获得药理学知识的科学途径，验证药理学重要基本理论，学习新药临床前药理学研究的方法以及定量药理学实验和药物的鉴定方法。要牢固掌握药理学中的重要基本理论，以便正确地用于临床。同时培养学生对科学工作的严肃态度、严格要求、严密工作方法和实事求是作风，并初步具备客观地对事物进行观察、比较、分析、综合和解决实际问题的能力。

二、实验实训注意事项

1. 仪表整洁大方、态度认真负责、小组间配合协调。
2. 动物捉拿，爱护动物、捉拿方法正确、固定动物方法正确。

3. 天平使用，称物前调（看）零、称物后读数、动作敏捷熟练。

4. 注射器使用，选择注射器型号合适、注射器与针头安置正确、注射器抽取药液后排空气。

5. 给药方法正确、药量计算正确、选择注射部位合适、给药速度适宜、拔针后处理正确、给药熟练。

药理学实验实训要求

1. 实验实训室是进行实践教学活动的重要场所，学生应积极参加教学计划规定的各项实验实训，服从教师的指导，严格遵守各项制度和操作规程，保持室内肃静、整洁，不准高声谈话和乱丢纸屑杂物。

2. 学生进入实验实训室应按规定穿戴工作衣帽，着装整洁、大方。

3. 实验实训前应对实验实训内容进行认真预习，明确实验实训的目的、要求、方法和步骤及观察内容。

4. 应按要求规范操作，仔细观察实训实验现象，详细记录实验实训结果。

5. 不得随意动用与实验实训无关的其他仪器、设备、器皿、工具、文件与材料，不得使用其他组的仪器、设备及材料，不得随意做规定以外的其他实验实训。

6. 要认真分析实验实训结果及内容，按时按要求完成实验实训报告，交教师批阅，不得无故不写或不交实验实训报告。

7. 自觉爱护室内一切仪器、设备、药品和其他财产，不得将实验实训室物品乱拿、乱用、乱拆、乱装或私自带到室外。

8. 要注意安全，节约水、电，遇到事故时立即切断电源、火源，并向教师报告，采取紧急措施。

9. 实验实训完毕后，须经教师检查仪器、工具、器皿及实验实训记录，并整理好实验实训用品，搞好环境卫生后，方可离开实验实训室。

药理学实验实训考核与评价标准

评分内容			分值
测评（100分）	实验实训原理与步骤	能够说出实验实训设计的原理	15分
		能够说出实验实训步骤	
	实验实训操作	实验实训方法得当，捉拿方法正确、固定动物方法正确	30分
		实验实训操作认真、规范	
		仪器使用正确	
	线上考核	实验实训图片、视频上传	10分
		线上讨论	
	结果及分析	实验实训结果呈现	15分
		实验实训结果分析准确	
	思考与拓展	善于归纳和总结实验实训成功与失败的原因	10分
		学以致用，理论联系医学实践	
	职业素养	仪表整洁大方、学习认真、积极主动	20分
		团队协作	
		爱护动物、克服困难	

（罗玲、李文敏、李双庆、包丽雯、胡浩）

任务 6.1　药物基本知识

实验实训目标

【知识目标】熟悉药典、处方药、非处方药及药物基本知识，熟悉处方知识及药物的配制方法。

【能力目标】能够正确进行药物配制的计算。

【素质目标】具有团队精神、敬业精神；具有责任意识和慎独精神；具有关爱生命的人文精神；具有辩证思维的品质，具有吃苦耐劳、团结协作、勇于创新的精神。

实验实训内容

子任务 6.1.1　药品知识

一、药典与药品管理

1. 药典　是一部国家记载药品规格标准的法定书籍。它规定了常用而有一定防治效果的药品和制剂的标准规格、检验方法，是药品生产、检验和使用的依据。

2. 药物名称　有通用名、化学名、制剂名、商品名等。临床常用的是通用名，即按国家药品行政管理部门颁布的药品命名原则命名药名，包括中文名、英文名和拉丁文名。

3. 批准文号　是国家药品管理部门批准生产的文号。统一格式为“国药准字 H（或 Z）YYYYMMDD”，它是药品生产、上市、使用的依据，是医疗单位使用的药品必须有的药品标示。

4. 批号　是指药厂对药品的生产年、月、日、批次而编排的序号，它用来表示同一原料、同一辅料、同一次制造所得的产品。批号格式为“YYYYMMDD”。

5. 有效期与失效期　有效期是指药品在规定的贮存条件下，能够保持质量的期限。以有效期月份最后 1 天为到期日。失效期是以标示月份的第 1 天为到期日，国内统一规定采用有效期标示。

6. 药品说明书　每一种药品除了上述标示外还要有说明书，主要包括药物的作用、用途或适应证、禁忌证、注意事项、用法及剂量、储存条件、生产厂家、通信地址等。

二、药品类型

1. 特殊管理的药品　是指由国家药品行政部门指定的单位生产、管理和经营并实行特殊管理办法、严格控制的药物。包括麻醉药品、精神药品、医疗用毒性药品（简称毒性药品）和放射性药品。因为这些药品用之得当，可以治疗疾病、减轻病人痛苦；用之不当就会中毒或产生依赖性，危害人体健康，甚至危害社会稳定。

（1）麻醉药品：是指连续使用后易产生生理依赖性，能成瘾癖的药品。如阿片类、可卡因类、大麻类、合成麻醉药品类及卫生部门指定的其他易成瘾癖的药品等。如果不是为了医疗、科研和教学上的正当需要，而是为了嗜好供吸食使用，就叫毒品。对于麻醉药品，医疗单位要做到“五专管理”，即专人专责、专柜加锁、专用账册、专用处方、专册登记，处方保存三年。病房备用麻醉药品时，除按“五专管理”外，护士每班都要交接。医务人员不得私自开处方使用麻醉药品。麻醉药品不慎打碎，要有第二人作见证，经护士长及药剂科主任批准，才能报销补发。本类药品如作为强力镇痛剂使用，要向患者讲明麻醉药品的危害，不能长期依靠麻醉药品解除一时性的疼痛（晚期癌症除外）。如果患者使用麻醉药品时间较长时，护士有权提醒医生，限制或制止滥用。

（2）精神药品：是指直接作用于中枢神经系统，使之兴奋或抑制，连续使用能产生依赖性的药品。依据其对人体产生依赖性和危害健康的程度，分为以下两类：

第一类：主要有强痛定、复方樟脑酊、安钠咖、咖啡因、司可巴比妥等。

第二类：主要有巴比妥类（司可巴比妥类除外）、地西泮类及氨酚待因等。

医疗单位应建立精神药品收支账目，做到定期盘点、账物相符。

（3）毒性药品：是指毒性剧烈、治疗量与中毒量相近，使用不当会致人中毒或死亡的药品。如去乙酰毛花苷、洋地黄毒苷、阿托品、后马托品、毛果芸香碱、毒扁豆碱、东莨菪碱等。对毒性药品必须做到专人专柜加锁保管，建立登记簿，记载收入、使用、消耗等情况。

（4）放射性药品：是指含有放射性元素的一类特殊药品。主要供医学诊断或治疗使用，其生产、检验、使用应遵照《放射性药品管理办法》的有关规定办理。如 ^{131}I、^{60}钴等。

2. 普通药品　是指由医药卫生单位生产、管理和经营的药物。

（1）天然药品、人工合成药品与生物制品：天然药品是指自然界中对机体具有防治疾病效果的植物、矿物及动物等，如天然青霉素；化学药品是指通过人工合成或者人工半合成的方法获得的具有防治疾病作用的化学物质，如半合成的青霉素（氨苄青霉素）；生物制品是指由生物体的组织、体液等生物原料制备而成的药品，如血液制品、疫苗等。

（2）处方药、非处方药与基本品：处方药（Rx）是指必须凭执业医师或者执业助理医师的处方才可调配、购买和使用的药物，如强心苷等；非处方药（OTC）是指不需要医师处方，患者自行购买和按药品说明书使用的药物，如维生素 C 等。基本品是指国家医疗保障部门制订的保障患者基本治疗需要的药品，如阿司匹林等。

三、药品的保管

各种药品均应按药典规定或说明书上的贮存方法妥善保管。

（1）药柜应放在光线充足但不被日光直射的地面干燥处，并经常保持整齐清洁。

（2）对于特殊管理的药品，应分类按有关规定进行保管，严格执行收、存、发制度，并列入交班内容。

（3）药瓶上应有明显的标签，凡没有标签或标签模糊辨认不清者，均不可使用。

（4）患者个人专用的药物，应单独存放，并注明姓名、床号。

（5）根据药物不同性质妥善保存，有使用期限的药品，应按“近期先用，远期后用”的原则，过期药品，未经检验不得使用。

子任务 6.1.2　处方知识

一、处方的内容及结构

处方是医生根据患者的病情需要开写给药房要求配方和发药的药单，也是患者取药的凭证。它直接关系到患者的医疗效果和健康。护理用药时，护理人员必须认识处方、调配处方和执行处方，以保证患者用药安全、有效。处方还具有法律上的意义，一旦出现用药差错事故时，处方可作为法律凭证，追究责任。

根据《全国医院工作条例》中的处方制度规定，现行（简化）处方内容应包括前记、正文、后记三部分。

1. 前记 医院名称，门诊或住院病历号，处方编号，科别，病人姓名、性别、年龄，开写处方的日期。

2. 正文 包括处方头 Rp（请取），药物制剂，药物名称，规格及数量，用药方法、次数、每次的剂量等。

3. 后记 医生签字，调剂人签字，核对发药人签字，药价。

二、处方的一般规则及注意事项

1. 处方必须在专用的处方笺上用钢笔书写，要求字迹清晰、剂量准确、不得涂改，如有涂改，必须有医生在涂改处的签字。

2. 处方中每一药名占一行，剂型在药名前面，制剂规格和数量写在药名后面，用药方法写在药名下面。并且有按药物主次顺序标明的序号。制剂浓度通常采用百分浓度（摩尔分数）表示。

3. 药物剂量，一律用阿拉伯数字表示。但需在小数前加零（0.5）或在整数后加点添零（5.0），并采用药典规定的法定计量单位。凡固体或半固体药物以克（g）为单位；液体以毫升（mL）为单位。可省略“g”或“mL”字样，如 10 毫升（克）可写成 10.0。若用其他计量单位如毫克（mg）、微克（μg）、单位（U）等，必须注明，如 10 毫克应写成 10 mg。

4. 处方中每种药物的剂量一般不应超过药典规定的极量，如因病情需要超过极量时，必须有医生在所用剂量旁签字或加“！”号，以示对患者的安全负责。

5. 处方中药物总量，一般以三日量为宜，七日量为限。慢性病或特殊情况可适当增加。麻醉药品和毒性药品不得超过一日量。麻醉药品一定使用红色处方，以示区别。

6. 危重患者急需用药时，使用的是急诊处方笺，若使用的是普通处方，在其左上角有“急”或“cito”字样，以便优先执行。

三、常用处方基本格式

1. 常用处方基本格式

（1）剂型：药名、药物浓度、剂量。

（2）用法：一次用量、给药次数、给药途径、备注（时间、皮试等）。

2. 处方示例

	××× 医院处方笺									
前记——	姓名	性别	年龄		日期	门诊号		科别	Rp.	
正文——	1. Inj.Penlicillin.	G.	80 万 U×6	amp.	Sig.	80 万 U	b.i.d.	i.m.	皮试（ ）	
	2. Tab.Vit.BCo		10 mg×20#		Sig.	20 mg	t.i.d.	p.o.		
后记——	医生	药费	调剂		核对	发药				

3. 处方中常用的缩写，具体列举如下表。

缩写词	中文	缩写词	中文	缩写词	中文
Rp.R	请取	q.d.	每日	Co.	复方的
aa	各	b.i.d.	每日2次	Sig. 或 S.	用法
ad	至	t.i.d.	每日3次	Amp.	安瓿
a.m.	上午	q.i.d.	每日4次	Inj.	注射剂
p.m.	下午	q.h.	每小时	Liq.	溶液
a.c.	饭前	q.6 h.	每6小时1次	Mist.	合剂
p.c.	饭后	q.2 d.	每2天1次	Lot.	洗剂
p.o.	口服	pr.dos.	顿服，一次量	Tab.	片剂
i.h.	皮下注射	p.r.n.	必要时	Caps.	胶囊剂
i.m.	肌内注射	s.o.s.	需要时	Syr.	糖浆剂
i.v.	静脉注射	Stat！	立即	Pil.	丸剂
i.v.gtt	静脉滴注	Cito！	急速地	Ung.	软膏剂
h.s.	睡时	Lent.	缓慢地	Ocul.	眼膏剂
q.n.	每晚	M.D.S.	混合	Aq.dest.	蒸馏水

子任务 6.1.3 药物的配制

配制药物的计算方法

1. 用已有药物配制所需浓度药液的计算方法

公式：$W_1 : V_1 = W_2 : V_2$

临床应用：配制 1∶5 000 高锰酸钾 3 000 mL，需要取多少克高锰酸钾？

$X : 3\ 000 = 1 : 5\ 000$　　$X = 3\ 000/5\ 000 = 0.6$（g）　　取 0.6 g 高锰酸钾加水至 3 000 mL 即可。

2. 浓溶液稀释的计算方法

公式：$c_1V_1 = c_2V_2$

临床应用：配制 75% 乙醇 3 000 mL，需要 95% 乙醇多少毫升？

$75 \times 3\ 000 = 95 \times X$　$X = 75 \times 3\ 000/95 = 2\ 368.4$（mL）　取 95% 乙醇 2 368.4 mL 加水至 3 000 mL 即可。

3. 不同浓度溶液混合的计算方法

公式：$(c_{高} - c_{需}) : (c_{需} - c_{低}) = V_{低} : V_{高}$

式中，$c_{高}$为高溶液浓度；$c_{低}$为低溶液浓度；$c_{需}$为需要的浓度；$V_{高}$为高浓度溶液的容量；$V_{低}$为低浓度溶液的容量。

临床应用：用 5% 葡萄糖 1 000 mL 和 50% 葡萄糖若干毫升，配制 10% 葡萄糖溶液，需要 50% 葡萄糖多少毫升？

$(50 - 10) : (10 - 5) = 1\ 000 : X$　　$X = 1\ 000 \times 5/40 = 125$（mL）　　取 50% 葡萄糖溶液 125 mL 与 5% 葡萄糖溶液 1 000 mL 混合即可。

4. 静脉输液速度的计算

公式（1）：$每分钟滴数 = \frac{每小时输入量 \times 15 滴 /mL}{60 分钟}$

公式（2）：$每分钟滴数 = \frac{总输入量 \times 15 滴 /mL}{60 分钟}$

公式（3）：$每小时输入量 = \frac{每分钟滴数 \times 60 分钟}{15 滴}$

5. 小儿用药剂量的计算

（1）按体表面积计算

公式：小儿剂量 = 成人剂量 /1.73（m^2）× 小儿体表面积（m^2）

（2）按体重计算

公式：小儿剂量 = 成人剂量 × 小儿体重 /50

（3）小儿体重的计算

公式：1 ～ 6 个月小儿体重（kg）=3+ 月龄 × 0.6

7 ～ 12 个月小儿体重（kg）=3+ 月龄 × 0.5

1 岁以上儿童体重（kg）=8+ 年龄 × 2

任务 6.2　实验动物的捉拿法和给药方法

实验实训目标

【知识目标】掌握常用动物小白鼠、家兔的捉拿法；掌握小白鼠、家兔常用的给药方法。

【能力目标】能够正确捉拿小白鼠和家兔；能够正确给小白鼠和家兔进行给药。

【素质目标】具有团队精神、敬业精神；具有责任意识和慎独精神；具有关爱生命的人文精神；具有辩证思维的品质，具有吃苦耐劳、团结协作、勇于创新的精神。

在动物实验中，为了观察药物对机体功能、代谢及形态引起的变化，常需要将药物注入动物体内。给药的途径和方法多种多样，可根据实验目的、实验动物种类和药物剂型、剂量等情况确定。

实验实训内容

子任务 6.2.1　小白鼠的捉拿法和给药方法

一、仪器与材料

鼠笼、天平、注射器、生理盐水、小白鼠 2 只。

二、步骤

1. 捉拿法　右手抓住小白鼠的尾巴将其提起，放置于鼠笼边缘或其他易于攀抓处，轻轻向后拉鼠尾。

趁其不备，用左手拇指和食指捏住其两耳及头部皮肤，使腹部朝上、屈曲左手中指使鼠背在上面，然后以无名指及小指压住鼠尾，使小白鼠完全固定，如图 6-1 所示。

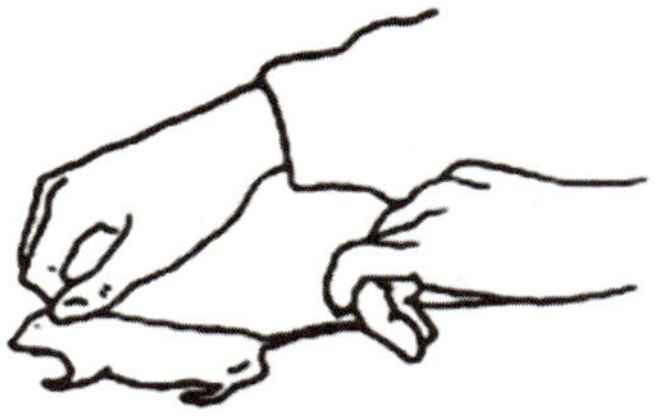

图 6-1　小鼠捉拿法

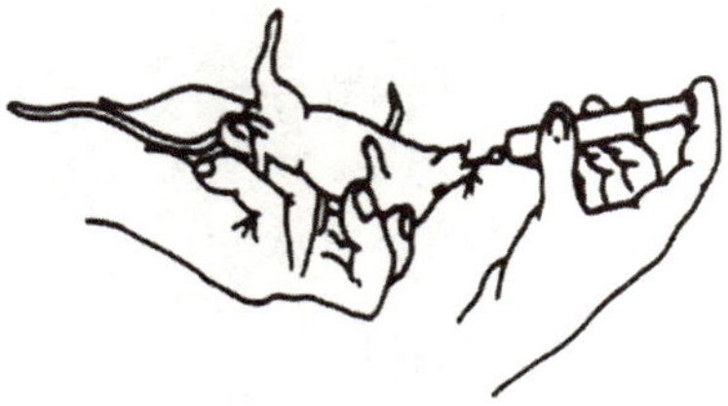

图 6-2　小鼠灌胃法

2. 给药方法

（1）灌胃：抓住小白鼠后，使口朝上，颈部拉直，右手持灌胃器，自口角插入口腔，沿上颚轻轻进入食道，如动物安静、呼吸无异常、口唇无发绀现象，即可注入药液。灌胃液量 0.1 ～ 0.25 mL/10 g（体重），最大量 1 mL/ 只，如图 6-2 所示。

（2）腹腔注射：抓鼠同前，右手持注射器，自下腹部一侧朝头部方向刺入腹腔，针头与腹壁约呈 45°（角度太小易刺入皮下），针头刺入不宜太深或太近上腹部，以免刺伤内脏。注射量一般为 0.1 ～ 0.2 mL/10 g（体重），最大量 1 mL/ 只，如图 6-3 所示。

（3）皮下注射：抓鼠同前，右手持注射器，将针头刺入背部两侧皮下，注入药液。注射量一般不超过 0.5 mL，如图 6-4 所示。

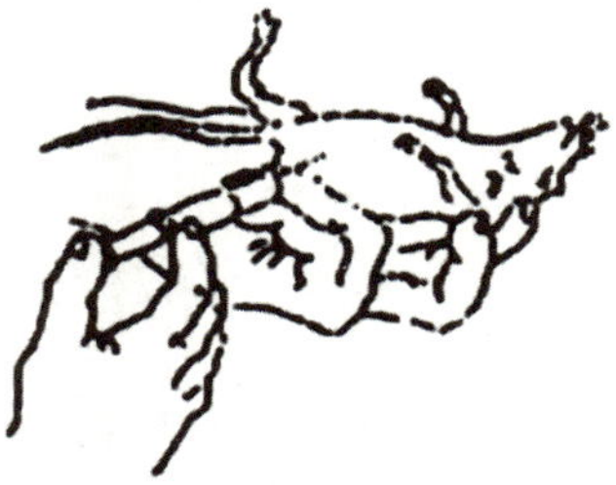

图 6-3　小鼠腹腔注射法

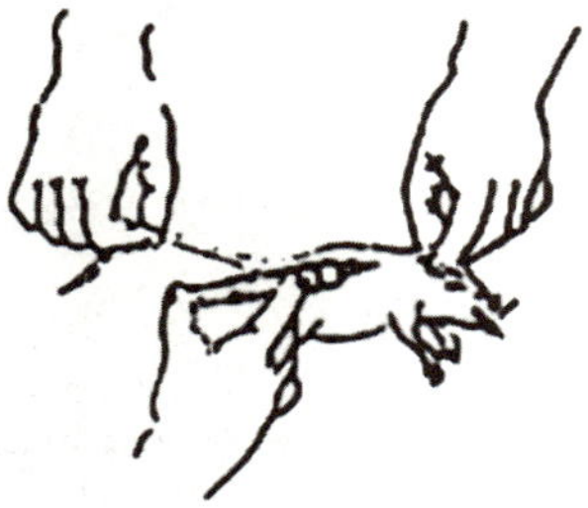

图 6-4　小鼠皮下注射法

子任务 6.2.2　家兔的捉拿法和给药方法

一、仪器与材料

兔固定箱、注射器、磅秤、生理盐水、家兔 2 只。

二、步骤

1. 捉拿法　用一手抓住家兔颈背部皮肤，将兔提起，以另一手托住其臀部，使兔呈坐位姿势，如图 6-5 所示。

2. 给药方法

（1）灌胃：两人合作，一人固定兔身（或用固定器将兔固定），另一人用兔开口器将兔口张开，并把兔舌压在开口器的下边，取合适的导尿管涂以水或液体石蜡，从开口器中央孔插入，沿上颚后壁慢慢送入食道 15 cm 左右即可进入胃中。此时，将导尿管的一端放入水内，如水中不见气泡出现，兔也不发生呼吸困难和挣扎，则说明导管已插入胃中；否则说明导尿管误入气管，应即抽出重插。待确定导尿管已在胃内，可接上注射器，将药液慢慢推入，并再推入少量空气，使管内药液完全进入胃中，然后将导尿管抽出。灌胃量一般不超过 20 mL/kg（体重），如图 6-6 所示。

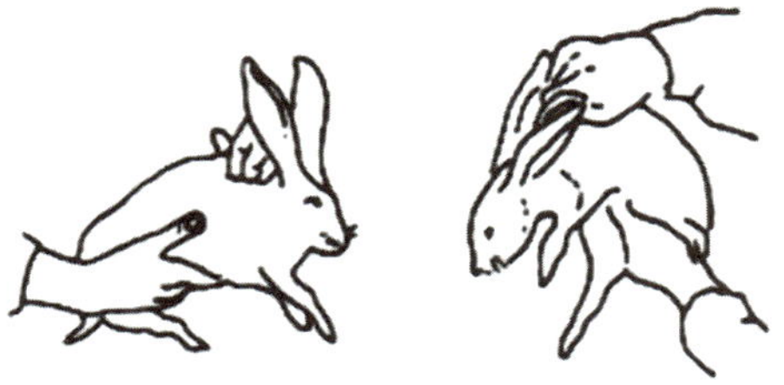

图 6-5　家兔捉拿法

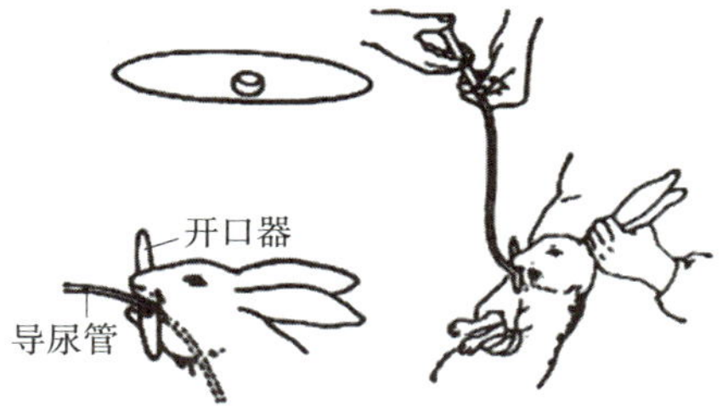

图 6-6　家兔灌胃法

（2）皮下注射、肌内注射、腹腔注射：部位同小白鼠。注射量：皮下注射或肌内注射 0.5 ～ 1 mL/kg（体重）；腹腔注射 1 ～ 10 mL/kg（体重）。

（3）耳静脉注射：用固定器将兔固定或一人将兔固定于左胸臂之间，拔去兔耳下缘的毛，用酒精棉球涂擦兔耳下缘皮肤，并用手指压住兔耳根部的静脉回流端，以促使血管扩张。注射者以左手拇指和中指固定兔耳，食指放在耳缘下做垫，右手持注射器从静脉末端刺入血管。当针头进入血管约 0.5 cm，即以拇指和中指将针头外露部分与兔耳固定，并解除静脉根部的压力，右手推动注射器的活塞栓，如无阻力，并见血管立即变白，说明针头在血管内；如有阻力或局部组织发白，表示针头未插入血管，应将针头退回重刺。注射量一般药液为 0.2 ～ 2 mL/kg（体重），等渗药液可达 10 mL/kg（体重），如图 6-7 所示。

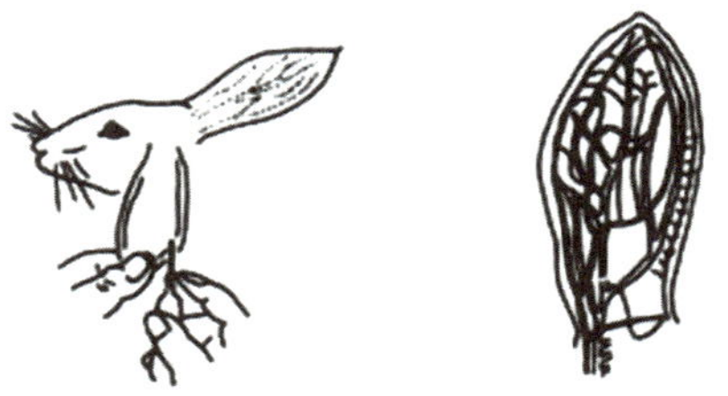

图 6-7　家兔耳静脉注射

任务 6.3　药物剂量和途径对药物作用的影响

实验实训目标

【知识目标】掌握药物的不同剂量对药物作用的影响；观察给药途径不同对药物作用快慢及强弱的影响。

【能力目标】能够进行小白鼠的捉拿和腹腔注射；能够进行家兔的肌内注射和静脉注射。

【素质目标】具有团队精神、敬业精神；具有责任意识和慎独精神；具有关爱生命的人文精神；具有辩证思维的品质，具有吃苦耐劳、团结协作、勇于创新的精神。

药物要有一定的剂量被机体吸收后，才能达到一定的药物浓度，只有达到一定的药物浓度才能出现药物作用。如果剂量过小，在体内不能获得有效浓度，药物就不能发挥其有效作用。如果剂量过大，超过一定限度，药物的作用可出现质的变化，对机体可能产生不同程度的毒性。因此，要发挥药物的有效作用，同时又要避免其不良反应，就必须严格掌握用药的剂量范围。

实验实训内容

子任务 6.3.1 药物剂量对药物作用的影响

一、仪器与材料

大烧杯（或鼠笼）3 个、调剂天平 1 个、1 mL 注射器 2 支、5 号针头 2 个、0.25% 尼可刹米溶液、2.5% 尼可刹米溶液、小白鼠 2 只。

二、步骤

取小白鼠 2 只，称重后涂色标记，观察正常活动后，分别腹腔注射（ip）：甲鼠 0.25% 尼可刹米溶液 0.2 mL/10 g，乙鼠 2.5% 尼可刹米溶液 0.2 mL/10 g，记录注射时间，给药后分别放入 2 个烧杯中，观察有无兴奋、竖尾、惊厥甚至死亡等情况发生，记录作用发生的时间，比较 2 只鼠有无惊厥发生及出现惊厥的时间和程度。

子任务 6.3.2 给药途径对药物作用的影响

一、仪器与材料

5 mL 注射器 1 个、针头（5 号或 6 号）1 个、棉球若干、磅秤 1 台、20% 乌拉坦溶液、家兔 2 只。

二、步骤

取家兔 2 只，称重后涂色标记，观察正常活动，检查肌张力，翻正反射及呼吸情况。以 20% 乌拉坦溶液 2 mL/kg 为剂量，甲兔耳静脉缓慢注射；乙兔肌内注射，记录给药时间，观察并比较 2 只兔翻正反射消失（给药至翻正反射消失）的时间、肌张力变化和呼吸抑制的程度。

任务 6.4 传出神经药对瞳孔的作用

案例讨论

实验实训目标

【知识目标】观察毛果芸香碱和阿托品对瞳孔的影响。

【能力目标】能够正确给家兔进行滴眼；能够正确测量家兔的瞳孔。

【素质目标】具有团队精神、敬业精神；具有责任意识和慎独精神；具有关爱生命的人文精神；具有辩证思维的品质，具有吃苦耐劳、团结协作、勇于创新的精神。

虹膜内两种平滑肌控制瞳孔大小，一种是瞳孔括约肌，其上分布有 M 受体，当 M 受体激动后，引起瞳孔括约肌向眼中心方向收缩，瞳孔缩小；另一种是瞳孔开大肌，其上主要分布有 α 受体，当 α 受体激动时，瞳孔开大肌向眼外周方向收缩，瞳孔扩大。阿托品是 M 受体阻断药，产生扩瞳作用；而毛果芸香碱是 M 受体激动药，激动 M 受体产生缩瞳作用。

实验实训内容

一、仪器与材料

剪刀、量孔尺、0.2% 硝酸毛果芸香碱溶液、1% 硫酸阿托品溶液、家兔 1 只。

二、步骤

取家兔 1 只，剪去睫毛后，测量并记录两眼正常瞳孔的直径。然后将下眼睑拉成杯状并压住鼻泪管，左右两眼分别滴入 1% 硫酸阿托品溶液、0.2% 硝酸毛果芸香碱溶液各 3 滴，待 1 分钟后，放下眼睑任药液自溢。经 15 分钟后再测记瞳孔直径，比较用药前后的不同。

任务 6.5　局麻药的表面麻醉和毒性比较

实验实训目标

【知识目标】 掌握丁卡因和普鲁卡因表面麻醉作用强度的区别；掌握丁卡因和普鲁卡因毒性大小的区别。

【能力目标】 能够正确给家兔滴眼并检查其角膜反射；能够进行小白鼠的捉拿和腹腔注射。

【素质目标】 具有团队精神、敬业精神；具有责任意识和慎独精神；具有关爱生命的人文精神；具有辩证思维的品质，具有吃苦耐劳、团结协作、勇于创新的精神。

局部麻醉药是一类能在用药局部可逆性地阻断神经冲动发生与传递的药品，简称局麻药。表面麻醉指的是将穿透力强的局麻药施用于皮肤或黏膜表面，使其阻滞位于黏膜下的神经末梢，产生麻醉现象。局麻药的毒性反应指的是对中枢神经系统和心血管系统的毒性，包括惊厥、抽搐、呼吸心跳停止等。

实验实训内容

子任务 6.5.1　局麻药的表面麻醉作用

一、仪器与材料

剪刀、兔固定箱、1% 丁卡因溶液、1% 普鲁卡因溶液、家兔 1 只。

二、步骤

取家兔 1 只放固定箱内，剪去睫毛后，剪兔须 1 根，用兔须以大小均等的力量触击角膜，上、中、下、左、右五个不同点。试验正常的角膜反射。然后用拇指和食指将家兔下眼睑拉成杯状，中指压住鼻泪管，右眼滴入 1% 普鲁卡因溶液 2 滴，左眼滴入 1% 丁卡因溶液 2 滴。轻轻揉动下眼睑使药液与角膜充分接触，并存留约 1 分钟，然后任其流溢。用药后 5、10、15、20、25、30 分钟均按上法检查角膜反射。比较两者作用有何不同。

子任务 6.5.2　局麻药的毒性比较

一、仪器与材料

注射器、1% 丁卡因溶液、1% 普鲁卡因溶液、小白鼠 2 只。

二、步骤

取小白鼠 2 只，称重，观察其正常活动后，甲鼠腹腔注射 1% 普鲁卡因溶液 0.1 mL/20 g，乙鼠腹腔注射 1% 丁卡因溶液 0.1 mL/20 g，观察 2 只鼠反应，比较两药毒性大小。

任务 6.6　氯丙嗪的安定和降温作用

实验实训目标

【知识目标】观察氯丙嗪的安定和降温作用，掌握氯丙嗪降温作用的特点。

【能力目标】能够正确给豚鼠测量体温；能够正确给豚鼠进行腹腔注射。

【素质目标】具有团队精神、敬业精神；具有责任意识和慎独精神；具有关爱生命的人文精神；具有辩证思维的品质，具有吃苦耐劳、团结协作、勇于创新的精神。

氯丙嗪的安定作用是通过阻断中脑 - 边缘叶及中脑 - 皮质通路中的多巴胺受体而发生的。同时，氯丙嗪能抑制下丘脑体温调节中枢，使体温调节失灵，因而使机体体温随着环境温度的变化而变化。

实验实训内容

一、仪器与材料

体温表 1 支、冰箱 1 台、天平 1 架、注射器（1 mL）2 支、针头（5 号）2 个、鼠笼 1 个、0.5% 盐酸氯丙嗪溶液、液体石蜡、生理盐水、豚鼠 3 只。

二、步骤

取豚鼠 3 只，称重编号。左手固定豚鼠，右手将涂有液体石蜡的体温表插入豚鼠肛门约 1 cm，3 分钟后取出读数，隔 3 分钟再测 1 次，取平均值为正常体温。甲、乙两鼠以 0.5% 氯丙嗪溶液 0.1 mL/100 g 腹腔注射，丙鼠以生理盐水 0.1 mL/100 g 腹腔注射。将甲、丙两鼠放入冰箱内，乙鼠放室温环境中。30 分钟后，再重复测量体温 2 次，取其平均值。

任务 6.7　中枢抑制药的抗惊厥作用

实验实训目标

【知识目标】观察尼可刹米的呼吸兴奋作用和苯巴比妥钠的抗惊厥作用。

【能力目标】能够正确捉拿小白鼠；能够正确给小白鼠进行腹腔注射。

【素质目标】具有团队精神、敬业精神；具有责任意识和慎独精神；具有关爱生命的人文精神；具有辩证思维的品质，具有吃苦耐劳、团结协作、勇于创新的精神。

惊厥是由于中枢神经系统过度兴奋而引起的全身骨骼肌强烈的不随意收缩，出现强直性或者阵挛性抽搐。苯巴比妥钠属于巴比妥类药物，具有良好的中枢抑制作用，具有抗癫痫和抗惊厥作用。本次观察其抗惊厥作用。尼可刹米是一种呼吸兴奋剂，中毒剂量时可以造成机体惊厥甚至是死亡。由于尼可刹米的作用比较强而且本次使用的是中毒剂量，故而应先腹腔注射一定量的苯巴比妥钠，经过一定时间后再腹腔注射一定量的尼可刹米，观察有无惊厥的出现，从而确定苯巴比妥钠的抗惊厥作用。

实验实训内容

一、仪器与材料

鼠笼、1 mL 注射器、天平、2.5% 尼可刹米溶液、0.5% 苯巴比妥钠溶液、生理盐水、小白鼠 2 只。

二、步骤

取小白鼠 2 只，称重后编号，甲鼠腹腔注射 0.5% 苯巴比妥钠溶液 0.1 mL/10 g，乙鼠腹腔注射生理盐水作对照。30 分钟后，两鼠均腹腔注射 2.5% 尼可刹米溶液 0.2 mL/10 g，观察两鼠出现惊厥的速度与程度。

任务 6.8 镇痛药的镇痛作用

实验实训目标

【知识目标】观察哌替啶和罗通定的镇痛作用，掌握化学刺激镇痛实验方法。

【能力目标】能够正确捉拿小白鼠；能够正确给小白鼠进行腹腔注射。

【素质目标】具有团队精神、敬业精神；具有责任意识和慎独精神；具有关爱生命的人文精神；具有辩证思维的品质，具有吃苦耐劳、团结协作、勇于创新的精神。

任何刺激达到一定阈值时，均可引起动物特有的疼痛反应。许多刺激性化学物质（如醋酸、酒石酸锑钾、缓激肽、钾离子等）腹腔注射刺激腹膜，能使动物产生疼痛反应，可用作疼痛模型，研究疼痛生理及筛选镇痛药物。腹膜有广泛的感觉神经分布，把醋酸等化学刺激物注入腹腔，可使小鼠很快产生疼痛反应，表现为腹部两侧收缩内陷、腹壁下贴、臀部抬高或后肢伸展，通称扭体反应。解热镇痛药、镇痛药及麻醉药等是目前临床上常用的具有镇痛作用的药物，可通过提高痛觉阈值达到镇痛的目的。

实验实训内容

一、仪器与材料

鼠笼、1 mL 注射器、天平、0.4% 哌替啶溶液、0.2% 罗痛定溶液、0.9% 醋酸溶液、生理盐水、小白鼠 3 只。

二、步骤

取小白鼠 3 只，称重并观察活动情况后，甲鼠腹腔注射 0.4% 哌替啶，乙鼠腹腔注射生理盐水，丙鼠腹腔注射 0.2% 罗痛定，各 0.1 mL/10 g。15 分钟后，每鼠腹腔注射 0.9% 醋酸溶液 0.1 mL/10 g，观察 20 分钟内 2 只小鼠的扭体反应（腹部内凹、躯干及腿伸张、臀部歪扭或高起）。

实验实训报告

任务 6.1　药物基本知识

姓名__________________　指导教师__________________　分数__________________

班级__________________　学　　号__________________　日期__________________

思考与拓展

1. 现有浓度为 25% 硫酸镁溶液 10 mL，若将其稀释成浓度为 5% 的硫酸镁溶液，怎样用 5% 葡萄糖溶液配制？

2. 患儿，3 岁，因支气管哮喘需要氨茶碱 3 mg/（kg・次），静脉滴注。现有规格为 0.25 g/10 mL 氨茶碱注射剂，应取此规格的氨茶碱多少毫升加入 50% 葡萄糖溶液 20 mL 中缓慢静脉滴注？

实验实训报告

任务 6.2　实验动物的捉拿法和给药方法

姓名__________________　　指导教师__________________　　分数__________________

班级__________________　　学　　号__________________　　日期__________________

一、线上考核

拍照并上传：小白鼠和家兔的正确捉拿操作视频、小白鼠腹腔注射的操作视频、家兔耳缘静脉注射的操作视频。

二、思考与拓展

1. 小白鼠腹腔注射需要注意哪些事项？

2. 家兔的耳缘静脉给药需要注意哪些事项？

实验实训报告

任务 6.3　药物剂量和途径对药物作用的影响

姓名____________　　指导教师____________　　分数____________

班级____________　　学　　号____________　　日期____________

一、药物剂量对药物作用的影响

1. 结果。

鼠号	体重	药物与剂量	用药后的反应		
			有无惊厥	惊厥出现的快慢	程度
甲					
乙					

2. 结果分析。

（1）本次的结论是什么？两鼠的反应有何不同？为什么？

（2）何为治疗量、极量、量效关系？

（3）何为治疗指数、安全范围？有何意义？

二、给药途径对药物作用的影响

1. 结果。

兔号	体重	药物及用量	给药途径	翻正反射消失的时间
甲			i.v.	
乙			i.m.	

2. 结果分析。

（1）两兔的反应有何不同？为什么？

（2）给药途径不同对药物的作用有何影响？

三、线上考核

拍照并上传：用药后惊厥视频、翻正反射视频。

四、思考与拓展

给药途径不同时，药物的作用为什么有的会出现质的差异、有的会出现量的不同？

实验实训报告

任务 6.4　传出神经药对瞳孔的作用

姓名____________　指导教师____________　分数____________

班级____________　学　　号____________　日期____________

一、结果及分析

1. 结果。

兔眼	正常瞳孔直径	药物与用量	用药后瞳孔直径
左眼			
右眼			

2. 结果分析。

（1）毛果芸香碱、阿托品属何类药品？分别叙述其对眼睛的作用。

（2）何为调节痉挛、调节麻痹？

（3）阿托品有哪些作用与应用？

二、线上考核

拍照并上传：给家兔滴眼的视频、家兔滴眼前后瞳孔的对比照片。

三、思考与拓展

1. 毛果芸香碱治疗青光眼的机制和作用特点是什么？

2. 请比较阿托品与毛果芸香碱对眼睛的药理作用和临床用途不同之处。

实验实训报告

任务 6.5　局麻药的表面麻醉和毒性比较

姓名__________　指导教师__________　分数__________

班级__________　学　　号__________　日期__________

一、局麻药的表面麻醉作用实验

1. 结果。

动物	角膜反射	给药前	给药后 / 分钟						麻醉力
			5	10	15	20	25	30	
家兔	左眼								
	右眼								

2. 结果分析。

（1）本次的结论是什么?

（2）家兔两只眼睛的角膜反射有什么区别？为什么?

二、局麻药的毒性比较实验

1. 结果。

鼠号	体重	药物与用量	是否惊厥	惊厥潜伏时间	最后结果
甲					
乙					

2. 结果分析。

（1）本次的结论是什么？

（2）两只小白鼠的反应有何不同？为什么？

三、线上考核

拍照并上传：家兔两只眼睛用药前后角膜反射的视频、两只小白鼠用药后不同反应的视频。

四、思考与拓展

1. 局麻药的共同作用有哪些？作用机制如何？

2. 简述局麻药普鲁卡因和丁卡因的作用特点。

实验实训报告

任务 6.6　氯丙嗪的安定和降温作用

姓名＿＿＿＿＿＿＿＿　指导教师＿＿＿＿＿＿＿＿　分数＿＿＿＿＿＿＿＿

班级＿＿＿＿＿＿＿＿　学　　号＿＿＿＿＿＿＿＿　日期＿＿＿＿＿＿＿＿

一、结果及分析

1. 结果。

鼠号	药物	温度条件	用药前平均温度	用药后平均温度
甲	0.5% 氯丙嗪	4 ℃		
乙	0.5% 氯丙嗪	常温		
丙	生理盐水	4 ℃		

2. 结果分析。

（1）本次的结论是什么？

（2）简述氯丙嗪的降温作用机制。

二、线上考核

拍照并上传：给豚鼠测量体温的视频、豚鼠腹腔注射的视频。

三、思考与拓展

氯丙嗪的药理作用和临床应用是什么？

实验实训报告

任务 6.7　中枢抑制药的抗惊厥作用

姓名__________　指导教师__________　分数__________

班级__________　学　　号__________　日期__________

一、结果及分析

1. 结果。

鼠号	体重	药物与剂量	2.5% 尼可刹米溶液	惊厥出现的时间和程度
甲				
乙				

2. 结果分析。

（1）本次的结论是什么？

（2）为什么过程中先注射苯巴比妥钠后注射尼可刹米？

二、线上考核

拍照并上传：给两只小白鼠注射尼可刹米后，两只小白鼠不同的反应状态。

三、思考与拓展

1. 巴比妥类药物随剂量递增会依次出现什么作用？

2. 简述巴比妥类药物中毒的处理原则。

实验实训报告

任务 6.8 镇痛药的镇痛作用

姓名________ 指导教师________ 分数________

班级________ 学　　号________ 日期________

一、结果及分析

1. 结果。

组别	药物及用量	扭体反应		
		腹部反应	腿伸长	臀部歪扭
甲				
乙				
丙				

2. 结果分析。

（1）本次的结论是什么？

（2）为什么过程中先注射哌替啶和罗通定后注射醋酸溶液？

二、线上考核

拍照并上传：小白鼠的扭体反应视频、甲乙两只小白鼠注射醋酸溶液后的不同反应状态。

三、思考与拓展

1. 镇痛药和解热镇痛药作用有何异同？

2. 哌替啶和罗通定的镇痛作用机制有什么不同？

参考文献 CANKAO WENXIAN

[1] 梅盛平，张明军. 人体形态与结构 [M]. 重庆：重庆大学出版社，2023.
[2] 胡剑峰，黄颖浩. 生理学 [M]. 武汉：湖北科学技术出版社，2023.
[3] 解景田，刘燕强，崔庚寅. 生理学实验 [M]. 4 版. 北京：高等教育出版社，2016.
[4] 李新华，邵水金. 人体解剖学实验教程 [M]. 2 版. 北京：中国中医药出版社，2019.
[5] 张忠，王化修. 病理学与病理生理学 [M]. 8 版. 北京：人民卫生出版社，2018.
[6] 丁运良. 病理学与病理生理学 [M]. 5 版. 北京：科学出版社，2022.
[7] 魏伟，吴希美，李元建. 药理实验方法学 [M]. 4 版. 北京：人民卫生出版社，2010.
[8] 杨宝峰，陈建国. 药理学 [M]. 9 版. 北京：人民卫生出版社，2018.
[9] 肖明贵，胡静. 生物化学 [M]. 武汉：湖北科学技术出版社，2019.
[10] 周楠迪，崔文璟，田亚平. 生物化学实验指导 [M]. 2 版. 北京：高等教育出版社，2020.
[11] 齐静姣. 医学免疫学实验 [M]. 北京：清华大学出版社，2018.
[12] 韩俭. 病原生物学实验指导 [M]. 北京：人民卫生出版社，2012.
[13] 王庭槐. 生理学 [M]. 9 版. 北京：人民卫生出版社，2018.
[14] 何旭辉，陈志超. 生物化学 [M]. 2 版. 北京：人民卫生出版社，2019.
[15] 刘文辉，李睿. 病原生物学与免疫学 [M]. 北京：北京大学医学出版社，2020.
[16] 孟凡云. 医学免疫学 [M]. 4 版. 北京：科学出版社，2016.
[17] 王琦. 医学微生物学 [M]. 北京：人民卫生出版社，2020.